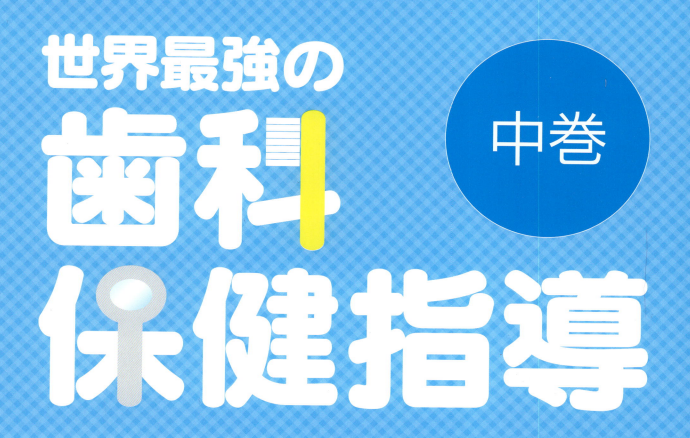

歯科の世界は
こんなにおもしろい

[著] 岡崎好秀

クインテッセンス出版株式会社　2019
QUINTESSENCE PUBLISHING

Berlin, Barcelona, Chicago, Istanbul, London, Milan, Moscow, New Delhi, Paris, Prague, São Paulo,
Seoul, Singapore, Tokyo, Warsaw

まえがき ―歯科の仕事を憧れの職業ナンバー1に！―

❶2つの報酬!?

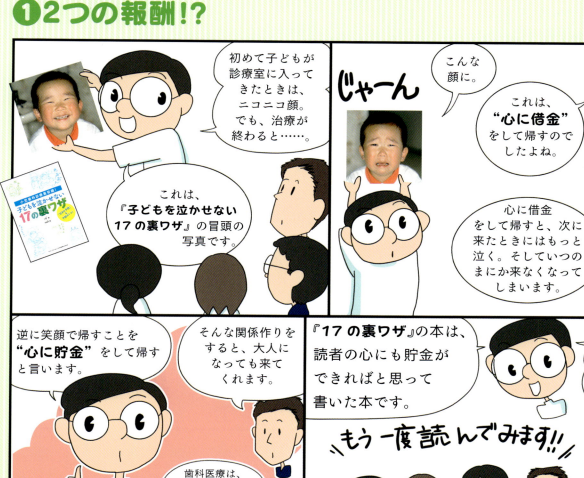

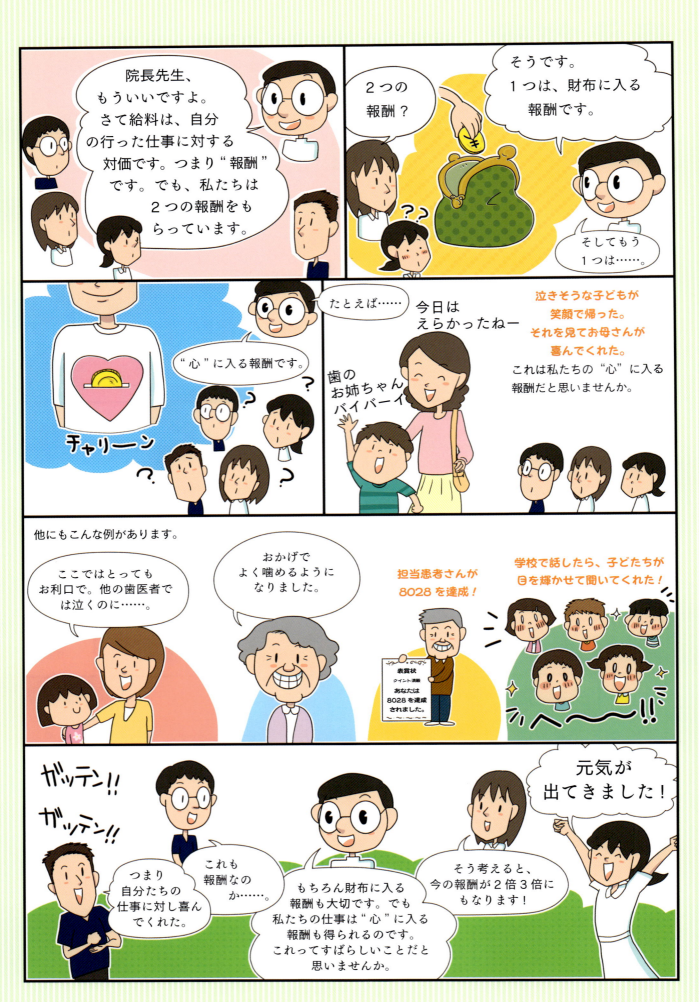

❷アメリカにおける最高の仕事!?

 アメリカでは毎年、"最高の仕事"（best jobs）が発表されます。これは、労働統計局が今後成長すると予測した職業のランキングです。収入だけではく将来性、求人数や仕事の満足度などから総合的に判定しています。
　さて、2015年の"最高の仕事"の**ナンバー1**は、どんな職業だと思いますか？[1]

 現在では、誰もがインターネットの恩恵を受けているので……IT関係！

 ソフトウェアを作るプログラマーは第3位です。

 やはりお医者さんはランクが高いのでしょう。

 お医者さんは第4位でした。ちなみに第2位は、正看護師。アメリカの医療改革により求人数が増えると予測されています。

 歯科医師は、どうなのですか？

 実は、**第1位が歯科医師**なのです。医師の方が収入は多いのですが、歯科医師は早朝や深夜までの無理な勤務を必要としないですし、将来的にも明るいと判断されたようです。

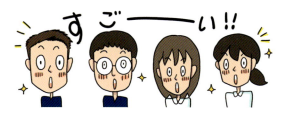

 歯科衛生士は何位だったのですか？

 歯科衛生士は第5位です！

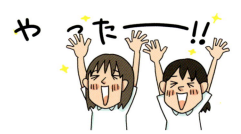

 労働統計局は、歯科衛生士の求人数が急激に増加すると予想しています。若者は、高齢者と比べ歯のケアを熱心にしています。また見た目をよくしたいと思っている者が多い。だから歯科医院に通う方々が増えるはずです。これが歯科衛生士の需要を伸ばす要因です[注1]。

 へえ〜！歯科衛生士の未来が明るいので第5位にランキングされたのですね。

 でも、日本は、アメリカと比べるとランキングが低いです。

 悲しいですね。

 どうして、もっと認めてもらえないのかしら……。

 逆にどうしてアメリカでは、歯科関係のランキングが高いのでしょうか？アメリカは、20年前、30年前から高かったのでしょうか？

 そんなことはないと思います。

 きっと、社会に対して何らかのアピールをしてきたと思います。

 どんなアピールを？

 ボクは、"**歯科を最高の仕事にする**"ためには少なくとも2つの方法があると思います。
　まず1つ目は、"**やりがいを持ち楽しく仕事をすること**"。
　自分のまわりでイキイキして働いている人を思い浮かべてください。どんな人ですか？

 いつも笑顔でキビキビ仕事をしています。

 そんな人がいるお店は、気持ちがよいですね。

 だからお客さんが多い。

注1：2018年は、歯科医師が第2位、矯正歯科医師が第5位、口腔外科医が第8位、補綴歯科医が第16位、歯科衛生士は第17位であった。ベスト20に5つもの歯科関係職種が入っている（2016年以降は、歯科医師の専門分野が細分化された）[2]。

歯科医院も同じ。**まずは私たちが、イキイキと楽しそうに仕事をすることが大切**ですね。

 患者さんの目には、歯科関係者が楽しそうに仕事をしているように映っているでしょうか？

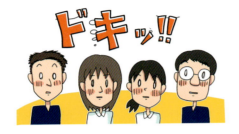

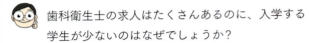 歯科衛生士の求人はたくさんあるのに、入学する学生が少ないのはなぜでしょうか？

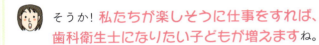 そうか！**私たちが楽しそうに仕事をすれば、歯科衛生士になりたい子どもが増えます**ね。

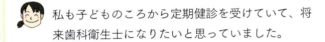 私も子どものころから定期健診を受けていて、将来歯科衛生士になりたいと思っていました。

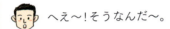 へぇ～！そうなんだ～。

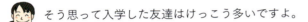 そう思って入学した友達はけっこう多いですよ。

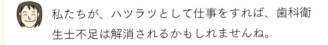 私たちが、ハツラツとして仕事をすれば、歯科衛生士不足は解消されるかもしれませんね。

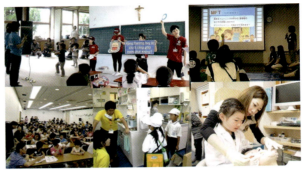

（写真提供：藤井秀紀先生・しんくら歯科医院）

 夢のある話は元気になる。もちろん院長の立場から働きやすい労働環境を作らないと……。

 とっておきの話があります。ある歯科衛生士から聞いた話です。
　昔から定期健診で来ていた子どもが大人になって老健施設に勤めました。大人になった患者さんは、メインテナンスで歯科医院に来る度に、自分の口のケアだけではなく、施設の高齢者のケアや食事介助の方法などを質問するそうです。これってすばらしいことだと思いませんか。

 患者さんが、別の分野で、私たちの伝えたいことを広めてくれている。

 うれしいですね。

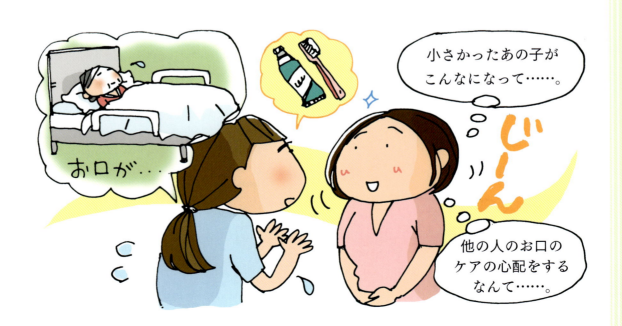

❸現代における成功とは?

- さて、現代人の成功ってなんだと思いますか。
- 広い豪邸に住んで……優雅に暮らす!
- お金持ち! 毎年海外旅行でおいしいものを食べる!
- 社会的にも尊敬されること。
- ボクは、**楽しんで仕事をしながら、それなりの収入が得られること**だと思います。
- イヤイヤ仕事をしている人が多いです。
- 楽しんでできる仕事は、そんなに多くはありません。でも歯科の仕事は、それができる数少ない仕事の1つではないでしょうか。
- へぇ〜そうなんだ。
- 嫌なことはがんばろうと思っても、がんばれるものではありません。数ヵ月ならできるかもしれませんが、何年も続きません。だったら今の仕事を楽しめるように、頭のスイッチを切り替えれば、よいと思います。
- はぁ〜。
- たとえば、泣く子がいるとします。
- 泣く子の治療は、たいへんです。
- そう思うと仕事が楽しめません。
- 泣く子がいれば、どうしたら泣かないようになるか頭をひねる。
- 『17の裏ワザ』本を参考にすればよいですね。
- そして、**少しでもうまくいけば、それを自分の喜びにします。**イヤイヤ仕事をしていれば、そんな心の余裕が生まれません。
- **"このように伝えたら、もっと患者さんは喜んでくれるかしら"**ということを、いつも考えながら仕事をするのですね。
- これはどんな仕事でも共通して言えることです。せっかくこの仕事に就いたのだから、いかにそれを**"楽しく" "有意義に" "人のために"**の気持ちが大切です。そんなことに人生の意味ってあるのじゃないかな……。
- これも**"心に入る報酬"**ですね。
- **"心に貯金"**は、患者さんだけはありません。**歯科医療従事者にも言えること**です。

❹大事だけれどみんなが知らない話

- **"歯科を最高の仕事にする"**ためのもう1つの方法は何ですか?
- キーワードは**"健康で楽しい生活"**です。日本人の平均寿命が延び人生が長くなった分、誰もが健康で快適な生活を願っています。
- でも、生活習慣病などで、人生の後半を寝たきりで過ごされている方が増えています。
- 歯は、直接生命に関わることは少ないですが、**健康寿命を延ばすために重要**です。
- 本書の[上巻]に、『リタイヤ前にやるべきだった……後悔トップ20』(55〜74歳の男女1,000名を対象とした調査)の話がありました。
- **"歯の定期健診"**が第1位でしたね。
- 口腔の健康が急激にクローズアップされる時代が

そこまでやってきています。そのために、社会への発信方法についてもっと勉強する必要があります。
　そこで特別ゲストを紹介しましょう。友人の**敏腕新聞記者である佐藤 弘氏**です。

福岡県を拠点としている西日本新聞社の佐藤です。主に暮らしと生活面を担当しています。

新聞記者は、読者に読んでもらえる記事をどのように書いているのですか？そのコツを教えてください。

記事には2つの切り口があります。
　❶大事な話と大事でない話
　❷みんなが知っている話とみんなが知らない話
これを組み合わせると次の4つのパターンになります。

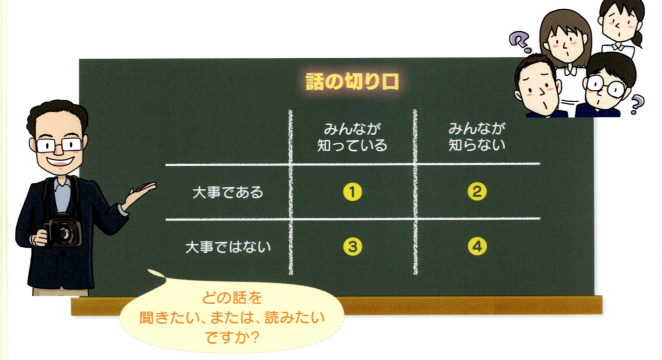

どの話を聞きたい、または、読みたいですか？

大事ではない話は、聞きたくありません。

だからまずは"大事な話"をしなくては……。

では残りの、❶と❷では、どちらが聞いて楽しいですか？

そりゃ、❷の**大事だけれどみんなが知らない話**を聞きたいです。

でしょう！不特定多数の読者を対象としている一般新聞の記者では、**大事ではない話は、報道する必要がありません。**

そりゃそうです。

また大事な話でも、みんなが知っている話（❶）は、あえて書く必要はありません。つまり、❷だけがニュースとなります。

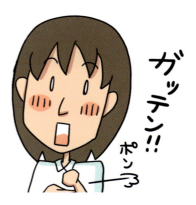

この視点で考えると、歯科はまさに❷にあてはまります。次ページの黒板をみてください。

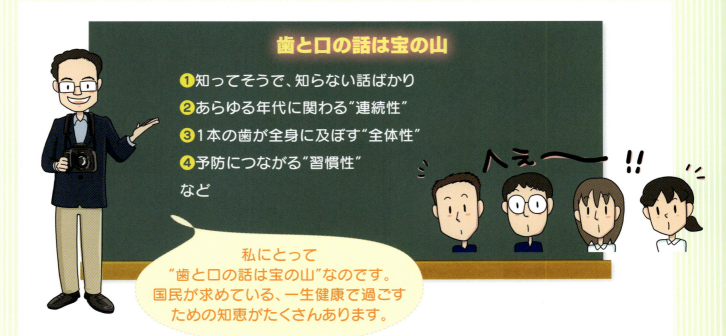

歯と口の話は宝の山

❶ 知ってそうで、知らない話ばかり
❷ あらゆる年代に関わる"連続性"
❸ 1本の歯が全身に及ぼす"全体性"
❹ 予防につながる"習慣性"
など

> 私にとって"歯と口の話は宝の山"なのです。国民が求めている、一生健康で過ごすための知恵がたくさんあります。

 私は西日本新聞で、歯と口の話をメインにした連載をしていました。そこでいろいろな歯科医師を取材し、その奥深さに驚くとともに、その重要性に目覚めました。私が知らない話なら、まぁ8割の人が知らないでしょう。事実、連載を始めると、大反響になりました。それをまとめた**ブックレット『食卓の向こう側〈第13部〉命の入り口 心の出口』**が出版されると、なんと5万部も売れたのです。

5万部といえば、出版業界ではすごいこと。それだけ**歯と口の健康に対するニーズは、すそ野が広い**のです。

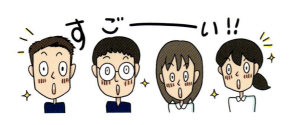

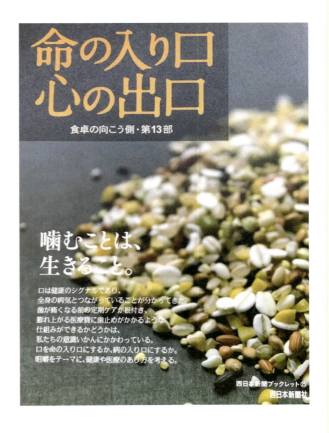

❺正しい話の弱点⁉

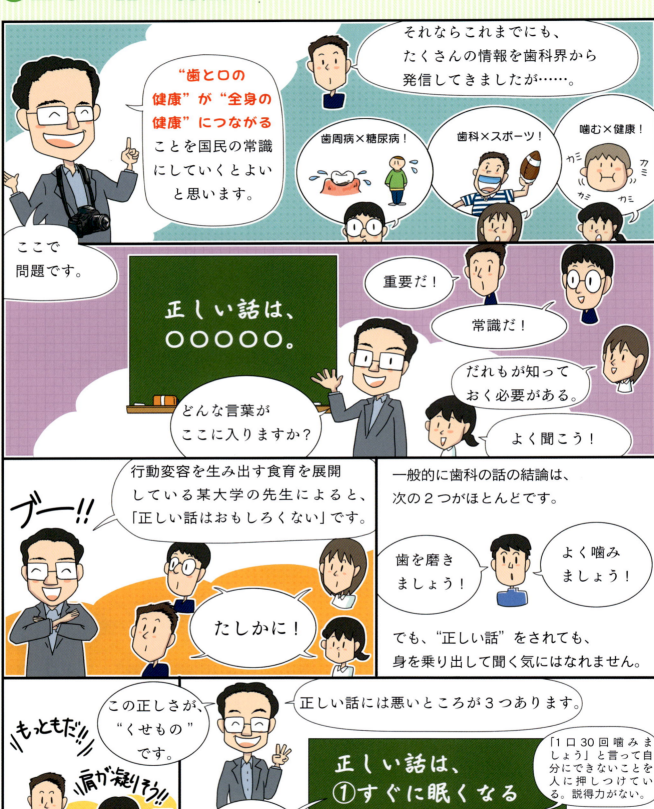

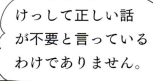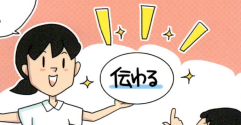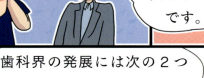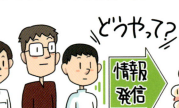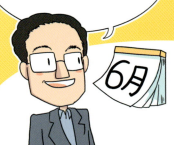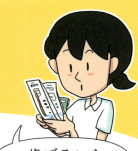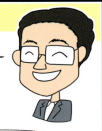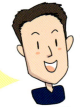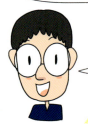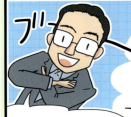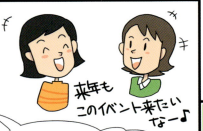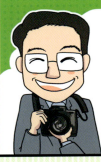

❻歯科の世界はこんなにおもしろい！

これは、ある歯科医院の待合室に掲示しているものです。
（写真は筆者が提供したものです）

教えるのではなく、まず興味を持ってもらうのですね。

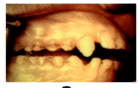
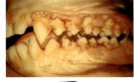

こんなクイズを見ると、答えを知りたくなります。

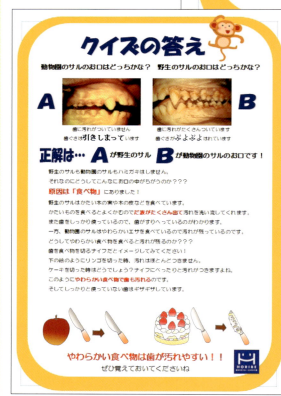

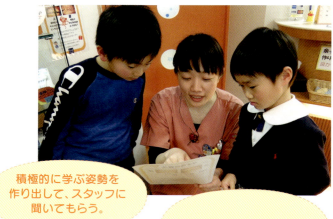

積極的に学ぶ姿勢を作り出して、スタッフに聞いてもらう。

なるほど！と思う話をすると頭に残ります。

（写真提供：堀部尊人先生・ほりべ歯科クリニック）

こんな掲示物も作ってみました。

ワクワクします。こんなクイズ私も作りたいです。

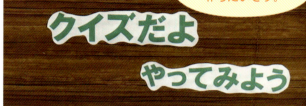

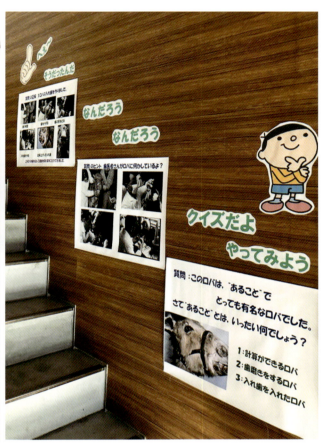

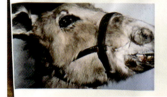

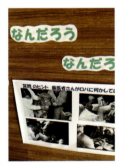

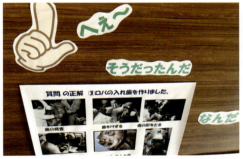

子どもが対象なので、ヒントで答えがわかるようにします。

楽しそうですね。子どもの喜ぶ顔が浮かんできます。

これだと歯医者さんに来て"得した〜"感が生まれますね。

ボクたちの診療室でも作って貼り出したい!

(写真提供・協力:小石 剛先生・こいし歯科)

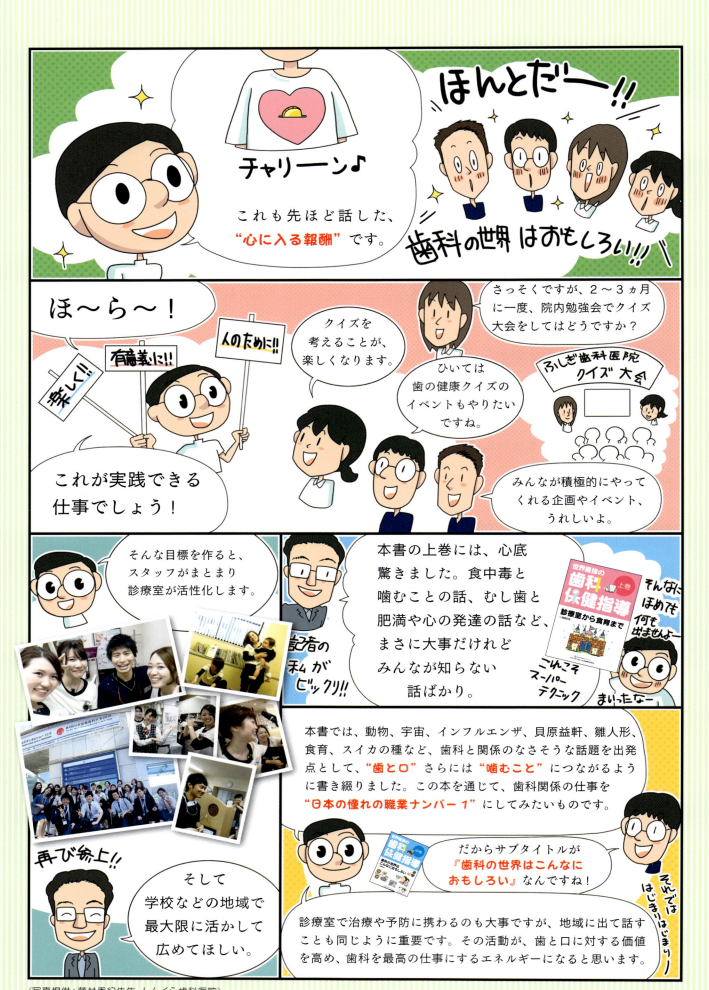

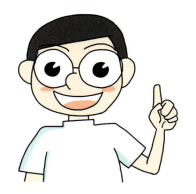
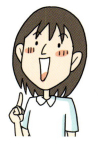
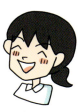

CONTENTS

"まえがき"―歯科の仕事を憧れの職業ナンバー1に！― ……… 3

登場人物紹介 ……… 18

PART1　動物の口は"ふしぎ"がいっぱい 編 ……… 19

TOPIC 1　動物園の動物たちも高齢化 ……… 20

TOPIC 2　入れ歯を入れたロバの話 ……… 30

TOPIC 3　―なぜヒトの歯は一度しか生えかわらないのか―サメの歯のヒミツ ……… 37

TOPIC 4　ダンゴを食べていたゾウの"はな子" ……… 50

TOPIC 5　イルカの歯周病 ……… 54

TOPIC 6　アザラシの感染根管治療?! ……… 65

TOPIC 7　歯を磨いてほしがるカバ?! ……… 72

TOPIC 8　―種の栄養学―話のタネ ……… 80

TOPIC 9　動物の歯とウンチで健康教育 ……… 94

CONTENTS

PART2　謎解き唾液学 編 …… 117

TOPIC 10　謎解き唾液学 …… 118

TOPIC 11　サラサラ唾液とヌルヌル唾液 …… 127

TOPIC 12　おもしろ唾液学 …… 134

TOPIC 13　鼻呼吸と口腔ケアでインフルエンザ予防 …… 158

TOPIC 14　あいうべ体操 …… （今井一彰先生友情出演!!）182

PART3　歯にまつわる"おもしろ"ウラ話 編 …… 195

TOPIC 15　ようこそ! 宇宙授業へ─宇宙飛行士も歯を磨く?─ …… 196

TOPIC 16　雛人形に学ぶ食生活と顔の変化 …… 209

TOPIC 17　砂糖のたどってきた道 …… 222

TOPIC 18　歯科医師から見た学校給食 …… 237

COLUMN

COLUMN❶ ウンチこぼれ話①―ウシとウマのウンチ よく燃えるのは?― ……… 91

COLUMN❷ ラクダが砂漠に住めるワケ ……… 111

COLUMN❸ ウンチこぼれ話②―奈良公園のシカのウンチ― ……… 113

COLUMN❹ アレキサンダー・フレミングとリゾチーム ……… 132

COLUMN❺ 災害時に応用したい"簡易型鼻うがい" ……… 180

COLUMN❻ 人相学からみた歯 ……… 207

参考文献 ……… 248
"はっぴーえんど"な あとがき ……… 250

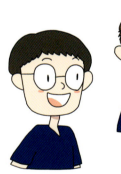
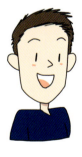
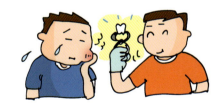
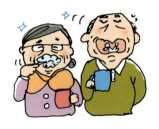
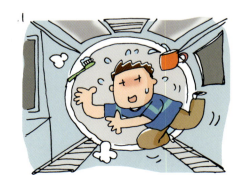

登場人物紹介

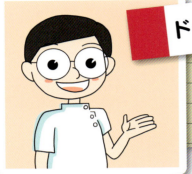

ドクター岡崎

小児歯科専門医・指導医
診療後、子どもを笑顔で帰すことを40年間心がけてきた。

アキラ先生

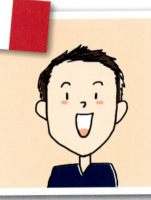

ふしぎ歯科医院院長
『子どもを泣かせない17の裏ワザ』を読み実践していたら、評判で子どもで溢れる診療室となった。
"小児期から診る小児歯科"を目指している。また、乳幼児歯科健診や学校歯科校医として地域での予防活動を広げたいと考えている。

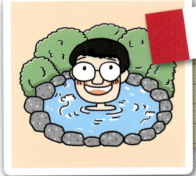

マサト先生

卒後5年目の歯科医師
開業を目指している。開業したらまず子どもの患者さんが来ると聞いたので、目下笑顔で帰す小児歯科を勉強中。食べ物の分野に詳しい。

ハルちゃん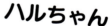

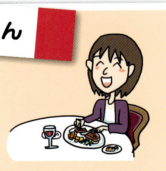

ふしぎ歯科医院のベテラン歯科衛生士
後輩の教育に熱心。年齢は内緒。ベテランだけどかなりのおっちょこちょい。子どもの診療のアシスタントはピカイチ。"子どもの心に貯金をして帰す"ことを目標にしている。

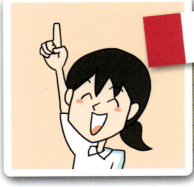

アキちゃん

卒後2年目の子どもが大好きな歯科衛生士
診療室や学校で話すことが大好き。伸び盛りで、将来を期待されている。

PART1

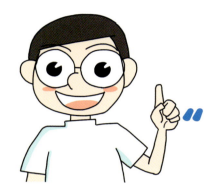

動物の口は "ふしぎ" がいっぱい 編

TOPIC 1	動物園の動物たちも高齢化	20
TOPIC 2	入れ歯を入れたロバの話	30
TOPIC 3	─なぜヒトの歯は一度しか生えかわらないのか─サメの歯のヒミツ	37
TOPIC 4	ダンゴを食べていたゾウの"はな子"	50
TOPIC 5	イルカの歯周病	54
TOPIC 6	アザラシの感染根管治療?!	65
TOPIC 7	歯を磨いてほしがるカバ?!	72
TOPIC 8	─種の栄養学─話のタネ	80
TOPIC 9	動物の歯とウンチで健康教育	94

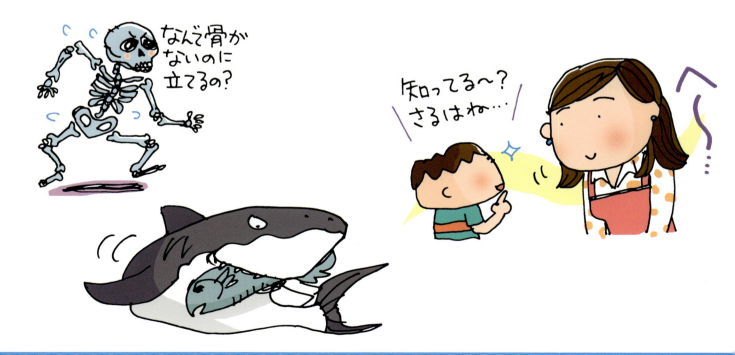

PART 1 動物の口は"ふしぎ"がいっぱい 編

TOPIC 1 動物園の動物たちも高齢化

1 "動物ネタ"はうけがいい！

 ボクは、これまで歯と口の健康にまつわる話を、いろいろな方々にしてきました。その中で、**子どもから高齢者まで喜ばれる"鉄板ネタ"がある**ことに気がつきました。

 まさに**"世界最強の歯科保健指導"ネタ**ですね。どんな話ですか？

 学校で話をすると子どもたちが寄ってきて、「今日の話は楽しかった。また来てね」などとよく言われるのが**"動物ネタ"**でした。歯の話というと誰もが、"歯磨き"や"お菓子"の話だと思っているのでしょう。

 それを"動物ネタ"がくつがえすのですね。

 「○○しましょう」という話は、上から目線になりがちです。でも動物の話をすると、対等な関係になるように思います。

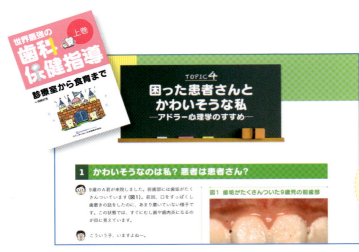

 上巻にあった"アドラー心理学"の世界ですね。

あまりにも子どもが喜ぶので、動物の歯に関する本を読みあさったり、動物園や博物館、それに海外で写真を撮ったりして、資料集めをしていました。するといつのまにか獣医師や動物園から、アドバイスを求められるようになりました。

 そこでPART1では、**動物の歯を通してボクたちの歯と口の健康につながる話**をします。**食べ物**や**食育**はもちろん、**ウンチの話**を交え、いつのまにか歯や噛むことの話につながる、そんな展開を考えてみました。

わくわくします！

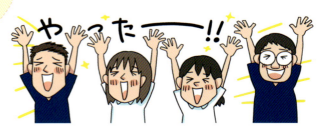

動物の歯といえば、**「野生動物は歯を失うと命にかかわる」**と言います。

獲物を捕れなくなるし……。

食べることができません。

でもそんなこと、実際にあるのですか?

ボクは、それをアフリカで経験しました。アフリカ南部のボツワナ共和国は、もっともゾウが多い国として知られています。
　サファリカーで走っていると、大きな骨がありました。

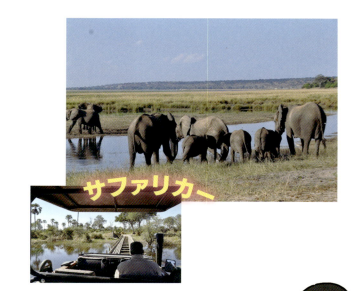
サファリカー

その骨の写真です。

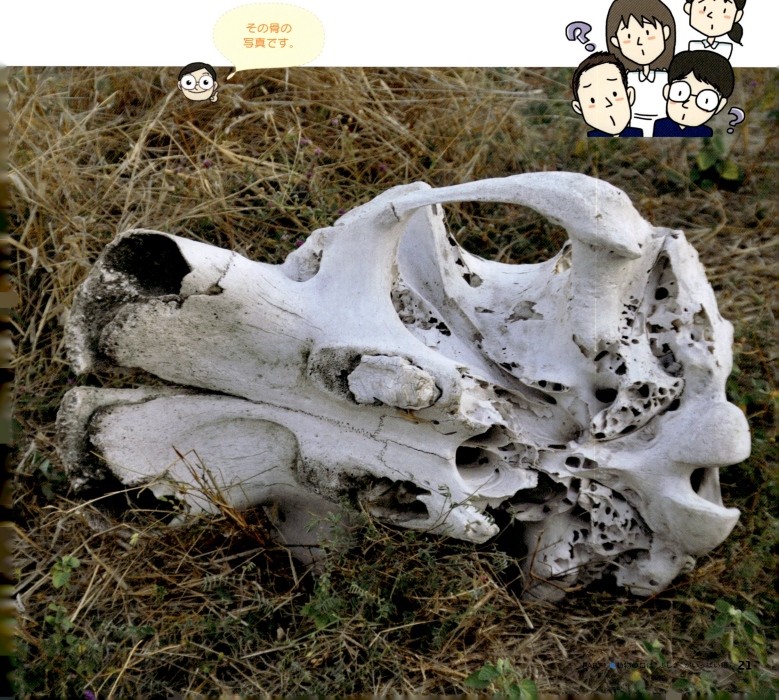

車を降りてみると、これは大きなアフリカゾウの頭蓋骨だったのです。

周りを探すと下顎骨がころがっていました。下の写真が、その下顎骨です。

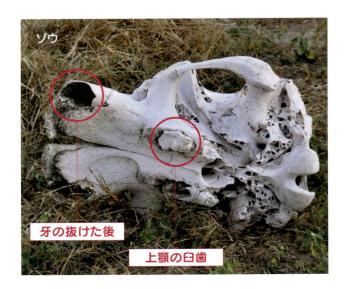

牙の抜けた後

上顎の臼歯

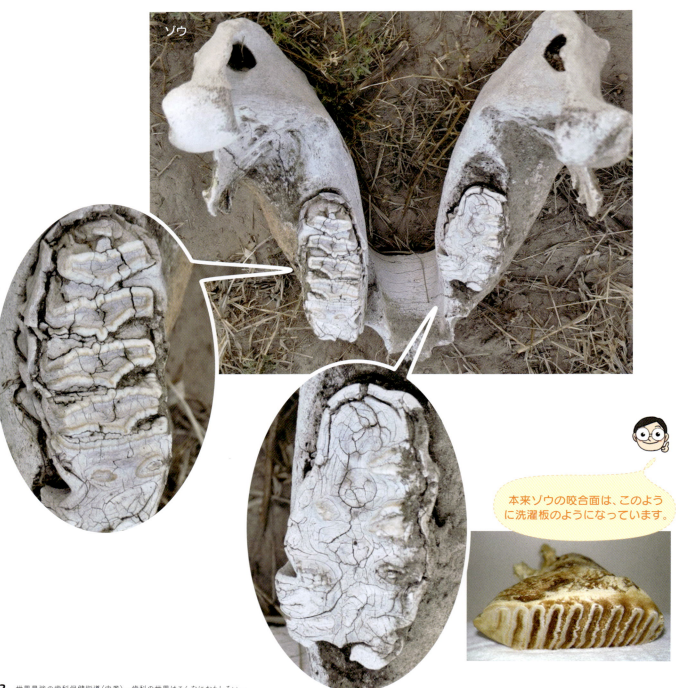

本来ゾウの咬合面は、このように洗濯板のようになっています。

- TOPIC9でも話しますが、ゾウは乳歯を含め6回生えかわります。咬合面は、洗濯板のように凸凹しており、木の枝でも砕けます。
- でもこの臼歯、平らになっています。
- 最後に生えた臼歯も咬耗したのでしょう。
- だから食べられなくなり死んでしまった?
- 環境監視員に聞くと、やはり同じ意見でした。

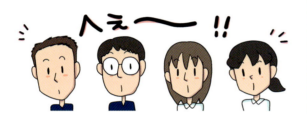

- [上巻]でも「歯は、むし歯や歯周病になるため、歯ブラシで磨くために生えてくるのではない。歯は食べるために生える」と述べましたが、それを実感した瞬間でした。
  そこでTOPIC2では、ロバが入れ歯を入れて健康になった話をしましょう。
- そんな話なら、誰にでも喜ばれますね。
- 何より歯科医療関係者も元気になります!

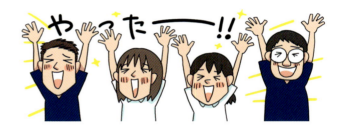

2 動物が健康診断のトレーニング!?

- 現在の日本は超高齢社会です。
- 65歳人口が21%を超えると超高齢社会でしたね。
- でもそれが?
- **実は動物園の動物たちも高齢化が進んでいます。** 中でも大型動物が著しい!
- 初めて聞きました!
- 動物の飼育技術の発達、それに環境が整備されてきました。
- 食べ物もよくなったのでしょうね。
- 何よりも獣医師や飼育係など現場の方々の努力の賜物です。
  ところで動物が、高齢化するとどんなことが起こるでしょう?
- 病気が増えます。

- でも動物たちは健康診断ができませんよね?
- 動物園によっては、ライオンやトラなどの大型の肉食動物は、全身麻酔をかけて健康診断を行っています。
- 全身麻酔ですか?!
- そうしないと危険ですからね。
- 聴診や触診、それにエコーによる画像診断。さらには採血やワクチンの接種も行います。
- でも動物も高齢になると全身麻酔の負担が大きくなるのでは……。
- そこで動物園では**"ハズバンダリートレーニング"(受診動作訓練)**、つまり**動物の健康管理のための訓練**を行っています(次ページ図1)。
  健康状態を知るには、体重や体温測定が基本となります。そこで、体重計に乗ったり、横向きになり直腸温を測ったりする訓練をします。また病気の診

PART1 ●動物の口は"ふしぎ"がいっぱい編 23

図1 動物園で行われている"ハズバンダリートレーニング"

大牟田市動物園にある案内の看板です。

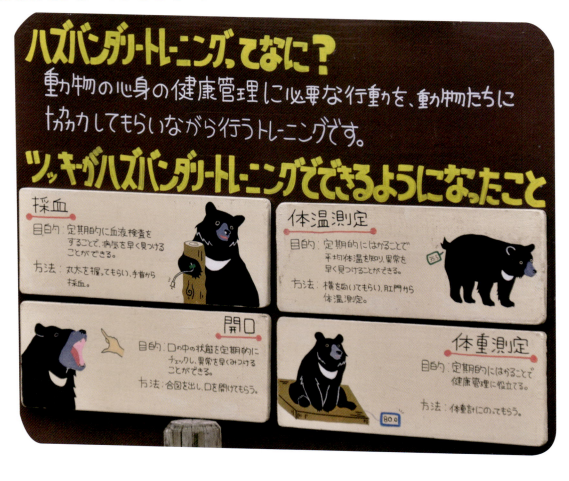

断のため、採血もできるようにしておきます。

あらかじめ動物を慣らしておくのか……。

動物にエサやご褒美を与え、自主的に移動したり、手足を出したり、口を開けるように教えておくのです。

どこの動物園でも行っているのですか？

現在、多くの動物園で取り組み始めています。中でも福岡県にある大牟田市動物園は、この先進的な取り組みで有名です。日本で初めて全身麻酔なしで、ライオンやトラなどの採血に成功した動物園です。この様子を行楽客も見ることができます。

おもしろそう！いつ見られるのですか？

ホームページに案内があるのでチェックするとよい

でしょう[注1]。

行きた〜い！

現在は、多くの動物園で、動物のトレーニングタイム、バックヤードツアー、エサやり体験、大人のための動物園、1日飼育係などを企画しています。このようなイベントもホームページで募集しているので、ぜひチェックしてみてください。

そこで**見聞きしたことを交え、子どもたちに話せばよい**のですね……。

ボクも大牟田市動物園で、ツキノワグマの採血のハズバンダリートレーニングを見てきました。次ページ黒板がその様子です。

へぇ〜！ご褒美をうまく使って、慣らしておくのですね。

しばらくこのトレーニングを見ていると、飼育係が

注1：大牟田市動物園ホームページ　http://omutacityzoo.org/

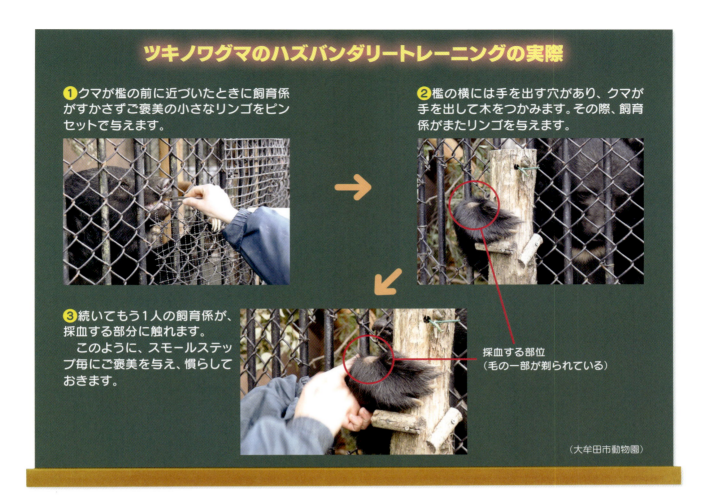

クマの目の前で人差し指と親指を広げました。

（大牟田市動物園）

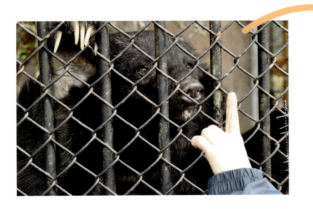

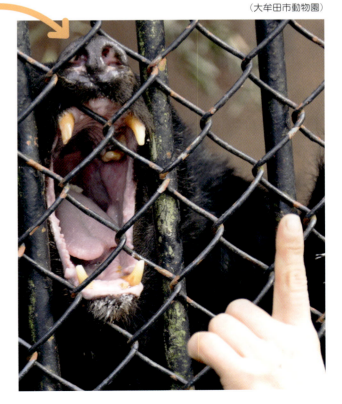

- すると、驚くべきことが起こりました！
- どうしたのですか？
- なんと、クマが大きな口を開けたのです！
- すごい！歯科健診のトレーニングですか？
- そう！

PART1 ●動物の口は"ふしぎ"がいっぱい編　**25**

3 顔を横に向けて食べるトラ

 先ほどのツキノワグマの口ですが、よく見ると多くの臼歯が脱落しています。

 残念です。

 やはりむし歯ですか？

 むし歯は、サルの仲間に多いです（図2）。

 ひどいむし歯ですね。

 きっと臼歯の形が、ヒトと似ているからですね。

 [上巻]で、「動物園ではむし歯になりやすい季節がある」と書きました。

 行楽客が、甘いエサを与えるからでしたね。

 しかし最近、以前と比べてサルのむし歯が減っているらしいのです。ふしぎに思いその理由を聞いてみると、思わず吹き出してしまいました。

 どうしてですか？

 "お客さんのマナーがよくなった" とのこと。

 子どもたちのむし歯と一緒ですね。

図2 ゴリラのむし歯

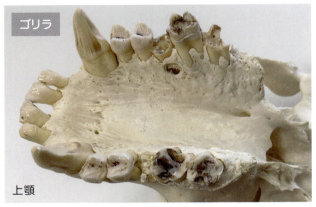
上顎

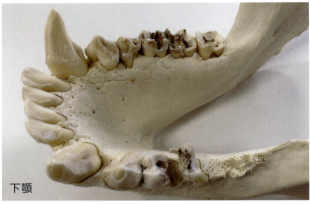
下顎

 一方、肉食獣は歯周病になりやすい歯の形をしています。
では、ここでクイズです。

 QUIZ 1 日本最高齢のベンガルトラです。ヒトの年齢にすると100歳を超えているこのトラは、エサの肉を食べるとき、いつも顔を傾け、右側を下にして食べていました。
さて、どうしてでしょう？

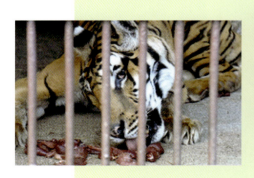
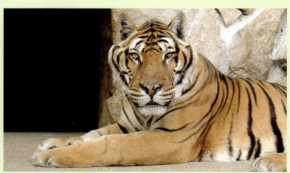

❶噛み癖
❷不正咬合
❸歯周病

（池田動物園・岡山市）

やはり歯周病ですか？

このトラの左右の牙を比較してください。

右側の牙（向かって左側）の頬側歯頸部に歯石がついています。

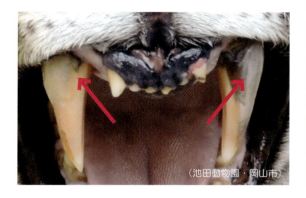
（池田動物園・岡山市）

でも左側（向かって右側）の歯は、形がおかしいですね？

よく見ると、たくさんの歯石がついています！

だから牙の形に見えないのか！

歯周病がかなり進んでそうだわ。

このトラは、数年前に亡くなり、某動物園に骨格標本が展示されていました。頭蓋骨の横に上顎左側の牙がありましたが、歯根には多量の歯石がついていました（図3）。

きっと歯周病で抜けたんだわ。

図3 ベンガルトラの骨格標本と上顎左側の牙
（池田動物園・岡山市）

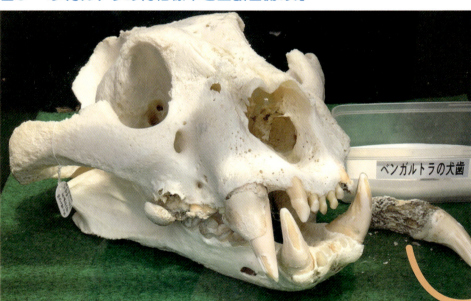
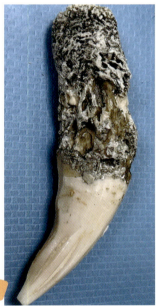

飼育係にお願いし、牙を歯槽窩に戻してみましたがうまく入りません。

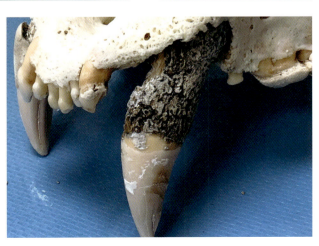

- 歯槽骨の吸収がひどいです。
- この牙は、亡くなる半年前に脱落したそうです。
- **左側の牙が脱落し咬めなかった**のですね。
- 「右側を下にして食べていた理由がやっとわかりました」と、飼育係が話していました。
- イヌやネコなども、軟らかいペットフードを与えると歯石がつきやすいですね。
- **[上巻]** に、**ナイフでリンゴとケーキを切ると、汚れがつきやすいのはどっち？**……という例え話がありました。

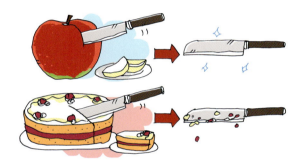

- あの表現は、わかりやすいのでよく使います。
- 硬い食べ物は、天然の歯ブラシです！**(図4)**

- 肉食動物は、草食動物より歯石がつきやすく、中でも上顎の牙と最後臼歯に多いです。
- 肉食動物の歯石除去も必要ですね。
- 獣医師は、動物の歯について詳しいのですか？
- ボクたちはヒトの歯だけですが、獣医師はあらゆる動物を対象としています。そこで、**"獣医は十医"** という言葉があります。
- 初めて聞きました。
- 獣医学部での講義は、ウシやウマなど大型動物が中心で、イヌやネコなどの割合は少ないのです。獣医師といえば、ペットの治療を想像しますが、4割にも満たないのです。
- どうしてウシやウマが中心なのですか？
- 日本の獣医師の歴史は、軍馬の養成から始まりました。強い軍隊を作るためには必要です。そこにウシやブタ、ニワトリなど食糧確保のための家畜が加わりました。だから獣医師免許は農林水産省の免許になります。
- 私たちは厚生労働省の免許ですね。

図4　硬い食べ物＝天然の歯ブラシ

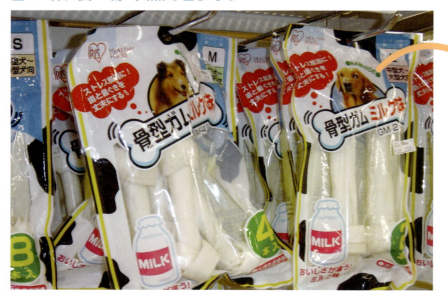
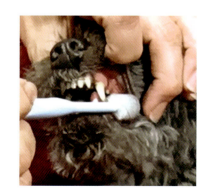

その他、トラやキリンなどの野生動物、マウスなどの実験動物と守備範囲が広いです。

多くの動物の治療をするから"十医"なのか。

また動物の種類により、体形、消化器、循環器、呼吸器の形だけでなく、その生理も大きく異なります。

ヒトのように言葉は通じないし……。

そのような状態で診断や治療をするのはたいへんですね。

以前、ある獣医師から「動物園では、10年前までは考えもしなかった病気が増えています。動物の飼育環境やエサがよくなり、高齢化が進んでいるためです」と言われました。

どんな病気が増えているのですか？

その1つが、歯周疾患や歯の外傷です。

先ほどの歯周病のトラ。かわいそう。

そうならないようにしなければ……。

最近、全身麻酔で健康診断するときには、歯石除去を行う動物園もあります。また以前、獣医師からアドバイスを求められたとき、「この動物は、すぐに歯の治療をしなくても死にはしない。でも今のうちに治してあげれば、長生きできると思うのです」と言われました。

少しずつ動物の歯の健康にも注意が向く時代になってきたのですね。

うれしいです。

でも歯の外傷は聞いたことありません。

[上巻]でサルの牙について紹介しましたが、トリのクチバシやゾウの牙の破折なども多いです。そこでTOPIC6ではアザラシの外傷についても紹介します。
　いずれにせよ、動物の歯科治療や口腔ケアのアドバイスなど、歯科医療関係者がお手伝いできることはたくさんあるはずです。また逆に、"動物の子育て"や"自然環境の保護"などから学ぶべきこともたくさんあるように思います。

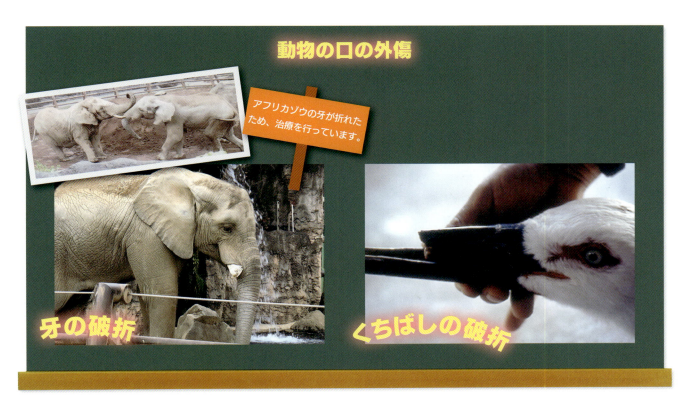

動物の口の外傷

アフリカゾウの牙が折れたため、治療を行っています。

牙の破折　　くちばしの破折

PART 1 動物の口は"ふしぎ"がいっぱい 編

TOPIC 2 入れ歯を入れたロバの話

1 歯を失ったロバ "一文字号"

TOPIC1で話をしたロバの入れ歯の話を、ぜひ聞きたいです！

クイズにして話をしましょう！

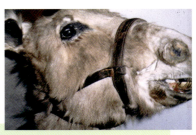

QUIZ 1 東京・上野動物園の資料室にロバの剥製があります。実はこのロバ、"あること"で世界的に有名です。それはいったい何でしょう？

❶歯磨きをするロバ　❷入れ歯を入れたロバ　❸80歳で20本の歯を持つロバ

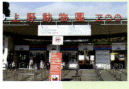
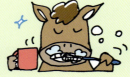
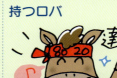

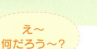
え〜 何だろう〜？

80歳で20本ではないだろう……。

きっと歯磨きですよ。

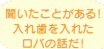
聞いたことがある！入れ歯を入れたロバの話だ！

ピンポ〜ン！ そう！**入れ歯**が正解。

詳しく教えてください。

このロバの名前は "**一文字号**"。1937年（昭和12年）7月の日中戦争（当時の名称では支那事変）の盧溝橋（ろこうきょう）事件で、弾薬輸送などに貢献したロバです。

どうして "一文字" という名前なのですか？

北京郊外の日本陸軍の演習地の名前で、当時の軍人さんにとっては思い出深い地名らしいです。戦争で

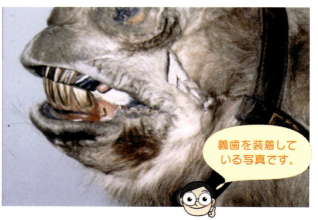
義歯を装着している写真です。

活躍した動物なので1939年（昭和14年）1月3日に、寺内壽一大将から上野動物園に寄贈されました。

支那産軍用動物戦歴及び功績調書　昭和十三年十一月一日調　寺内部隊獣医部

所属部隊	種類	名称	毛色	年令	戦歴及功績
支那駐屯歩兵第一聯隊職隊牟田口部隊	驢	一文字	河原毛	四	昭和十二年七月十日河北省宛平県盧溝橋附近ノ戦闘ニ於テ弾薬運搬用トシテ購買シ爾後盧溝橋ノ戦闘及南苑ノ戦闘或ハ北京附近ニ於ケル数回ノ討伐ニ参加シ能ク炎暑及ビ酷寒ニ耐エ泥濘ナル悪路及ビ嶮峻ナル山岳地帯ヲ巧ニ行動シ弾薬運搬ニ従事シタル功績偉大ナリ。

　海を渡って来たのですね。

　他にもロバ1頭、モウコノウマ1頭、シナウマ3頭、ラバ3頭、ラクダ2頭、イヌ2匹の計13頭が東京の芝浦桟橋へ到着しました。

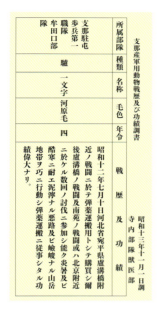

若きころの一文字

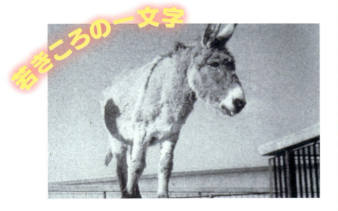　でも戦争中は、食べ物がたいへんだったのでは……。

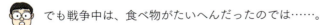　当初はエサがまだあったし、海軍まで兵士の残飯をもらいに行っていました。しかし戦争が進むにつれ、食糧事情は厳しくなりました。

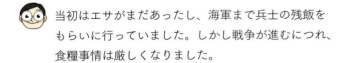　空襲で猛獣が檻から逃げるとたいへんなので殺したのでしょう。

　上野動物園ではライオンやトラ、それにクマ、ヒョウ、毒ヘビなどが薬殺されました。

　ゾウが餓死したという話を絵本で読みました。

　結局、合計14種27頭が処分されました。でも草食動物は、肉食動物に比べてまだ有利でした。馬車を引いて都営緑地などへ草刈りに行き、お腹いっぱい食べることもできたのです。

　さて、戦後の1948年（昭和23年）4月に「子ども動物園」が開園され、一文字号もメンバーの一員となりました。いたずら好きで、馬舎の柵をくぐり抜けたり、器用に口で扉の留め金を外して開け、友達のウマに会いに行ったりなど、飼育係を困らせました。1日に2時間くらい、子どもを乗せるようにもなりました。

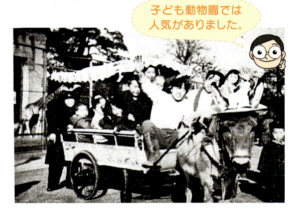

子ども動物園では人気がありました。

　やっと平和が訪れたのですね。

　一文字号は1935年（昭和10年）生まれ。ところが1953年（昭和28年）ごろから**下顎前歯が抜け始め、尿が濃くなる、便秘をする**など体調が悪くなることが多くなりました。翌年の1954年（昭和29年）には**上顎前歯も抜け**ました。そこで1958年（昭和33年）には**「入れ歯を入れてあげたい」**という声が上がりました。

　でもまだ23歳なのに歯が悪くなったのですか？

　口腔ケアをしていなかったためでは……。

　ヒトは1年に1歳ずつ歳を取りますが、動物は種類によって違います。

　ネコやイヌは早く歳を取ると聞いたことがあります。

　ネコや小型犬は生後1ヵ月で1歳、1年で15歳、5年で36歳、10年で56歳、20年で96歳です。さらに大型犬では10年で40歳、20年で145歳になります。

　生後短期間で急速に成長するのですか！

ネコやイヌが歯周病になりやすいのも、年齢と関係するのかもしれませんね。

 ロバは1年で3歳程度歳を取ります。

 23歳の一文字号は、ヒトだと69歳になります。

 当然、歯も悪くなりますね。

 ある日、お客さんが一文字号にポップコーンを与えました。

 歯が悪いと噛めませんね。

 それを喉に詰めて大騒ぎになりました。1962年(昭和37年)には体力が衰え、起立不能、体温も低下し重体に陥りました。しかし獣医師の懸命な治療によって奇跡的に回復しました。

 ヒトだと81歳になりますね。

 歯はますます悪くなり、ほとんど食べ物を噛めませんでした。そこで飼育係が、粥状の特別食を与えていました。何とか一文字号に、再び噛めるようになってほしいと思った動物園は、東京中の歯科医院に連絡しました。しかしロバに入れ歯なんて……と言って断られたらしいのです。

 ボクなら喜んでお手伝いしますが……。

 でも言葉は通じないし、使う材料も限られますね。それにロバがじっとしているでしょうか?

 少しでも痛みを与えたら暴れて、二度と口を開けないかも……。

 入れ歯の前例もありませんし……。

 そこで1963年(昭和38年)に動物園の園長たちは、東京医科歯科大学(補綴学)助教授の故・石上健次先生にお願いしました。

 石上先生は引き受けてくださったのですね!

 そう!そこで30年ほど前、その様子を直接お聞きしたいと思い先生を訪ねました。石上先生は、当時の写真を1枚いちまい、懐かし気に眺めながら話してくださいました。
では、その苦労話を紹介しましょう。

2　ロバに入れ歯を作った歯医者さん

 石上先生が初めて口腔内診査を行ったのは1963年(昭和38年)3月。一文字号の状態ですが、毛並みの色艶が悪く、目はやや乳白色に混濁し、体力の衰えも目立っていたそうです。

 これはおそらく日本で初めての動物の口腔内診査をしている写真ですね(図1)。

 これらは、石上健次先生からいただいた貴重なものです。

 ロバの歯は何本ですか?

 ロバは合計40本の歯を持ちます。ウマの仲間だからそれに準じて考えます。

図1　一文字号の口腔内診査

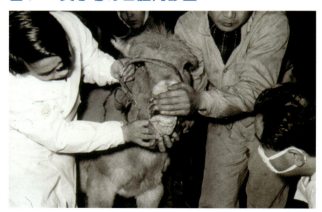

世界で初めてのロバの歯科検診

ウマの歯式です。

| 切歯(3本) | 犬歯(1本) | 前臼歯(3本) | 後臼歯(3本) |

合計10本
(上下顎で40本)

	切歯	犬歯	前臼歯	後臼歯
上	3本	1本	3(4)本	3本
下	3本	1本	3本	3本

（注1：メスは犬歯がないため36本）

- ちなみに"ほ乳類"は、次のとおりです。44本ですが、食性などにより歯の数が変化します。

ほ乳類の基本型（イノシシ・片顎）

	切歯	犬歯	前臼歯	後臼歯
上	3本	1本	4本	3本
下	3本	1本	4本	3本

- "ほ乳類"の前臼歯はヒトの小臼歯、後臼歯は大臼歯に相当するのでしたね。

- 動物の歯式については、[上巻]に書かれてありました。

- 口腔内検診の結果はどうでしたか？

- 臼歯部はかなり咬耗が進んでいました。前歯部は上顎の左側第三切歯と下顎の右側犬歯だけが健全歯で、残りの前歯は残根状態でした。

- 前歯部の残根は抜歯したのですか？

- 草食動物は、硬い草を食べるため歯根が長く、骨植も強固なので抜歯はたいへんです。

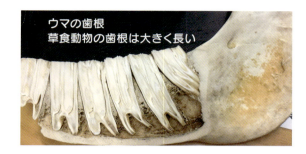

ウマの歯根
草食動物の歯根は大きく長い

- 長い歯根ですね。

- 動物園からも、高齢のため抜歯や手術は避けてほしいと言われていました。無理をするとショック死する可能性もあったのです。

- それでどうしたのですか？

- 一文字号を檻に入れ、頭部は革製のバンドで固定して、電気エンジンにカーボランダムポイントをつけ、残根を削り平面化しました（**図2**）。

- さすがにブリッジは無理ですよね……。

- そこで前歯部の部分床義歯を作ることにしました。

- ロバ用のトレーなんてあるのですか？

- 歯科業者に、前歯部がすっぽり入る特製トレーを製作してもらいました。

- でも印象採得は嫌がったのでは……。

- 石上先生もたいへん心配されました。しかしアルジネート印象材を気に入ったのか、お利口にしていたそうです（**図3**）。

図2　一文字号の歯の残根部分の切削

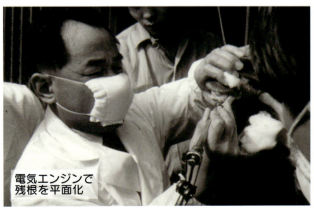

電気エンジンで残根を平面化

図3　一文字号の印象採得

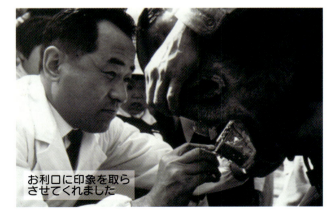

お利口に印象を取らさせてくれました

きっと印象材の臭いがよかったのですよ。

それより咬合採得が難しかったそうです(図4)。なんせ"ウマづら"と言われるくらい、顔が長く約50cmもありますから。

人間のように「臼歯で噛んでください」と言っても通じないですよね。

臼歯部が噛んでいないと、前歯部の咬合高径がわかりませんね。

さらに義歯の維持がたいへんです。

前歯部は上下顎2本しか残っていない……。

遊離端の設計になってしまいます。

それにクラスプが変形したら粘膜を傷つけるわ。

エックス線撮影の結果、上下顎の2本は、骨植がよく固定源として使えそうでした。しかしクラスプが使えないので、アタッチメントを利用し歯と義歯を固定、義歯の遊離端部は革バンドでの固定を考えられました。
　さて次は前歯の製作です。しかしロバには人工歯はありません。

ロバとヒトでは歯の形態が違います！

そこで他の動物園のロバの前歯部を撮影し、それを見本に1本ずつワックスアップしました。

すごい！ロバの歯の写真が技工台の前に置かれている！(図5)

そしてこれを鋳造して金属性の人工歯を作りました。2ヵ月後に入れ歯は完成しました。図6が装着時の写真です。

図4　一文字号の歯の咬合採得

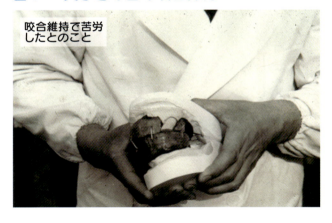

咬合維持で苦労したとのこと

図5　一文字号の義歯（人工歯）の製作

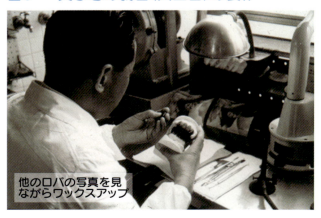

他のロバの写真を見ながらワックスアップ

図6　一文字号の義歯完成！

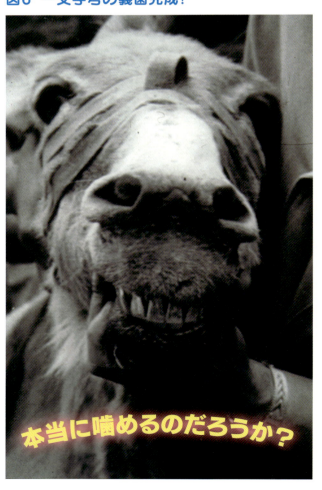

本当に噛めるのだろうか？

すごいです！

冒頭のカラー写真では、金色の歯をしていますね。

これは当時の飼育係から「ぜひ、金歯にしてほしい！」と言われたからです。

昔は、前歯部に金冠を入れている方をよく見たよ。

でもロバに入れ歯を入れて、本当に噛めるようになったのですか？

そうだろう！装着時、誰もが固唾を飲んで見守ったそうです。

図7　元気になった一文字号

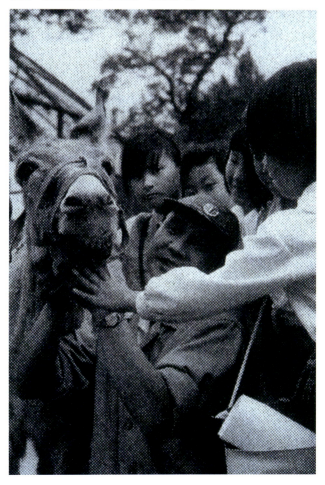

でも大丈夫！装着から15分後には青草を切歯でバリバリ食べて、誰もが喜んだのです（図7）。そのときの様子は、当時のニュース番組でも紹介されました。

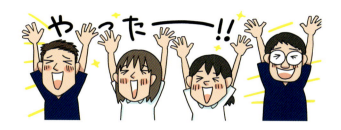

装着後は、1日にサトウキビ、ニンジン、配合飼料、塩、カルシウム、ビートパルプ、パンパスの合計4.5kgも食べるようになりました。**表1**は石上先生の論文に書かれている「義歯装着前後における健康状態の比較」です。

エサをよく食べるようになりましたね。

食べる意欲が出て、ヒツジにまで噛みついた！元気になった証拠ですね。

お腹が締まってきた！ボクも見習わねば。

固形糞は、消化吸収能力がよくなった証ですね。

ちなみに石上先生は、1969年（昭和44年）より昭和天皇の侍医として活躍されました。

歯科医師の鏡のような先生ですね。

表1　一文字号の義歯装着前後における健康状態の比較

	装着前	装着後
食物	豆乳を混ぜ粥状にした。残飼1/3	固型混合食となる（豆乳は別にした）。残飼なし
気力	草を噛み切る意欲なし	好んで噛み切る。ヒツジに噛みつく
体の変化	腹部にたるみがあった	腹部のたるみがなくなり締まってきた
馬糞	牛糞のようにグシャとしていた	固型糞にかわりコロコロしてきた

参考文献1より引用

3　一文字号のその後と歯科保健指導

質問です！一文字号は、その後どれだけ長生きできたのですか？

残念ながら3年後に亡くなりました。

たった3年ですか……。

でもロバは、年に3歳年を取るから9年長生きしたことになります。
　現在、上野動物園でも当時の関係者はもういません。

昔の出来事ですから、すでに退職されていますね。

30年前でも動物園には、わずかしかおられませんでした。そのときに聞いたおもしろい話があります。

何ですか！

当時一文字号は、他のヒツジと一緒に飼われていました。ある日、ヒツジが走って柵を飛び越えました。それを見た一文字号も続けて飛び越えようとしたのです。しかし……。

何かあったのですか!!

一文字号は脚を柵に引っかけて転んでしまいました。それがもとで"腸ねん転"で亡くなったそうです。**草食動物は、栄養の少ない草を食べます。そのため消化吸収のために腸が長いのです。**

ウマはお腹が膨れた感じがするのはそのためね。

だから**転ぶと腸ねん転を起こしやすい。**そのような事故がなかったら、もっと長生きできたかもしれません。

野生動物は、歯を失うと生命にかかわると言われますが、このロバは入れ歯を入れることによって健康を取り戻しました。この話、学校の子どもたちに話してきます。

きっと喜びますね。

ただ、1つ気をつけることがあります。

何ですか？

"歯を失っても、入れ歯を入れたら大丈夫！"と思われると困ります。そこで[上巻]に「何でも噛めるかな？　アンケート結果発表」を見直してほしいのです。

（世界最強の歯科保健指導・上巻より）

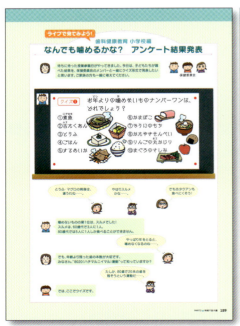
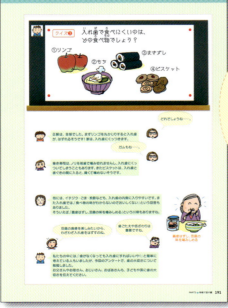

入れ歯では"まきずし"や"もち"、それに"ビスケット"が噛みにくいという話でした。**自分の歯がもっともよく噛めることを"まとめ"にすればよい**のですね。

（写真提供：故・石上健次先生）

PART 1 動物の口は"ふしぎ"がいっぱい 編

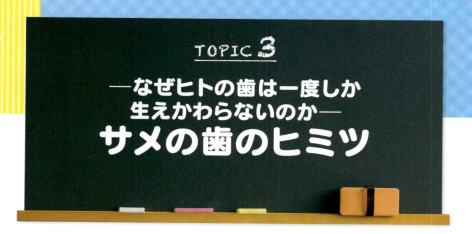

TOPIC 3
―なぜヒトの歯は一度しか生えかわらないのか―
サメの歯のヒミツ

1 サメの歯は何度も生えかわる！

 先日患者さんから、ヒトの歯もサメのように何度も生えかわれば便利なのに……と言われました。

 むし歯や歯周病で歯を失っても、次々と生えてきますからね……。

 それに比べ、**ヒトはどうして1回しか生えないのでしょう？**

 きっと、意味があるはずです。

 生物は、"魚類"からカエルの仲間の"両生類"、そしてワニやヘビの仲間の"は虫類"、そしてウシやイヌなどの"ほ乳類"へ進化してきました。それにともなって、歯の形態や機能も変化しました。

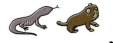

 形もヒトの歯とはまったく違いますね。

 歯がたくさんあります。

 この歯が何度も生えかわるのか〜。

 すごい迫力！何でも食べられそう！

どのようにかわってきたのですか？

 『ジョーズ』というサメの映画を見たことがあるけれど、大きな口の中にたくさん歯がありました！

 ワニにもたくさん歯があります。

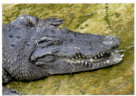 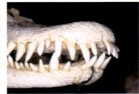

 たしか "jaws" って "アゴ" という意味です。

 歯のたくさん生えた顎を持つことから名づけられたのですね。

 "魚類" や "は虫類" の歯は、何度も生えかわります。しかし母乳を飲んで育つ "ほ乳類" は、一度しか生えかわらないのが特徴です。

 どうしてですか？

 まずサメの話からしましょう。
　図1は、巨大なサメの顎の骨です。歯が抜けても、**顎の内側には次の歯が生える準備をしています。交換用の歯は「置換歯」と言い、**先端を奥に向けて並んでいます。歯が抜けると、内側の歯が起き上がり次々と生えてきます。

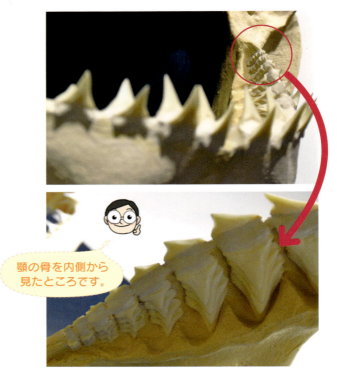

顎の骨を内側から見たところです。

 まるでエスカレーターですね。

 サメの歯は種類によっては約1ヵ月ですべて生えかわるものや、一生に30,000本も生えてくるものもあります。

 そういえば、日本でも大型のホオジロザメが漁船を襲い、漁船の船底に**歯が刺さっていた**というニュースがありました。

では、次のページでクイズです。

図1　サメの歯は次々と生えかわる？

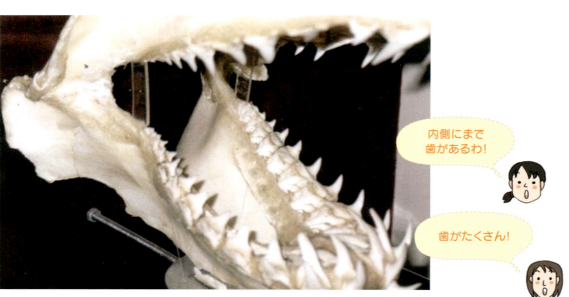

内側にまで歯があるわ！

歯がたくさん！

QUIZ 1 　サメが漁船を襲いました。船底には、サメの歯が刺さっていました。次のどの理由でしょうか？

❶ 歯の生えかわりの時期だった
❷ 歯周病で歯が抜けた
❸ 抜けやすい特徴がある

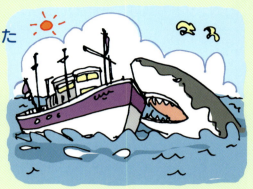

咬みついたとき、歯の生えかわりだったのですか？

ヒントはこの図です。

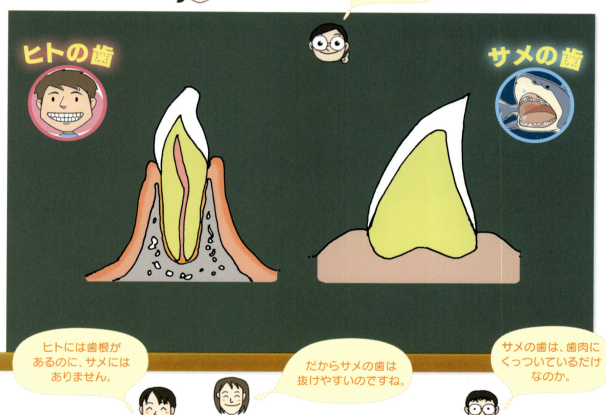

ヒトの歯 　　　　　　　　　　　　　　**サメの歯**

ヒトには歯根があるのに、サメにはありません。

だからサメの歯は抜けやすいのですね。

サメの歯は、歯肉にくっついているだけなのか。

そう！この写真はサメの歯の化石です。**歯根がありません。**

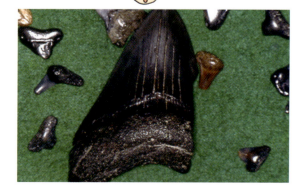

PART1 ●動物の口は"ふしぎ"がいっぱい編　39

つまり**歯根は"木の根"と同じ**ですね。木に根がなければ、台風で倒れてしまいます（図2）。

例え話をすれば、患者さんにわかりやすいですね。

何度も生えかわる歯は、歯の根がないのか。

図3は、他のサカナの歯です。どの歯も根がありません。

図2 ヒトの歯根とサメの歯を木の根に例えると……

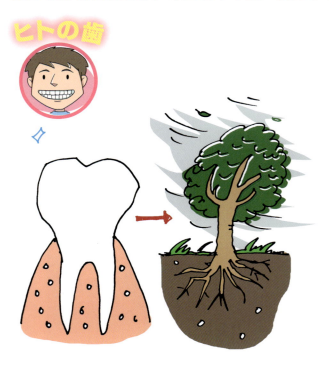
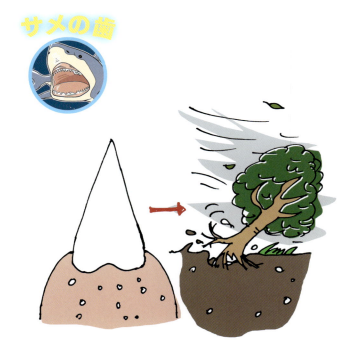

図3 サカナの歯には根がない

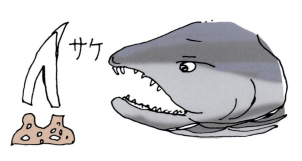
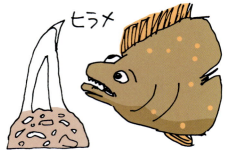
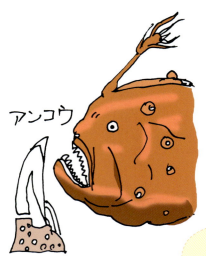

ヒトの歯は、根があるから簡単に抜けないのですね。

2 手のかわりとしての歯

🧑 サメとヒトの歯を比較しながら話をしてきましたが、"魚類""両生類""は虫類"の歯と"ほ乳類"の歯では決定的に違う点があります。まず"は虫類"と"ほ乳類"の体の特徴の差を、知っていますか？

🧑 "は虫類"の体の特徴は、外界の温度によって体温が左右される変温動物です。また、卵から生まれます（卵生）。

🧑 "は虫類"は変温（冷血）動物ですが、"ほ乳類"は恒温（温血）動物です。変温動物から恒温動物に進化するためには、どんな条件が必要と思いますか？

🧑 まず体温を一定に保つためにエネルギーが必要です。

🧑 そのためには**食べ物を効率よくたくさん食べる**必要があります。

🧑 そのヒミツが歯に隠されているのですか？！

🧑 もちろん！そこでまずは、"は虫類"までの歯の特徴について考えてみましょう。
　　まず、サメが獲物を捕らえているところを見たことがありますか？

🧑 前歯で咬みついて食べている様子を、テレビで見ました。

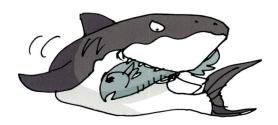

🧑 どうして咬みつくのでしょう？

🧑 手がないからでしょう……。

🧑 サメの歯は"**手のかわり歯**"もしているのですね。

🧑 ちなみに**図4**はアンコウの歯です。

🧑 **歯が内側に倒れるように傾いています**ね。

🧑 **獲物を逃がさないようにしている**んだ！

🧑 "は虫類"のヘビの歯も同じです（**図5**）。

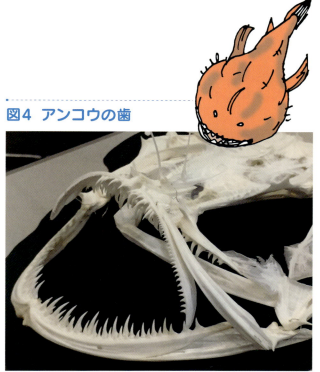

図4　アンコウの歯

（写真提供：石黒幸司先生・上矢作歯科診療所）

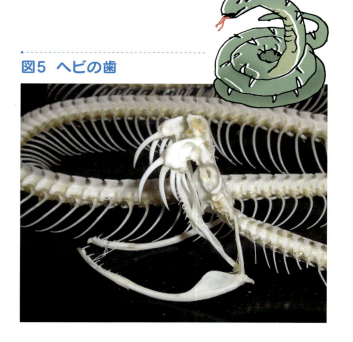

図5　ヘビの歯

前歯は"捕獲の歯"なんだ！

 次にサメが前歯で咬み切れなかったら、どうするでしょう？

 えっ〜！わかりません。

 頭や体を激しく横にふって咬み切ろうとします。ワニも体を回転させて引きちぎります。

 どうして咬み切れないのですか？

 サメの歯はどんな形をしていますか？

 すべて同じ形をしています。

 そうか！サメには犬歯や臼歯がない！

 前歯ばかりでは、長さの違う犬歯がないので引きちぎれません。

 力がかからないのですね。

 サメやワニは、どんな食べ方をしているでしょう？

 丸飲み食べをします。

 臼歯がないからですね。

 それに顎を横に動かすことができません。

 ヒトには、前歯・犬歯・臼歯と3種類の歯があります。

 口の中の歯がすべて同じ形をしていることを「同形歯性」、異なった歯を持つことを「異形歯性」と言います（図6）。

 もしヒトが同形歯性だったら……こんな顔になりますね。

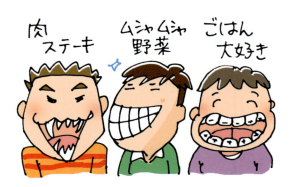

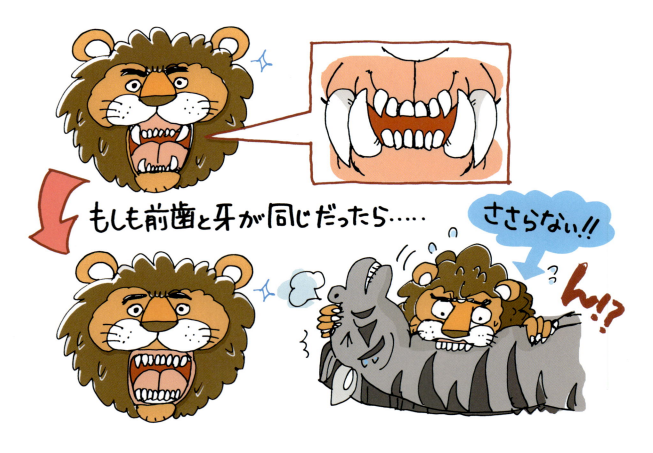

図6 同形歯性と異形歯性

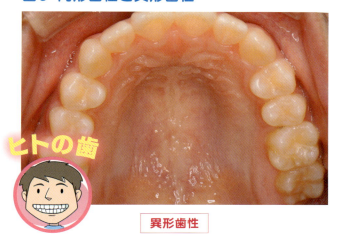
ヒトの歯　異形歯性

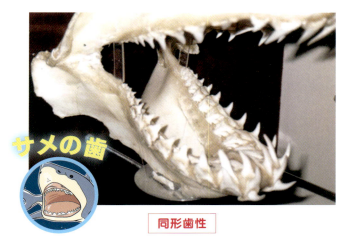
サメの歯　同形歯性

 でも何度も生えかわる方が便利ではないですか？

 そこで歯の起源について考えてみましょう。
料理屋でワサビをすりおろすときに利用する"ワサビおろし"を知っていますか？

 サメの皮でできていますね。

 触ると細かいヤスリのようにザラザラしています。

 これを「皮歯」（別名：楯鱗）と言い、歯の起源です。この皮歯には、エナメル質も象牙質もあります。これが口の中に入り込み、顎堤に沿って大きく発達したものが、サメの歯です。だから"魚類"は、さまざまな場所に歯があります。

 さまざまな場所？

 たとえば、コイは口の中に歯がありません。そのかわりに咽頭部に歯（咽頭歯）があります。

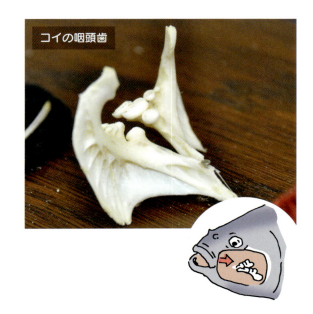
コイの咽頭歯

 またハモなどは、口蓋の正中にも歯があります。

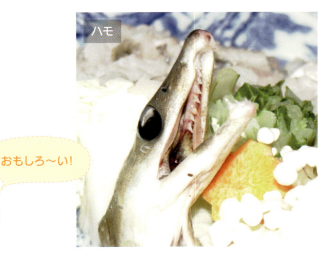
ハモ

 おもしろ〜い！

3　K戦略とr戦略

でも何度も生えかわる歯は魅力的です。

ただ、そう思ったら歯科医療従事者の負けですよ。

そう！**単に歯の数が多いからよいとは限りません**。たとえばサカナは、一度に何万個もの卵を産みます。多くの卵を産むのが、よいこと・便利なことだと言えるでしょうか？

たくさんの卵を産んでも、他のサカナや昆虫に食べられてしまいます。

生き残って成魚になる確率が低いから、多量の卵を産む必要があるのですね。

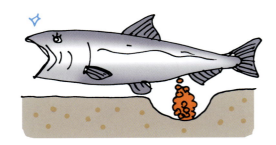

同じように**何度も生えかわる歯が効率的とは言えない**のですね。

何度も生えかわる歯は、簡単に抜けてしまう歯と言えます。それを"便利"と考えるか"ムダ"と考えるかです。
　動物行動学の世界では、**"ｒ戦略"** と **"K戦略"** という子どもの産み分け方があります（**表1**）。

どんな戦略ですか？

ｒ戦略とは、たくさん子どもを産むが、生みっぱなしであまり子育てをしない方法です。つまり**"質より量"作戦**です。たとえばサカナは、卵を産んだら生みっぱなしで、子どもの面倒をみません。また成長が早く、大人になってからも体が小さいです。サカナは一度に何万個もの卵を生み、マンボウにいたっては億単位です。

タラコの1粒ひとつぶがタラの卵ですね。

ではK戦略はどのようなものですか？

"量より質"作戦です。一般に"ほ乳類"にみられます。"ほ乳類"は、一度に産む子どもは多くても10匹。ヒトは1人しか子どもを産みませんが大切に育てます。一人前になるにも、時間がかかり体も大きいです。そしてｒ戦略は寿命が短く、K戦略は長いです。

K戦略の方が有利そうです。

これは環境因子により大きく左右されます。ヒトでも、戦争や伝染病による死亡率が高くなると出生数が増えます。

K戦略から少しｒ戦略に近づくのですね。

しかし豊かな現代では、逆に出生数が減少し社会問題となっています。

なるほど！K戦略が進み**"超K時代"**になると人口が減り、さらに種が絶滅する可能性が出てきます。

日本では少子化に加えて、ていねいに育てるどころか、児童虐待やネグレクトなど子育てを放棄するという問題も出てきています。

いずれにせよ、**何度も生えかわる歯は「ｒ戦略」**であり、**一度しか生えかわらない歯は「K戦略」**と言えます。

表1　r戦略とK戦略

	r戦略 質より量！ 魚類 両生類 は虫類	K戦略 量より質！ ほ乳類
出生数	多い	少ない
育て方	放置 面倒みない	丹誠込めて育てる
成長速度	早い グイーン	遅い ゆっくり…
寿命	短い	長い 目標は100歳！
歯の生えかわり	何度も！	一度のみ

PART1 ●動物の口は"ふしぎ"がいっぱい編　**45**

4 なぜヒトの歯は一度しか生えかわらない？

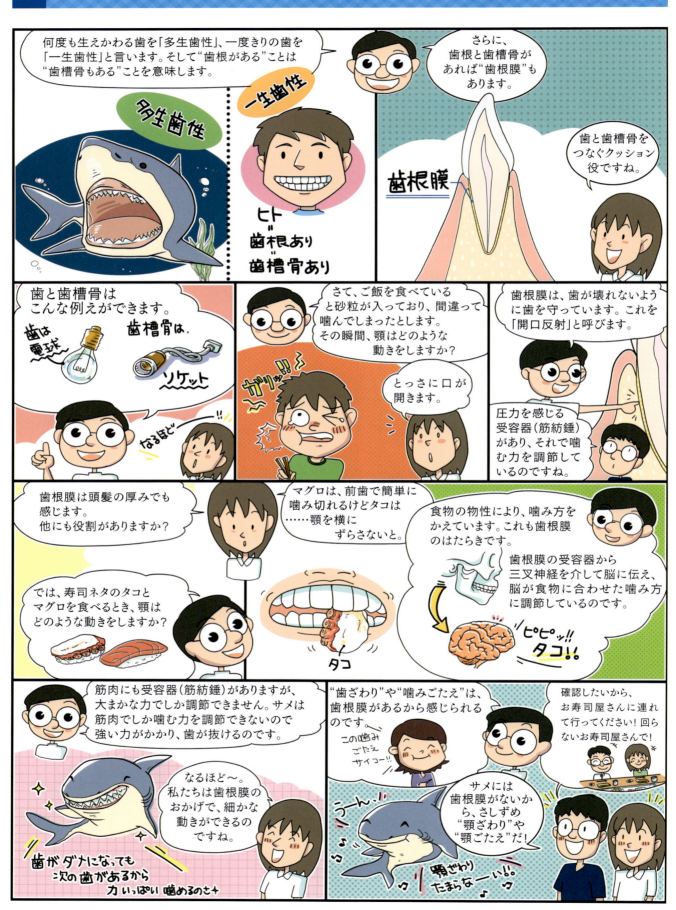

ここまでの内容で、"魚類"の歯と
"ほ乳類"の歯を簡単に
まとめておきましょう。

ほ乳類の歯の特徴
1. 前歯・犬歯・臼歯がある
2. 歯の根がある
3. 一度しか生えかわらない

魚類・は虫類の歯の特徴
1. すべての歯が同じ形をしている
2. 歯の根がない
3. 何度も生えかわる

 質問です！ でもどうしてヒトは1回だけですか？ 2回や3回生えかわっても……。

 子どもから大人にかけ体が大きくなります。それにともなって顔面頭蓋も大きくなります。

 顎骨が大きくなるのに、歯は大きくならない……。だから生えかわるのですね。

 もし体が大きくなり続けたら、歯は下のイラストのようになります。

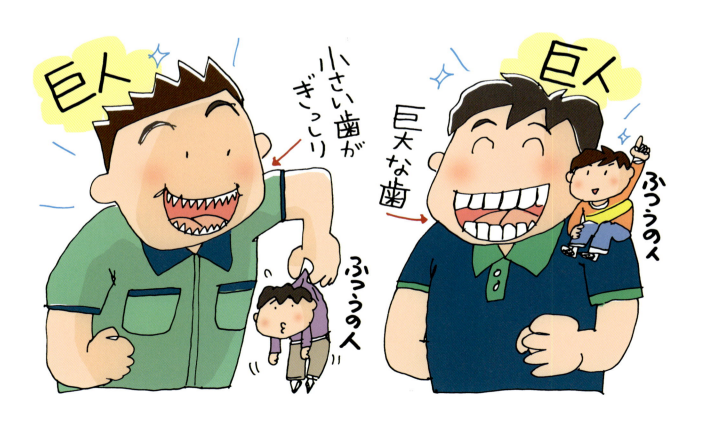

図7 スキャモンの臓器発育曲線

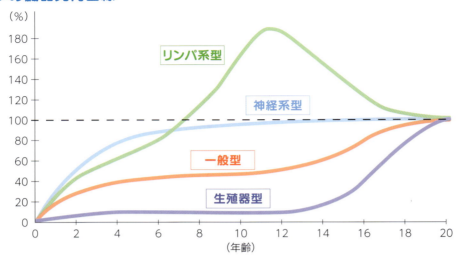

参考文献1より引用

図8 顎の発育曲線とスキャモンの臓器発育曲線の関係

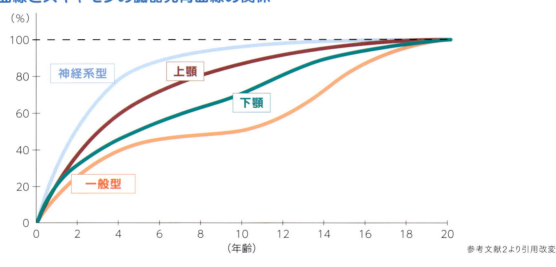

参考文献2より引用改変

でも生えかわるのは、小学生のころです。平均寿命が80歳だとしたら、真ん中の40歳ごろに生えかわればよいのに……。

図7は**スキャモンの臓器発育曲線**です。

昔、習いました！あまり覚えていないけど……。

ヒトの成長発育を20歳で100％としたとき、組織の発育の特徴を4つの型に分類しています。身長・体重などの**一般型**、脳や脊髄などの**神経系型**、免疫力に関与する胸腺や扁桃などの**リンパ系型**、それに性器や卵巣などの**生殖器型**があります。

身長などの**一般型**は伸びるピークが2つあります。最初は、出生時から幼児期まで。その後、緩やかになりますが、思春期以降に再び急激な伸びをみせます。一方、**神経系型**は5歳ごろまでに大人の約80％、12歳ごろにはほぼ100％に達します。

5歳までは、**神経系型**の発育が旺盛ですね。

乳歯列期と一致します。

一方、骨など**一般型**は20歳には完成します。だから、その前に永久歯がすべて生えそろう必要があります。

永久歯が生えるスペースを確保しなくては……。

さて脳頭蓋の発育にともない、上顎のある中顔面も大きくなります（**図8**）。遅れて下顎が続きます。

図9 胎児からの頭蓋骨の成長量

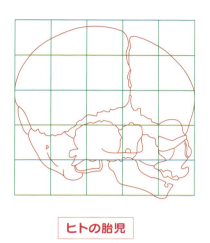
ヒトの胎児

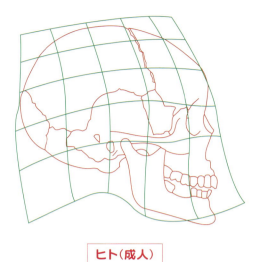
ヒト（成人）

参考文献3より引用

図10 ヒトは"K戦略"、サメは"r戦略"の歯を持つ

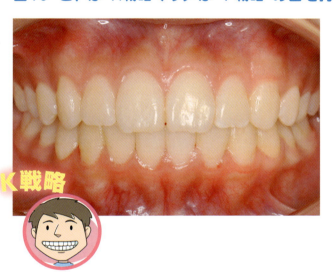
K戦略

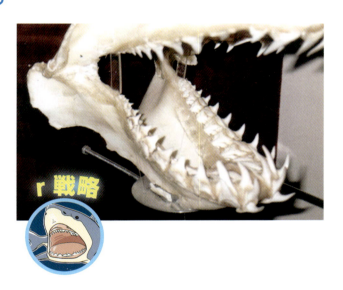
r戦略

 10歳では、かなり上顎が大きくなっています。

 だから小学校に入学したころから生えかわりが始まるのですね……。

 図9は胎児から大人までの、頭蓋・顔面骨の成長量です。

 成人のワクの面積が広い部分は、成長量が大きい部分ですね。

 顔面や顎の部分は、脳に比べて広くなっているのがわかります。

 噛むことに関係する部分が大きくなっていますね。

 ヒトの歯はうまくできているのですね。

 ヒトの歯は、1回しか生えかわりません。しかし、大切にすれば一生使えるようにできているのです。

 つまり、**サメは"r戦略"、ヒトは"K戦略"の歯を持つ**といえるのですね（図10）。

PART 1 動物の口は"ふしぎ"がいっぱい 編

TOPIC 4
ダンゴを食べていたゾウの"はな子"

まずは**クイズ**です。

QUIZ 1 2頭のアジアゾウとエサを、線で結んでください。

1
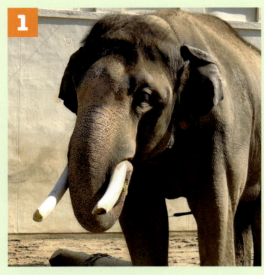

A
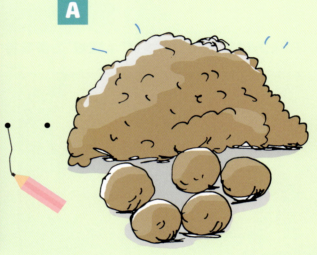

2
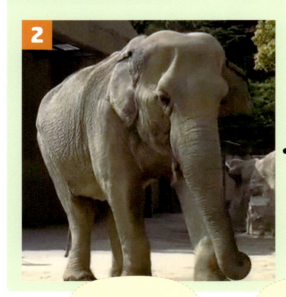

B いなわら／ほしぐさ／りんご／バナナ／にんじん／ペレット／さつまいも／みかん／カボチャ
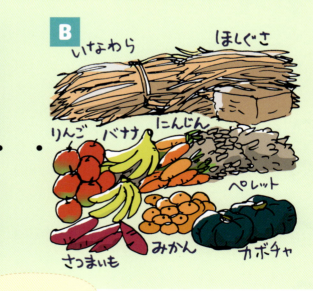

あれ！ **A** のエサはダンゴだわ！

どうしてかしら？

1はふつうのアジアゾウ。**2**は、ゾウの"はな子"です。

JR吉祥寺駅前に"はな子"の銅像があります。

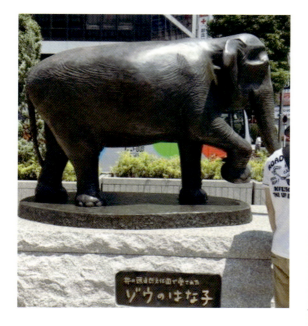

よく知っていますね。はな子は井の頭自然文化園にいました。
　ところで、頭の部分をよく見てください。

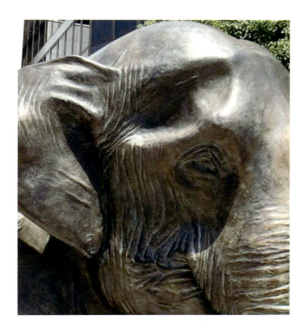

あれっ！こめかみの部分が凹んでいます。

お米を食べたら動く部分だから、「米噛み」と呼ばれます。

 こめかみの部分は側頭筋です。

こめかみを触りながら、顎を動かしてみよう。

筋肉が動きます！

はな子は臼歯が1本しか残っていませんでした。

それではエサを食べることができないですね。

だから**側頭筋が退縮し、こめかみが凹んでいる**のか。

はな子は1947年にタイで生まれ、1949年に日本にやってきました。長い間日本最高齢のアジアゾウでしたが、2016年に69歳で生涯を終えました。
　1983年ごろに歯が2本抜け、残り1本となりました。当時、皮つきの果物を与えたら、そのままの形でウンチとして出てきたそうです。そこで飼育係は、エサをミキサーにかけたり、水を加えダンゴにしたりして与えていました。

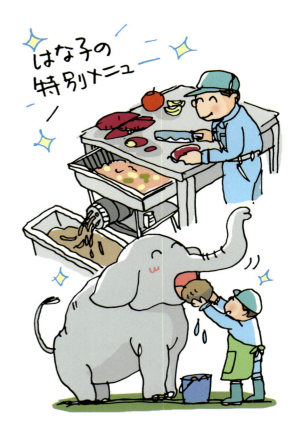

飼育係のおかげで長生きできたのですね。

ロバのように入れ歯は作れなかったのか。

ゾウの歯について、もう少し教えてください。

PART1 ● 動物の口は"ふしぎ"がいっぱい編　51

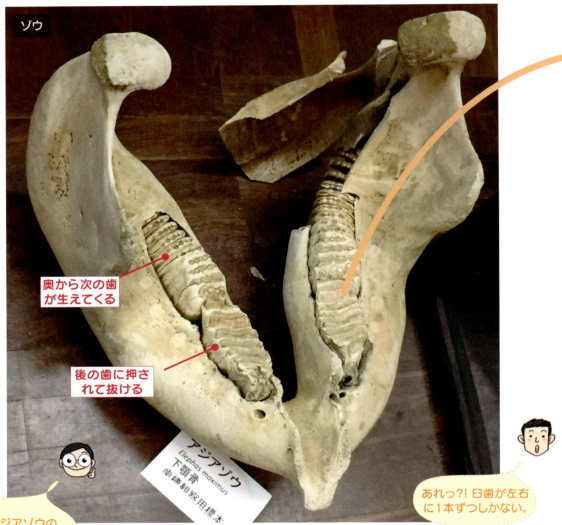

ゾウ

奥から次の歯が生えてくる

後の歯に押されて抜ける

アジアゾウ
Elephas maximus
下顎骨
歯槽咬合用標本

まず、これがアジアゾウの下顎骨です。

あれっ?! 臼歯が左右に1本ずつしかない。

 "ほ乳類" は一度だけですが、ゾウの臼歯は6回生えかわります。

 どうしてですか？

 巨大な歯のわりに顎が小さいです。一度にたくさんの歯が生える場所がありません。そこで臼歯の後ろから生えて、手前の歯が抜け落ちるのです。これを「水平交換」と呼びます。

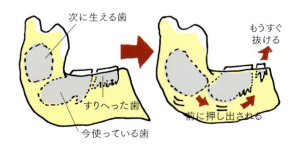

次に生える歯
すりへった歯
今使っている歯
もうすぐ抜ける
前に押し出される

 ヒトのように乳歯の下から永久歯が生えるのは「垂直交換」です。

 ゾウの臼歯は6回生えかわりますが、最初の3本は乳歯、後の3本は永久歯です。顎の発達とともに、後で萌出する臼歯は大きくなります。最後の臼歯は、およそ50～60歳まで使えます。それがゾウの寿命です。

 咬合面が凸凹して、まるで洗濯板のようです。

 しかも大人の靴位あります。どうしてこんなに大きいのですか？

 実は、この咬合面の凸の部分はエナメル質です。よく見ると、それがリング状につながっています。その内側の凹の部分が象牙質です。
　最初は、この1つひとつが歯で、これを「咬板（こうばん）」

ゾウの歯

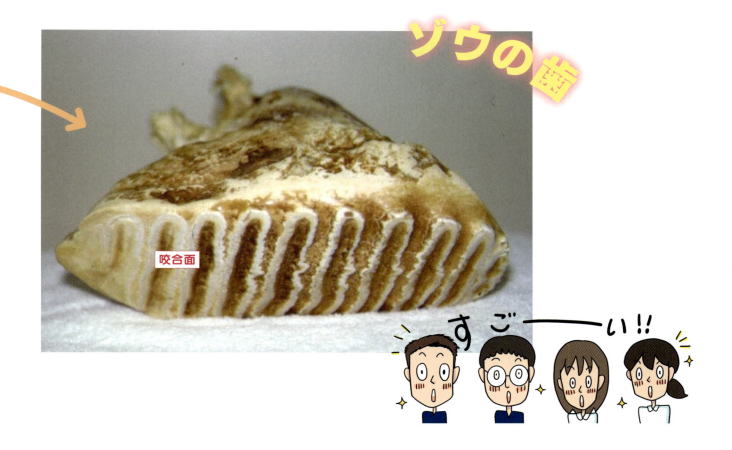

咬合面

すごーーい!!

と呼びます。この咬板をつなぐのがセメント質です。顎の骨の中で咬板が癒合して1本の臼歯となります。

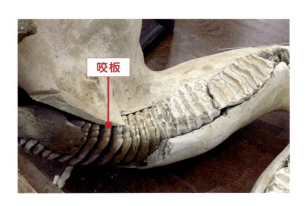

咬板

 だから臼歯が大きいのですね。

 それに咬合面が凸凹だから、木の枝でも粉々に砕けるのですね。

 ところでゾウには牙がありますね。

 土を掘り起こしたり、木の皮を剥いだり手のかわりをしています。

 他の猛獣に襲われないように、武器にもなります。

 実は、この牙は上顎の側切歯です。

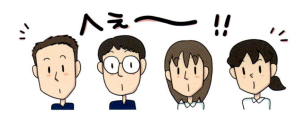

へぇ〜!!

 牙なのに……どうしてですか？

 これは［下巻］のネタ！またそのときにでも……。

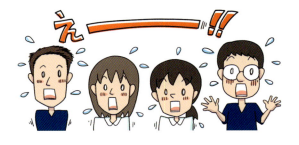

えーー!!

PART 1 動物の口は"ふしぎ"がいっぱい 編

TOPIC 5 イルカの歯周病

（国営沖縄記念公園〔海洋博公園〕：沖縄美ら海水族館）

1 イルカもドライソケット？

- 某水族館の獣医師から、イルカの歯科治療についてアドバイスを求められました。
- どんな内容ですか？
- イルカの口蓋に膿瘍ができ排膿していました。そこで原因歯を抜歯したが、膿瘍が治らないというものでした。

そこでクイズです！

QUIZ 1 どうしてイルカの口蓋の膿瘍は治らないのでしょうか？

❶ 歯根破折を起こしていたから
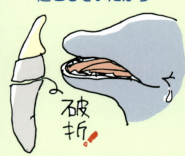

❷ 抜歯後すぐに海に戻したから
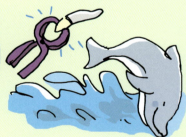

❸ 抗生剤を投薬しなかったから
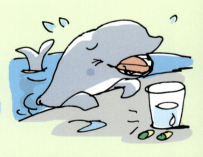

何だろう？やはり抗生剤かな？

抗生剤が効かなかったのかも……。

ヒント！イルカは"ほ乳類"です。

ヒント……たったそれだけ？！

それではTOPIC3の**サメの話**を読んでみてください。

読みましたが、わかりません。

　では、抜歯の後、患者さんにどんな注意をしていますか？

止血するまで"ガーゼ"を噛んでください。

しばらく"うがい"は控えてください。

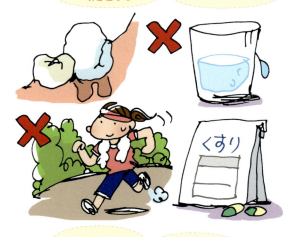

"激しい運動"は控えてください。

"お薬"は、きっちり飲んでください。

　どうして"うがい"を控えるのですか？

　血餅が取れるからです。

　わかった！**イルカの抜歯後、海に戻すタイミングが早かった**のですね。

　だから**血餅が取れた**のかも……。

　ドライソケットができたら治りが悪くなる……。

　"ほ乳類"の特徴は、歯根があることです。魚類は根がないので抜歯しても、ドライソケットができません。

　なるほど！だとすれば、麻酔をして掻爬をすればよいです。

　しっかり**止血**をすればよいのか……。

　そこで水族館へ、掻爬の方法についてアドバイスをしてきました。

　どうなりました？

掻爬前の触診

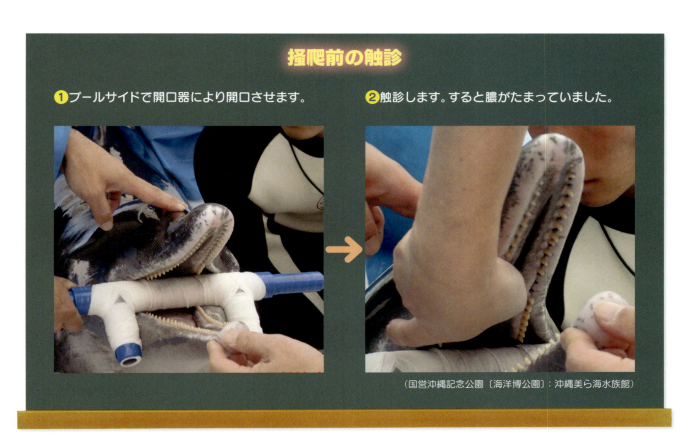

❶プールサイドで開口器により開口させます。　❷触診します。すると膿がたまっていました。

（国営沖縄記念公園〔海洋博公園〕：沖縄美ら海水族館）

PART1 ● 動物の口は"ふしぎ"がいっぱい編　55

イルカの歯の搔爬

❶口蓋の腫脹部を鋭匙で搔爬します。

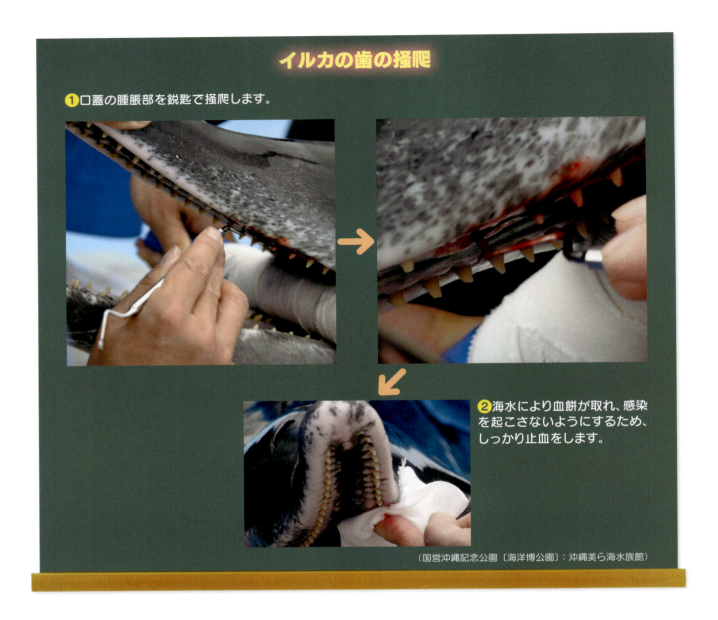

❷海水により血餅が取れ、感染を起こさないようにするため、しっかり止血をします。

（国営沖縄記念公園〔海洋博公園〕：沖縄美ら海水族館）

 まずイルカをプールサイドに引き上げます。

 陸上に上げても大丈夫ですか？

 イルカは"ほ乳類"だから、地上でも呼吸できます。ただ、長時間になると太陽光や乾燥により火傷の可能性があります。そこで海水をかけ、体を冷やしながらの診察となりました。
　獣医師が、抜歯窩からゾンデを挿入すると、どこまでも入っていきました。そこで鋭匙を使い不良肉芽を搔き出しました。

 止血はどうしたのですか？

 歯肉が厚く硬いので、縫合どころではありません。またシーネも作れません。そこで感染防止のため、局所的には抗生物質を含むオキシテトラコーンを入れました。さらに止血剤を使い、ガーゼで圧迫止血を行いました。

 その後、海に入れたのですか？

 しばらくして海水に戻しましたが、血液が溶け出す様子は見られませんでした。

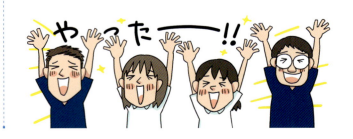

2 高齢イルカの歯周病

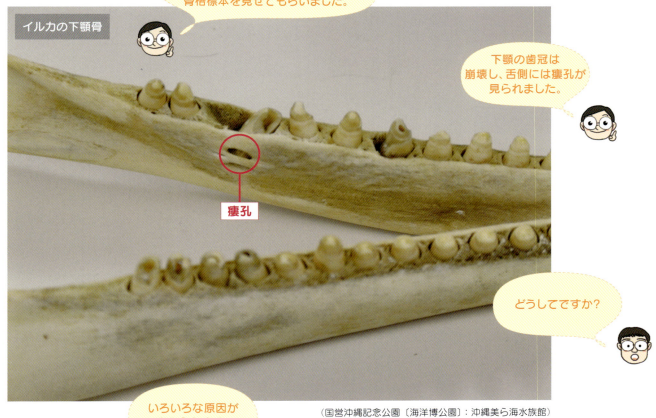

イルカの下顎骨

処置は終わりましたが、よい機会ですので、他のイルカの骨格標本を見せてもらいました。

下顎の歯冠は崩壊し、舌側には瘻孔が見られました。

瘻孔

（国営沖縄記念公園〔海洋博公園〕：沖縄美ら海水族館）

どうしてですか？

いろいろな原因が考えられます。

原因❶	外傷による歯の破折から、歯髄壊死をきたし歯槽骨に炎症が及んだ
原因❷	重度の歯周病から上行性歯髄炎になり、歯髄死を起こし、歯が破折して感染した

獣医師は、「このイルカは下顎リンパ節炎が治らなかったが、歯にまで目がいかなかった」と言っていました。

へぇ〜!!

他のイルカはどうでした？

次のページで、若いイルカと高齢のイルカの口を見比べてみましょう。

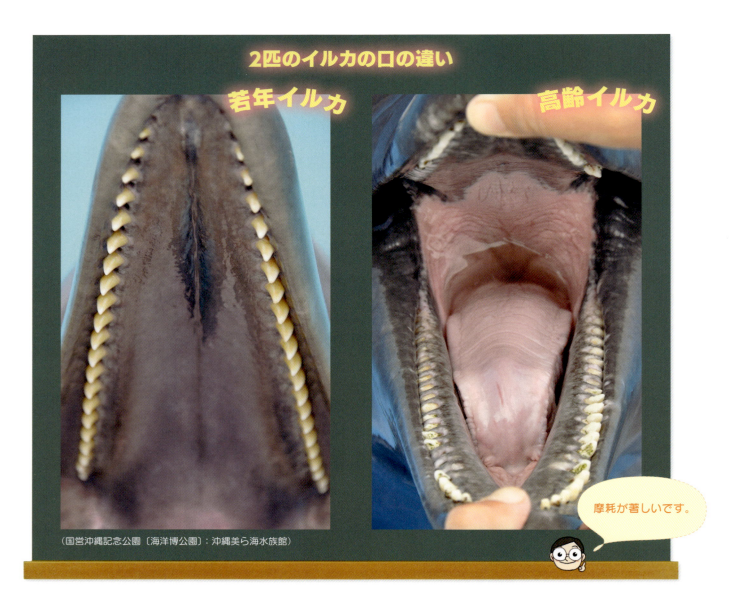

2匹のイルカの口の違い
若年イルカ　高齢イルカ

摩耗が著しいです。

（国営沖縄記念公園〔海洋博公園〕：沖縄美ら海水族館）

- 若いイルカは、きれいな歯列をしています。
- 歯が光っています。
- うらやましいほど、きれいな歯ですね。
- しかし加齢とともに歯は変化します。高齢のイルカでは、歯が摩耗し歯冠が短くなっています。
- エサのサカナを丸飲みするのに……。
- それに歯軸が傾斜している歯が増え、歯肉にポリープが見られました。
  また別のイルカでは、歯肉が大きく剥離し歯肉縁には沈着物が見られました。剥離歯肉に相当する部位には、外歯瘻がありました。
- やはり歯周病ですね。

- でも歯垢はついていないのに……。
- 歯周病の一番の原因は高齢化だと思います。
- ということは、歯周病菌がいない??
- 加齢とともに歯と歯槽骨をつなぐ歯根膜も緩くなるはずです。歯根膜も、筋肉や腱の一種です。年齢とともにお腹が出たり、お尻が垂れてくるのと同じです。
- なるほど!
- 歯根膜が緩くなると、歯軸の向きがかわり外傷性咬合を起こします。それが誘因で、歯周ポケットが深くなります。もちろん、これは仮説ですが……。
- 深くなるから歯周病菌が住みだすのかもしれません。

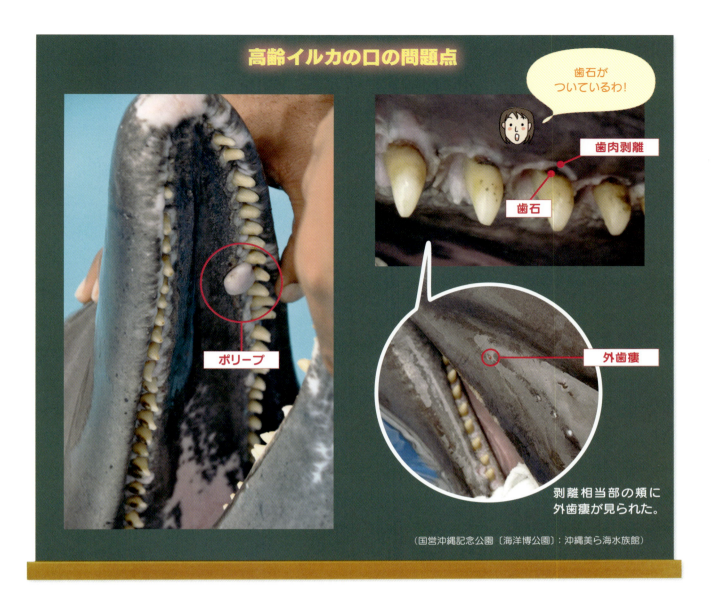

（国営沖縄記念公園〔海洋博公園〕：沖縄美ら海水族館）

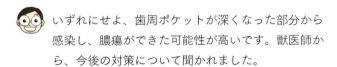いずれにせよ、歯周ポケットが深くなった部分から感染し、膿瘍ができた可能性が高いです。獣医師から、今後の対策について聞かれました。

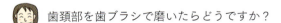歯頸部を歯ブラシで磨いたらどうですか？

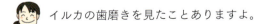イルカの歯磨きを見たことありますよ。

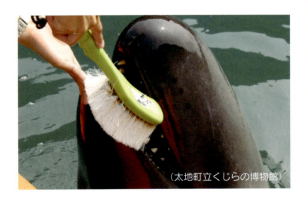

（太地町立くじらの博物館）

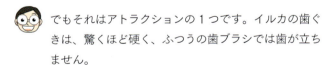でもそれはアトラクションの1つです。イルカの歯ぐきは、驚くほど硬く、ふつうの歯ブラシでは歯が立ちません。

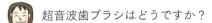超音波歯ブラシはどうですか？

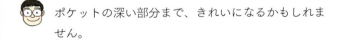ポケットの深い部分まで、きれいになるかもしれません。

それは無理です。イルカは下顎で音を聞いています。

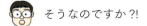そうなのですか?!

水中では、空気を介してのコミュニケーションは取れません。そこでイルカは、頭部の鼻の下を振動させます。そして前頭部のメロンの部分から超音波を前方に出します。しかし、対象にあたって戻って来

PART1 ● 動物の口は"ふしぎ"がいっぱい編　59

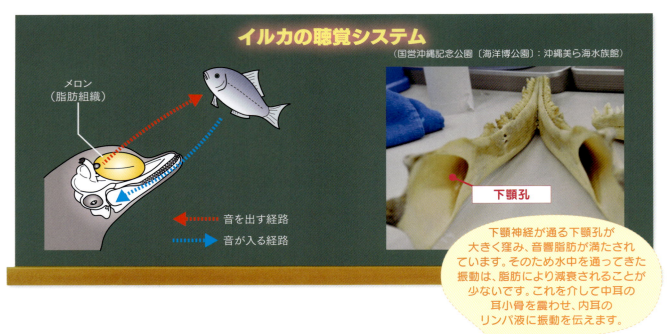

 る超音波は、耳で聞くことはできません。そのため、下顎骨の内側には脂肪組織（音響脂肪）で満たされており、これを介して内耳へ伝わるのです。

 超音波歯ブラシの振動は、耳元で拡声器を使われるのと同じなのか……。

 超音波歯ブラシはよい方法だと思ったのに。残念！

 下顎神経が通る下顎孔が大きく窪み、音響脂肪が満たされています。そのため水中を通ってきた振動は、脂肪により減衰されることが少ないです。これを介して中耳の耳小骨を震わせ、内耳のリンパ液に振動を伝えます。

音響脂肪が、ヒトの鼓膜と同じ役割を果たしているのです。

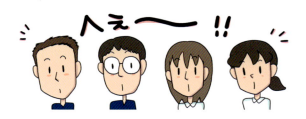

3　世界初！イルカの歯周基本検査

 ここでもう1つ知っておきたいことがあります。そもそもイルカの歯周組織は、どうなっているのでしょう？

 イルカの歯周ポケットの正常値を知りたいです。

 傾斜している歯は、深いのですか？

 まず、それを調べる必要があります。そこで獣医師にお願いし、**世界初、イルカの歯周基本検査**を行うことになりました。

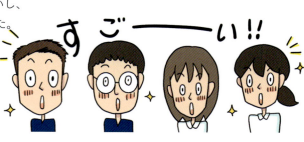

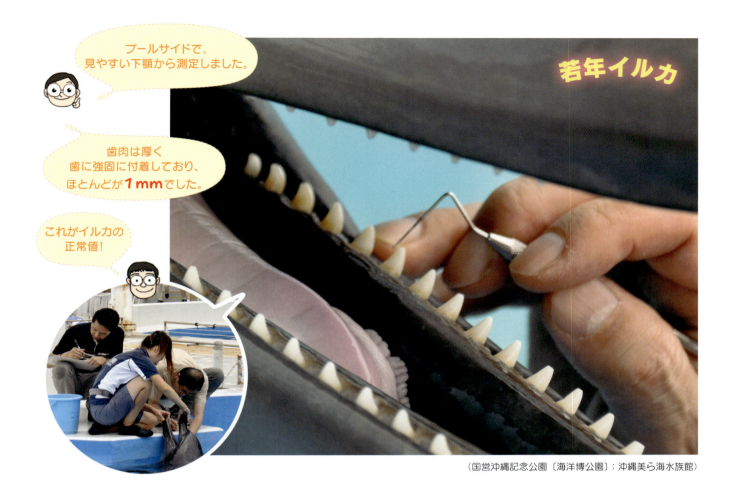

プールサイドで、見やすい下顎から測定しました。

歯肉は厚く歯に強固に付着しており、ほとんどが **1mm** でした。

これがイルカの正常値！

若年イルカ

（国営沖縄記念公園〔海洋博公園〕：沖縄美ら海水族館）

横で、チャート用紙に記入しながら行いました。しかしすぐに、この作業は簡単ではないことに気がつきました。というのも上顎の歯は、直視できないのです。

プールサイドでは、見にくいですね。

でもイルカはかしこい！

どうしたのですか？

イルカのトレーナーが笛で合図すると、体をクルリと一回転。

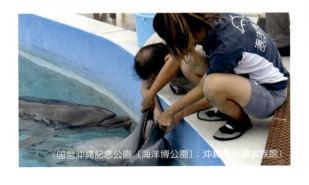

（国営沖縄記念公園〔海洋博公園〕：沖縄美ら海水族館）

それならよく見えます。

さすが！イルカはお利口ですね。

しかしもっと困ることがありました。イルカは歯の数が多いのです。

どれぐらいあるのですか？

ハンドウイルカでは上下左右それぞれ 18 〜 26 本も歯があります。検査に時間がかかると、イルカが耐えきれなくなり動きだします。すると、どの歯まで調べたのかわからなくなってしまうのです。

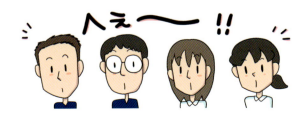

PART1 ● 動物の口は"ふしぎ"がいっぱい編　61

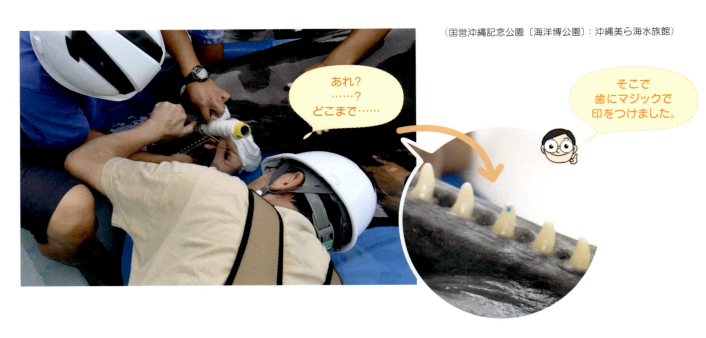
（国営沖縄記念公園〔海洋博公園〕：沖縄美ら海水族館）

- 🧑 しかもイルカの歯は、すべて同じ形（同形歯性）をしています。
- 👩 イルカに比べれば、ヒトの歯周基本検査は楽ですね。
- 🧑 そこでよい方法を思いつきました。
- 👩 どうしたのですか？
- 🧑 5本ごとに歯にマジックで印をつけました。

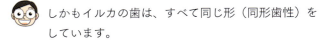
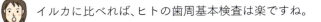

- 🧑 それでポケットはいかがでした？
- 🧑 歯軸の傾斜やポリープがある部位は、3～4mm でした。

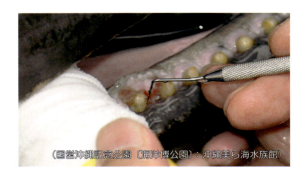
（国営沖縄記念公園〔海洋博公園〕：沖縄美ら海水族館）

- 👩 深くなると歯石がつき、歯周病が進むのね。

- 🧑 死亡した高齢イルカの歯には、多量の歯石がついていました。

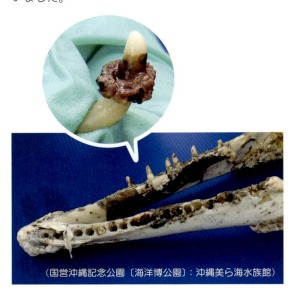
（国営沖縄記念公園〔海洋博公園〕：沖縄美ら海水族館）

- 🧑 そこで現在、獣医師は定期的に高齢イルカの歯石除去を行っています。

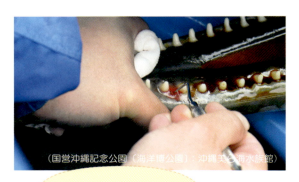
（国営沖縄記念公園〔海洋博公園〕：沖縄美ら海水族館）

イルカの健康管理のためにも、口腔ケアが必要なのですね。

4 イルカも誤嚥性肺炎？

せっかくなので水族館のバックヤードの話をしましょう。

どんな話ですか？

水族館の診療室に胃の内視鏡があったので理由を聞きました。するとイルカは、ストレスなどで胃潰瘍になるらしいのです。

"ほ乳類"だから賢いのですね。

そのためイルカの胃を洗浄するそうです。

へぇ～。

早朝にプールの海水を抜き、スタッフがはしごをつたって降ります。そしてイルカの胃洗浄を、プールの底で行います。終了後、行楽客が来る前に海水を満たすのです。

開場前に、一仕事を終えるのですね。

多くのスタッフが、イルカの健康管理に携っています。

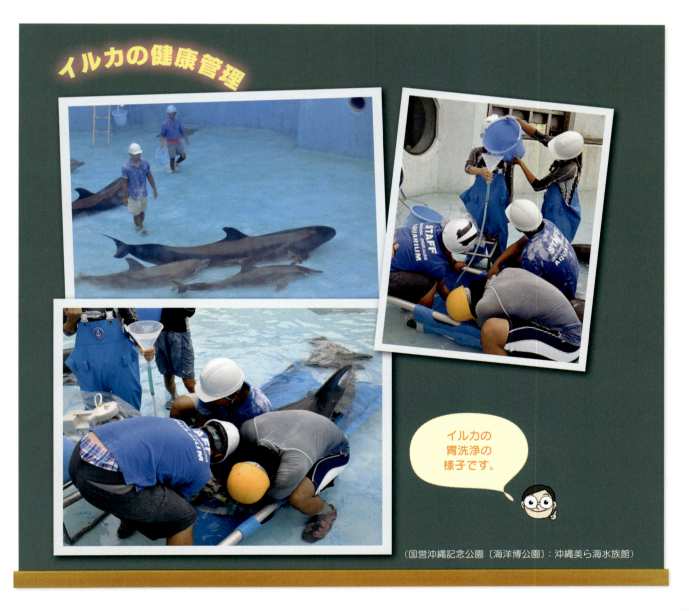

イルカの健康管理

イルカの胃洗浄の様子です。

（国営沖縄記念公園〔海洋博公園〕：沖縄美ら海水族館）

もう1つ、おもしろい話があります。イルカは、頭頂部にある鼻（噴気孔）で呼吸します。

クジラも頭の上に鼻があります。

潮吹きは、呼吸をしているのですね。

ちなみに歯がある"ハクジラ"では、体長が4〜6m以下のものを「イルカ」と呼びます。

本来"ほ乳類"の鼻は顔の前方にありますが、同じ"ほ乳類"でもクジラの場合、鼻は頭上にあります。これは、海中での生活に適応したために、徐々に頭の上に移動したのです。

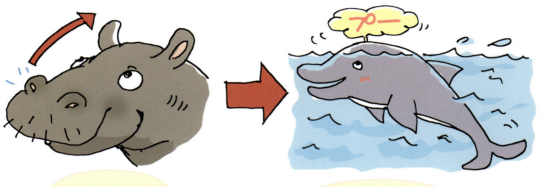

※カバとイルカは共通の祖先を持っているのでイラストのように考えると理解がしやすい。

この方が呼吸しやすいですからね。

だから水中でも喉から海水が入らない構造になっています。

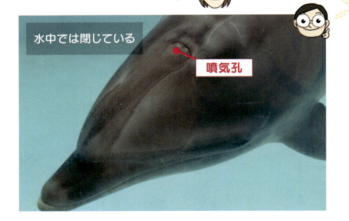
水中では閉じている　噴気孔

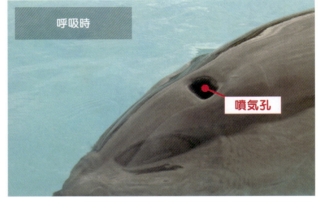
呼吸時　噴気孔

（国営沖縄記念公園〔海洋博公園〕：沖縄美ら海水族館）

頭に鼻が移動すると便利です。

でも鼻だけ移動したので、気道の粘膜には線毛細胞がみられません。TOPIC13で話しますが、塵やほこりなどが鼻の中で除去できないのです。

つまり大気中の汚染物質は、そのまま肺に入る??

だから、肺炎を引き起こしやすい構造になっています。そこでイルカの原因不明の病気では、まず肺炎として治療を開始するそうです。

PM2.5による大気汚染も、イルカの健康に影響するかもしれません。

それに海面の浮遊物などの海洋汚染物質は、直接鼻から入ります。

そうか！イルカは**鼻から誤嚥性肺炎を起こしやすい**と考えればわかりやすいのですね！

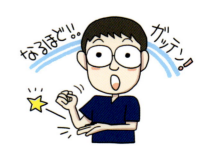

PART1 動物の口は"ふしぎ"がいっぱい 編

TOPIC 6 アザラシの感染根管治療?!

1 アザラシの感染根管治療

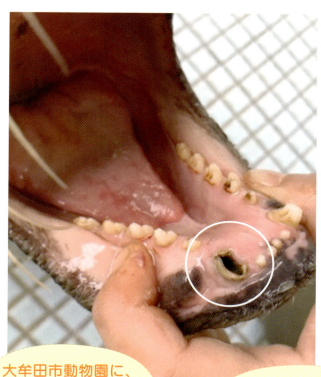

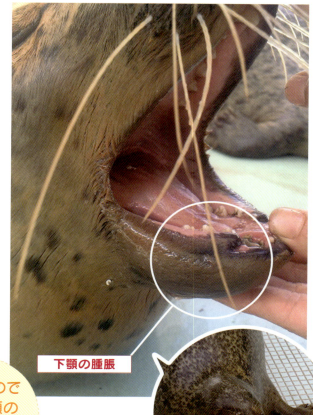

下顎の腫脹

（大牟田市動物園）

大牟田市動物園に、ハズバンダリートレーニングをしているゴマフアザラシがいました。

口を開けているので歯を見ると、下顎の右の牙（犬歯）が破折しています。

 獣医師によると、数年前に破折し、腫脹、熱感が見られ、患歯や舌下部から排膿があったそうです。抗生剤で洗浄しましたが、症状が完全に消失するまで約70日を要したらしいです。

 全身麻酔下で抜歯ですか？

 アザラシは、水中で長時間息を止めます。その関係で全身麻酔が難しいのです。

 しかし、この状態を放置するわけにはいきません。

 以前、某動物園で次の例を経験しました。

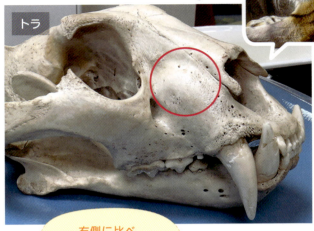
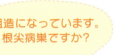
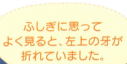
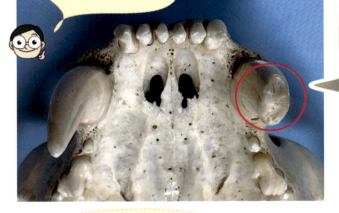
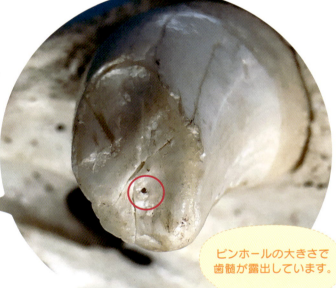

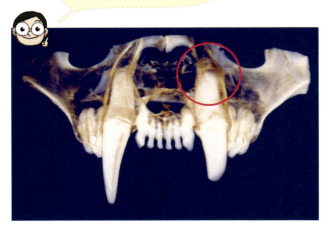
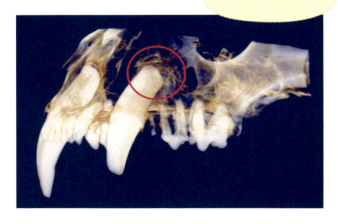

😀 さて、アザラシの話に戻ります。通常なら治療できませんが、ここはハズバンダリートレーニングで有名な動物園。このアザラシも開口訓練を受けています。そこで獣医師と相談し、感染根管治療を試みることになりました。

🙂 治療のためには、歯根の数や根尖部の状態などの情報が必要です。

😀 これはアザラシの骨と歯です。

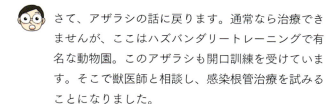

😀 これが左右にあるため合計34本となります。

🙂 第二・三・四前臼歯（小臼歯）と後臼歯（大臼歯）は、根の分岐がありそうです。

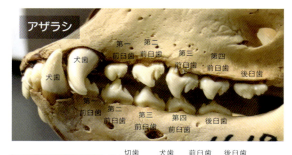

根の分岐が見えますね。

🙂 今回治療する歯は、下顎犬歯だから1根です。

🙂 下顎骨が小さいため、犬歯は唇側に傾斜していそうです。

😀 そしてこれが口外法で撮影したエックス線写真。

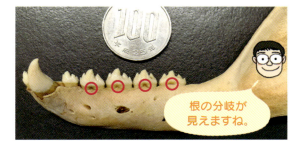

（大牟田市動物園）

🙂 やはり、第二・三・四前臼歯と後臼歯は2根のようです。

🙂 第三・四前臼歯の根尖付近の暗影が気になります。

🙂 前歯部は見えにくいですが、犬歯の歯根が長く、前臼歯の下方に達していそうです。

🙂 歯軸が違うので、ヒトの下顎犬歯と同じように治療をすれば、穿孔します。

😀 犬歯の歯根の長さは、どの程度あるのでしょうか？

🙂 ちょうどアザラシによく似た、オットセイの下顎骨がありました。

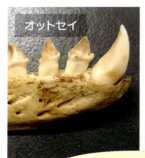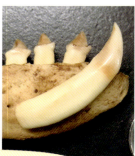

下顎犬歯を触ると、抜けるので下顎骨の上に乗せて合わせたのが右側です。

🙂 非常に歯根が長く、根尖も開いています。

😀 どうして根尖が開いているのですか？

🙂 **両者とも犬歯で海面の氷を割ります。咬耗に備えて歯が伸び続ける**ためです。

🙂 他に歯が伸びる動物はいますか？

🙂 TOPIC8で紹介するリスなどの"げっ歯類"も歯が伸びます。またゾウの牙も同じです。

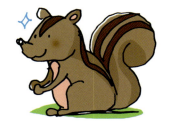

このように一生、伸び続ける歯を「無根歯」と言います。

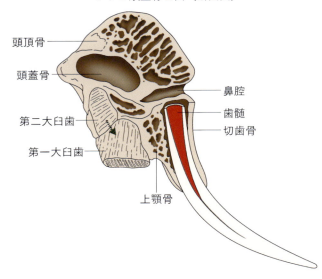

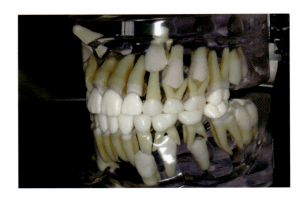

 ヒトも萌出途上の歯は、根が開いています。その部分で歯根が作られています。

 歯根に押し上げられ、歯が生えるのですね。

 だからヒトでは、根尖が閉じると歯の萌出も止まります。

 余談ですが、アザラシやオットセイは、ほ乳動物の鰭脚類に分類されます。アザラシの祖先はイタチの仲間、オットセイはクマの仲間です。

 まったく似ていないのに……。

 それぞれが海で泳ぐ中で、手足がヒレになり体つきが似てきました。これを「収斂進化」と呼びます。カバとサイが似ているのも同じです。

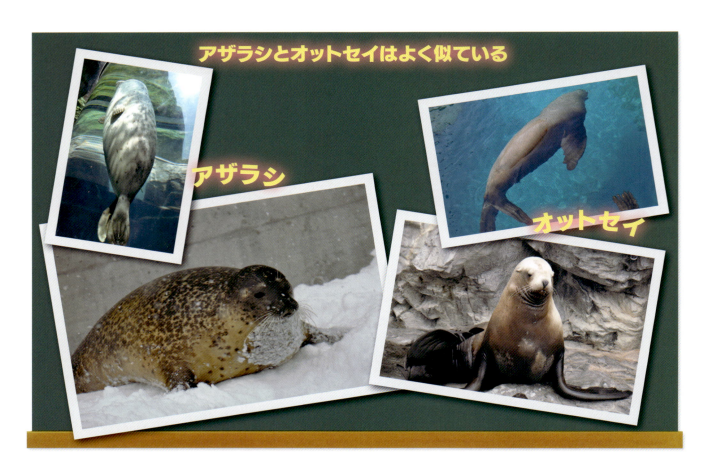

アザラシとオットセイはよく似ている

2 術者が恐いと、患者はもっと恐い

 さていよいよ治療です。

 ワクワクします。

 しかし、次の問題があります。獣医師は感染根管治療を行った経験がないのです。

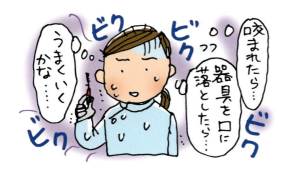

 術者が不安になると、必ず子どもは泣きますね。

 麻酔をすると子どもが泣くのでは……と思った瞬間に、子どもが察知し嫌がります。

 術者が恐ければ、相手はもっと恐いです。

 術者の緊張や不安は、子どもに伝染しますね。

 ボクは小児歯科医だから、緊張を伝えないように体の力を抜いて診療しています。

そこでクイズです！

QUIZ 1 根管治療時に緊張しないように、獣医師にあることを行ってもらいました。それはどれでしょう？

❶ 歯を磨く

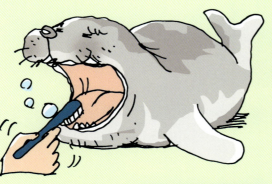

❷ 破折した根に、爪楊枝を出し入れする

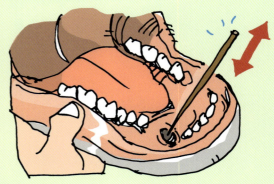

❸ 治療の写真を見せる

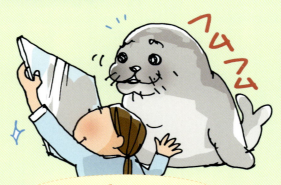

 歯磨き！

 ブッ〜！
アザラシは、これまでのトレーニングで、口の中を触られることに慣れていました。

 わかった〜！
爪楊枝の出し入れです。

> **ピンポ〜ン！**
> 爪楊枝を根管内に出し入れするだけなら、
> 獣医師は緊張しないでしょう。

 爪楊枝を根管壁にあて引き上げれば、拡大の練習になります。

 その獣医師は、歯科医院へ根管治療を見学しに行きました。

 熱心な先生だ！

 第一目標はファイルで拡大し、根管内を可及的にきれいにします。そして、持続的な感染源とならないようにします。

 根管充填は、どうするのですか？

 まさかルートキャナルメーターで根管長を測るのですか？

 根管が開いているので、ビタペックス®（水酸化カルシウム系歯科根管充填材料）で根管充填を行って水硬性セメントで仮封しました。

 根管充填はうまくいきましたか？

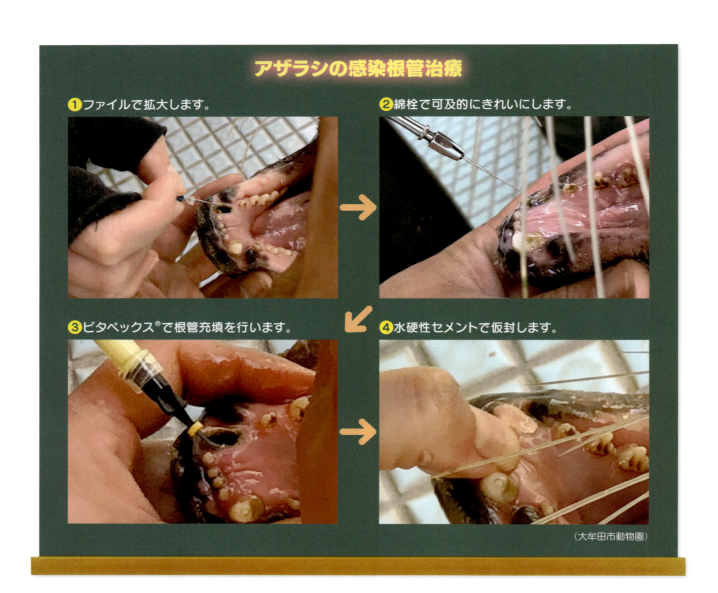

アザラシの感染根管治療

❶ファイルで拡大します。　→　❷綿栓で可及的にきれいにします。
❸ビタペックス®で根管充填を行います。　→　❹水硬性セメントで仮封します。

（大牟田市動物園）

（大牟田市動物園）

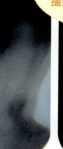
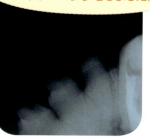

これが、治療後の
デンタルエックス線写真です。
撮影前には、割り箸でフイルムを挟んで、
トレーニングをしました。

一応入っています。
でも口内法で
よく撮影できましたね。

下顎の口腔底が
浅いので、フィルムが
入るところまで入れて撮影。

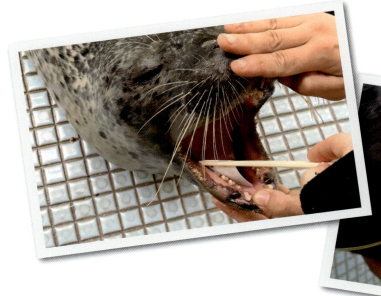

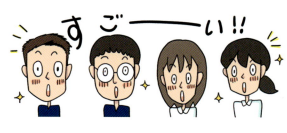

これも
ハズバンダリートレーニング
のおかげです。

もちろん、ビタペックス®は
吸収されるので、経過観察中です。
ちなみに獣医師は、アザラシの感染根管治療を
野生動物の学会で発表し大好評でした。

PART 1
動物の口は"ふしぎ"がいっぱい 編

TOPIC 7
歯を磨いてほしがるカバ?!

1 動物の体調を見抜くには

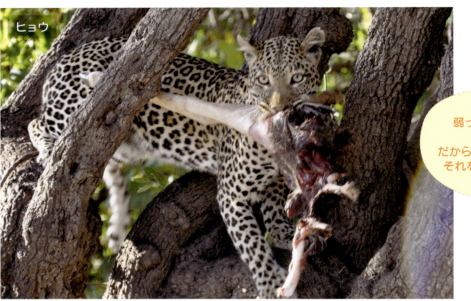
ヒョウ

「ライオンは、弱ったシマウマから襲う」と言います。だから動物は、体調が悪くても、それを他の動物に悟られないようにしています。

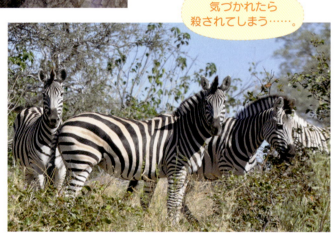

気づかれたら殺されてしまう……。

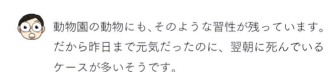
動物園の動物にも、そのような習性が残っています。だから昨日まで元気だったのに、翌朝に死んでいるケースが多いそうです。

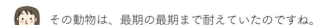
その動物は、最期の最期まで耐えていたのですね。

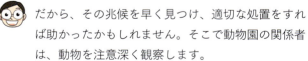
だから、その兆候を早く見つけ、適切な処置をすれば助かったかもしれません。そこで動物園の関係者は、動物を注意深く観察します。

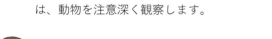
どんな点に注意するのですか？

食欲不振や体重減少です。そんなとき、まず調べるのが口の中です。

そこで、ある動物園からアドバイスを求められました。

歯が痛いのかもしれませんね。

どんな動物ですか？

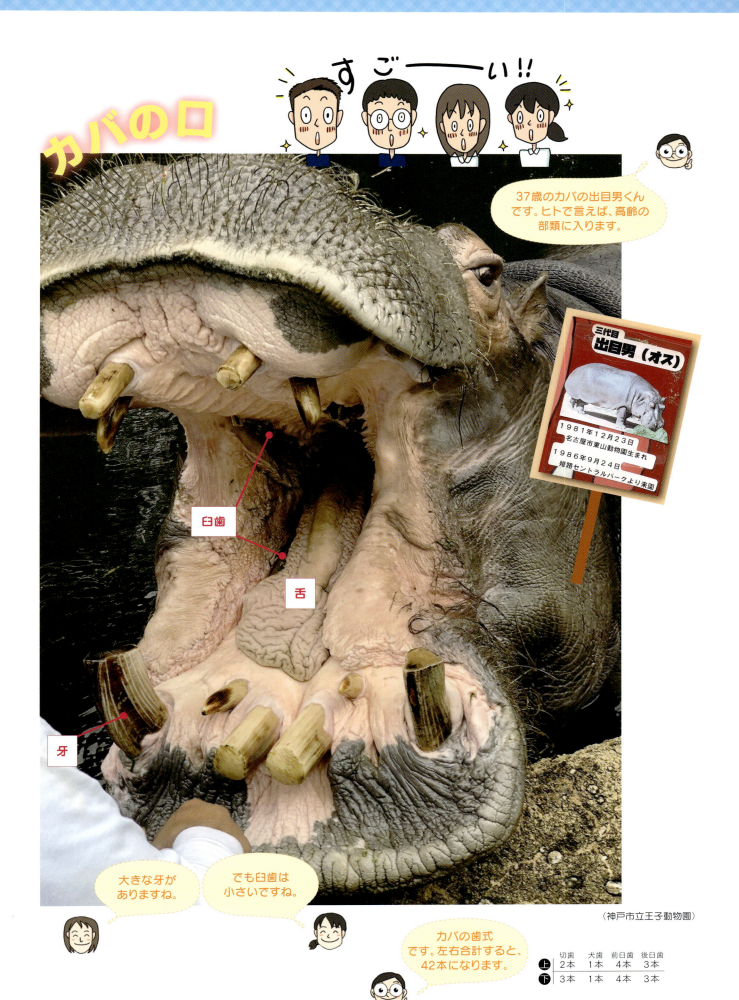

前ページの歯式からわかるように、カバは合計42本の歯を持ちます。

 舌のシワが多いのはどうしてですか？

 大きな牙があります。だから、顎が横に動かないのです。

 カバは草食動物なのに……。

 口唇と頬をうまく使って食べます。

 舌を使わないから、舌筋の発達が悪いのか……。

 食欲が低下したので、獣医師が口の中を見ると左臼歯部の頬側に腫瘤がありました。

 どうしてですか？

 そこでカバの歯科検診に行きました。

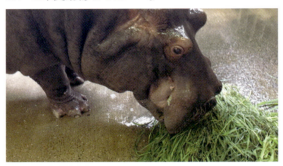

カバの歯科検診と治療

左側の臼歯部に腫瘤と圧痕がありました。

（神戸市立王子動物園）

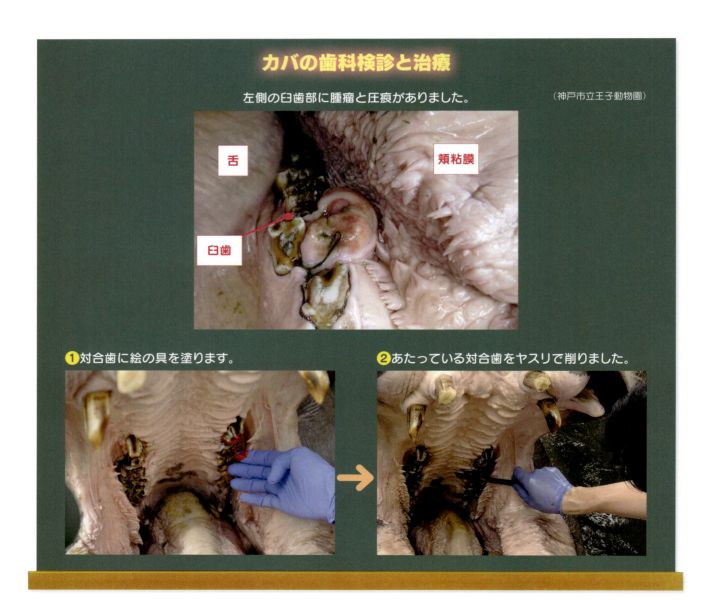

❶対合歯に絵の具を塗ります。　❷あたっている対合歯をヤスリで削りました。

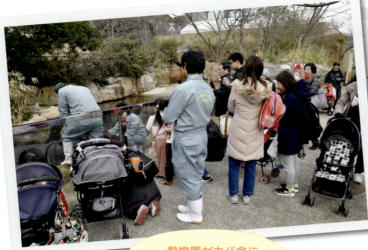
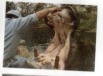
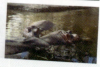

動物園がカバ舎に案内を出したので、大勢の行楽客がつめかけました。

私も見た〜い！

- カバの口を診ると、左側の臼歯部頬側に腫瘤があり、その遠心に赤い圧痕がありました。きっと対合歯があたるのでしょう。
- 噛むたびに痛みますね。
- 人間だったら咬合紙を噛んで、あたる歯を調べます。
- でもカバは、噛んでくれません。
- そこで対合歯に赤い絵の具を塗りました。
- なるほど！口を閉じたら腫瘤部に印記されます。
- でも、人間のように、タービンで歯を削ることはできない。
- きっと音に驚きますよね。
- 実は、カバは臆病でありながら非常に獰猛な動物です。アフリカでは、人間が殺される相手はカバがもっとも多いのです。

- ただ、この担当の飼育係は、長年面倒をみているので信頼関係ができています。
- そこで何をしたのですか？
- ホームセンターに行って、いろいろな種類のヤスリを探しました。
- それを使ったのですか？でもカバは臆病なのでしょう？
- 人間の子どもと同じです。目の前に治療の道具があれば恐がります。だからカバに見えないように隠しておきます。そしてカバが口を開いたときに、獣医師はヤスリで歯を削りました。
- カバは大きな口を開けたら、前が見えません。
- 何をされているかわからない！
- だからお利口に削らせてくれました。

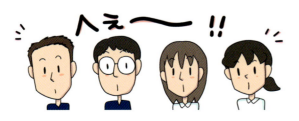
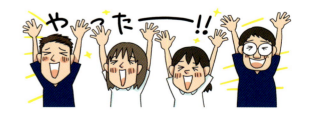

2　動物だって口腔ケアが大事

 さてカバの腫瘤を触ると硬かったです。原因はいろいろ考えられますが、その1つが歯周病です。

 高齢だから。

 歯と歯ぐきとの間に、草がたくさんつまっていました。そこで毎日、獣医師と飼育係が、大型のピンセットで草を取り除き、歯ブラシで口腔ケアをしました。

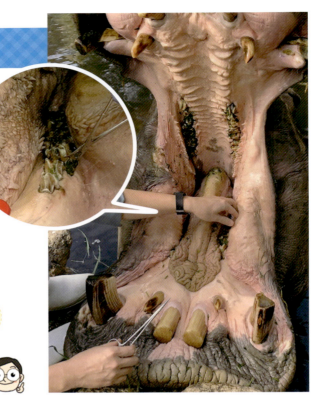

大型のピンセットで草を取り除いているところです。

カバの歯磨き　ゴシゴシ　ゴシゴシ

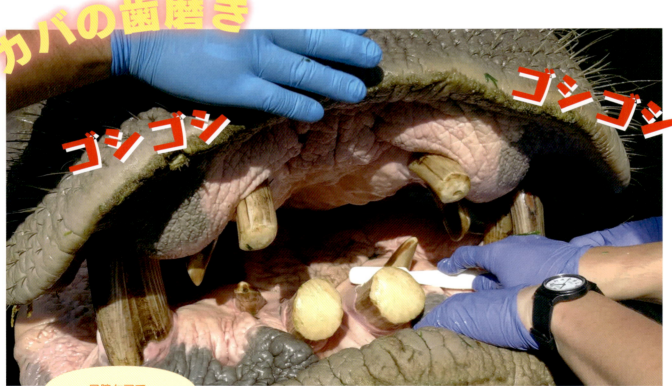

（神戸市立王子動物園）

口腔ケアで、その後どうなりましたか？

みるみるうちに食欲が出て元気になりました。

動物の世界でも、毎日の口腔ケアが大切ですね。

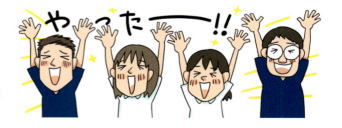

この話には後日談があります。
出目男のエサの時間は、13時20分です。

普段は寝そべって動かない動物も、エサの時間になると活発になります。

やはり食べることが楽しみなのですね。

動物園の玄関には、"お食事タイム"の時間が書かれていますね。

行楽客は、動物が食べるシーンがおもしろいので見に行きます。

ところでこのカバは、歯磨きをしてほしいため、エサの前に飼育係のところにやってくるそうです。

どうしてですか？

そこでクイズです。

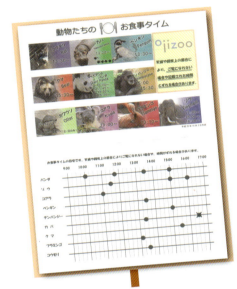

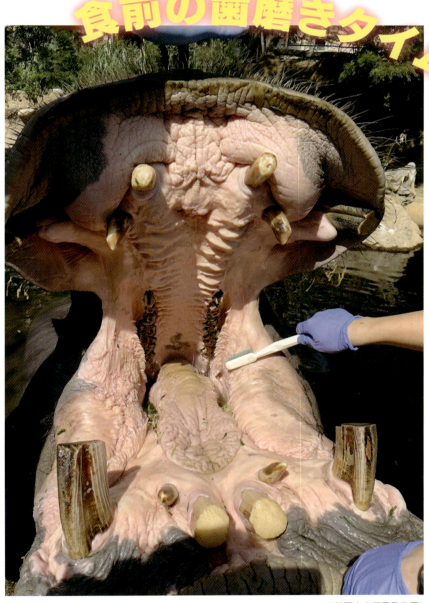

食前の歯磨きタイム

（神戸市立王子動物園）

PART1 ● 動物の口は"ふしぎ"がいっぱい編　77

QUIZ 1 このカバは、どうしてエサを食べる前に歯磨きをしてほしいのでしょうか？

❶ 習慣になっている

❷ 口の中が気持ち悪い

❸ 歯磨きが気持ちいい

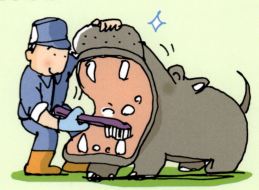

やはり習慣づけが大切なのでは……

ヒトは、食べたら磨くので、順番が逆です。

歯磨きが気持ちよいのかも……。

- まず、右の写真を見てください。
- 歯と歯ぐきの間に草がたくさんつまっています。
- ひょっとして食べるときに痛いから……。
- そう！これだけ草がつまると噛みにくいはずです。
- ボクも食べ物がつまると気になります。
- だから、歯間ブラシで取ります。
- カバも取ってほしいのね。
- その方が、おいしく食べられます。
- このカバは、歯磨きをすれば痛みが取れることがわかっているのです。

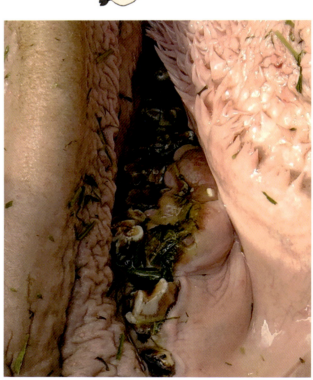

（神戸市立王子動物園）

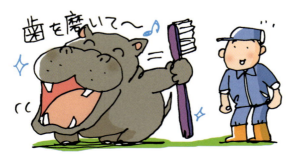

私たちは、食べた後に歯を磨くことをあたりまえと思っています。でも考えてほしいのです。施設に入所している障害者や高齢者も同じかもしれない、ということを。

つまり、食前に口腔ケアが必要な方もおられるのですね。

 個々の方の歯の状態を把握しなければ……。

 歯科医療従事者の常識を、そのまま他人にあてはめてはいけないですね。

 カバの食前の歯磨きの話を聞き、たいへん勉強になりました。

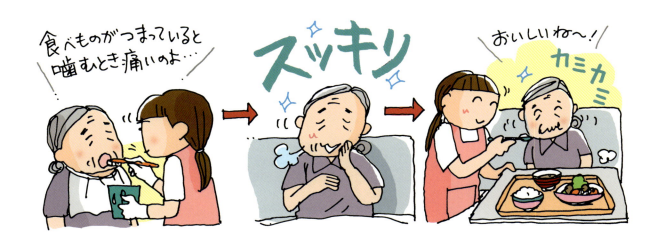

口腔ケアで元気になった出目男くん。

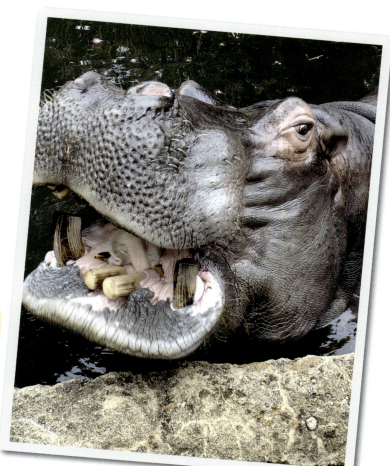

（神戸市立王子動物園）

PART 1
動物の口は "ふしぎ" がいっぱい 編

TOPIC 8
―種の栄養学―
話のタネ

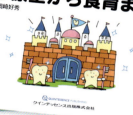

1　植物の生き残り作戦と動物の"食"

上巻にあった野生のサルのスイカの食べ方のクイズを、小学校でしたら、非常に盛り上がりました。

TOPIC 20
"スイカの種"
おもしろ話

私もワクワクして聞きました。

TOPIC 6でとりあげましたが、サルの写真を頂戴した故・石川 純先生（北海道大学歯学部 名誉教授）の著書『人間はなぜ歯を磨くか』（医歯薬出版刊）の中に、種についておもしろいことが書かれていました。それをクイズにして紹介していきましょう。

QUIZ 1 野生のサルの目の前で切ったスイカがありました。サルは、どこから食べ始めるでしょう？

❶皮　❷種　❸実

野生のサルは硬いものを食べるから皮だな！

おいしいから実ですよ！

種だと思います

答えは、**まず"種"を食べ、その後で"実"を食べる**のでしたね。

学校の先生から、「あの話を聞いた多くの子どもたちが、家族に同じクイズをしていた」と聞きました。

子どもたちが、家族に話す様子が目に浮かびます。

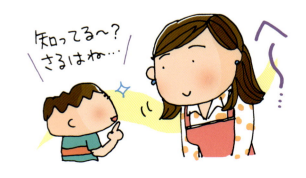

80　世界最強の歯科保健指導〈中巻〉―歯科の世界はこんなにおもしろい―

おもしろい話を聞いたら、他の人にも話したくなります。

 喜んでもらえたら、さらにその先を知りたくなる！

 教育は、本来そういったものです。

 歯科保健指導や健康教育に活かしたいです。

 そんな話、もっと知りたいよ〜。

 この話には続きがあります。実はこの話、本当に正しいのだろうか……と思っていました。

 何かあったのですか？

 昨年、某動物園の飼育係にこの質問をしたら、リスザルで実験してみようということになりました。このサルは、小型で色がリスに似ており、木の実や昆虫などを食べています。

 どうなりましたか？

 しかし、季節は10月下旬。すでにスイカのシーズンは終わっていました。

 残念！

 そこで、柿で実験しようとしました。しかし、今どきスーパーにあるのは"種なし"ばかりです。だから、カボチャで実験することになりました。

 ちょうどハロウインの季節です。

 カボチャを半分に切り、サルの目の前に置きました。ではクイズです。

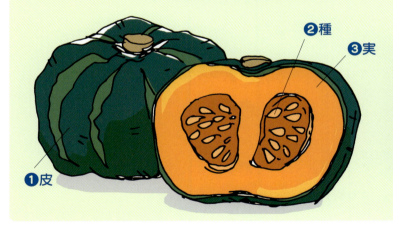
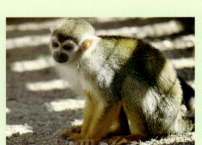

（池田動物園・岡山市）

やはり種ですか？

そう！でも偶然かもしれません。

そこで念のためパパイヤで試してみました。

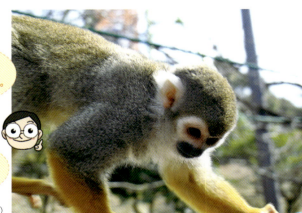

（池田動物園・岡山市）

PART1 ● 動物の口は"ふしぎ"がいっぱい編　81

QUIZ 2 リスザルは、パパイヤの"どの部分"から食べ始めたでしょうか？

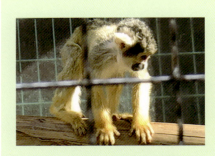

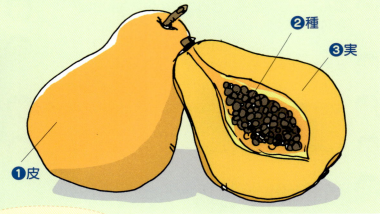

❶皮　❷種　❸実

（実験協力：池田動物園・岡山市）

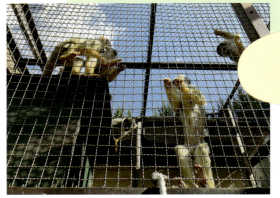

（池田動物園・岡山市）

答えはどうでした？

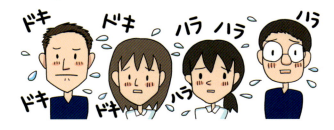

 もったいぶらないで早く教えてください！

 ここで、ボクが別の話を始めたらどうでしょう。

 そんなの困ります！

 答えを考えだしたら、気になって眠れません。

 でしょう！このクイズを通じて、みんなは積極的に学ぶ姿勢になっています。

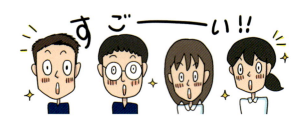

 そのような姿勢になるように話すのですね。

 さて答えです。"実"を少し舐めましたが、後は

まったく見向きもしませんでした。

 やはり種なのね。

 でもヒトは、カボチャの実を食べるのに、どうして種から食べるのですか？

 実の方がおいしいのに……。

 そもそも、実と種はどう違うのですか？

 ホラホラ、また学ぼうとする姿勢になってきました。

 岡崎マジックだ！

 さて、果物などの食べる部分を「実」、中の種を「種子」と呼びます。正確には、受粉した後、めしべの"子房が膨らんだもの"が「果実」です[注1]。

注1：裸子植物（マツ、スギ、ソテツ、イチョウ）の名前は、子房を持たないので胚珠が露出していることに由来する（つまり、めしべと呼ばれる構造を持っていない）。そのためイチョウのギンナンは種である。

子房の中で"胚珠が成長したもの"が「種」です。種は種皮でおおわれ、芽や根はこの部分で作られます。

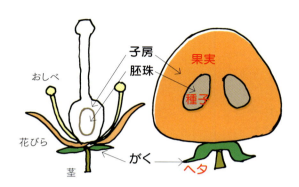

- 動くことのできない植物は、種を運んでもらう必要があります。そこで、光合成によりデンプンなどの糖分を作り出し子房に貯めます。
- **果実は、動物に食べてもらうために進化した**のか……。
- だから果実は、甘くていい匂いがするのですね。
- 一方、種は皮を硬くして消化されないようにします。そして動物に、遠くでウンチをしてもらって発芽します。
- 生育地域を広げることが、植物の生き残り作戦です。
- でも**種ができる前に、動物に食べられたら困**

ります。そこで"酸"や"苦味"を作り出したりと、さまざまな工夫をします。

- 緑色のミカンが、酸っぱいのはそのためでしたね。
- そう！pHが低いと、動物が嫌がるだけでなく、カビや細菌も寄せつけません。
- でも種ができると、pHが高くなり甘くなります。
- そして動物が食べます。
- だから熟すと、腐りやすいのですね。
- このように**植物は、種を食べてほしいから実を作りだします。**
- 質問です！でもトウガラシは辛いです。
- トウガラシの辛さはカプサイシンで、種の周囲に多いです。
- 辛いから、動物は嫌うのでは？
- トウガラシが赤いのは、きっと危険信号よ！
- でも種は食べられたがっているのでは？
- そこで次のクイズです。

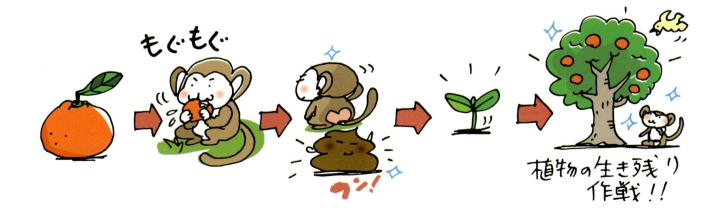

QUIZ 3 トウガラシは、どの動物に食べてほしいのでしょう？

❶ ヒト　　❷ トリ　　❸ イヌ

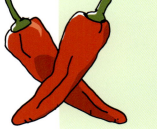
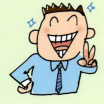
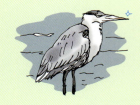
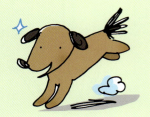

これは難しいわ〜。

ヒントです。
トウガラシを噛んだら辛い。
でも噛まなかったら……。

- 辛くない！
- つまり丸飲みする動物！
- **トリには歯がありません！**
- そう！トリは噛まないので辛さを感じません。しかもトリは、遠くまで飛んで種をまき散らします。
- トウガラシは、トリ以外の動物には食べてほしくないのですね。
- ヒトは"赤""緑""青"の色を見分けることができますが、イヌは"赤""緑"を区別できません。ところがトリは視覚が発達していて赤色を認知できます。だからトウガラシはトリに目立つように赤色をしているわけです^{注2}。
- へぇ〜！

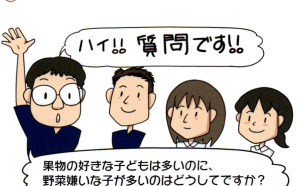

ハイ!! 質問です!!
果物の好きな子どもは多いのに、野菜嫌いな子が多いのはどうしてですか？

- 基本的に**果物は"食べてもらいたい"**のです。**野菜は"食べてもらいたくない"**のです。
- ？？？
- 野菜の多くは、植物の葉・茎・根を食べます。
- 葉は、キャベツ、ハクサイ、タマネギ、それにホウレン草。
- 茎は、アスパラガスやタケノコです。
- 根は、ゴボウやダイコン、ニンジンにサツマイモがありますね。
- 葉は光合成に必要だし、茎や根は、栄養の貯蔵庫でもあります。食べられたくないので、苦みや臭いを作り出して体を守っています。
- だから子どもは嫌う！
- これも植物の生き残り作戦ですね。

注2：動物の目には錐体細胞があり色を認知する。は虫類や鳥類は4つのタイプの錐体細胞を持ち、さまざまな色を認知できる。しかし最初のほ乳類は、夜行性であったため2つの錐体細胞しか持たない（2色型色覚）。そのため多くのほ乳類は、赤と緑色を区別できない（赤緑色盲）。ただしヒトは、変異により3つの錐体細胞を持つ（3色型色覚）。

2　種は"命をつなぐもの"

- さて、スイカの話に戻りましょう。中国では、種を大きくする研究を行っているらしいです。
- 日本とは、正反対です。
- 種を取って食べるのは面倒だから……。
- そこで種なしスイカを作り出すのですね。
- しかし中国では、種を炒って"酒のつまみ"や"おやつ"にして食べる習慣があります。
- へぇ～。
- 前歯で種の殻を割るから歯が摩耗します。だから切端が、凹型になっている方が多いです。
- そういえば横浜の中華街では、カボチャやヒマワリの種を売っています。

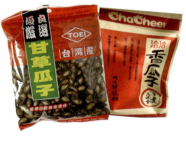

- そこで、カボチャの種と実のカロリーを比べてみました。下の黒板を見てください。
- 種は、実を上回っている！
- 西洋カボチャの実（100g）は91kcalに対し、カボチャの種（100g）では574kcal。
- 種は、5倍以上カロリーが高いです。
- **種は"命をつなぐもの"** だから、栄養豊富なのは当然です。
- サルは、どの部分がもっとも栄養豊富なのか本能的に知っているのか。
- **"大豆は畑の肉"** と言います。タンパク質量を調べると、乾燥したものが約35％、ゆでたもので約16％（水分約64％）。これは、生の牛肉のサーロインステーキの21％（水分約68％）とそうかわりません。
- 種って栄養豊富ですね。

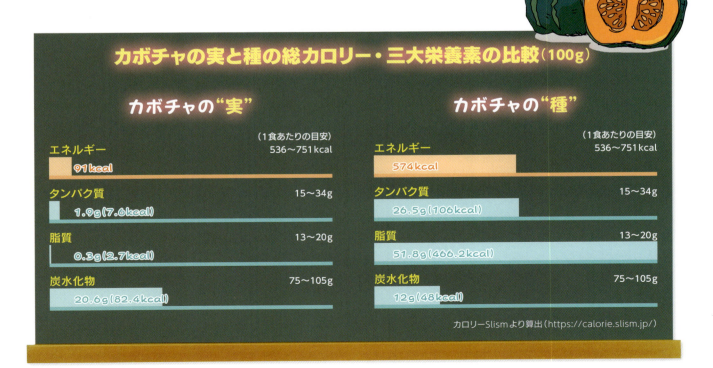

カボチャの実と種の総カロリー・三大栄養素の比較（100g）

カボチャの"実"（1食あたりの目安）
- エネルギー 91kcal ／ 536～751kcal
- タンパク質 1.9g（7.6kcal）／ 15～34g
- 脂質 0.3g（2.7kcal）／ 13～20g
- 炭水化物 20.6g（82.4kcal）／ 75～105g

カボチャの"種"（1食あたりの目安）
- エネルギー 574kcal ／ 536～751kcal
- タンパク質 26.5g（106kcal）／ 15～34g
- 脂質 51.8g（466.2kcal）／ 13～20g
- 炭水化物 12g（48kcal）／ 75～105g

カロリーSlismより算出（https://calorie.slism.jp/）

- だから多くの動物も、種を食べています。
　そこでドングリを例に考えてみよう。ドングリの皮は硬いです。

- 植物が種を守っているのですね。

- ドングリは、リス、サル、シカ、タヌキ、キツネ、それにイノシシやブタの大好物です。

- ドングリが少ない年は、クマがエサを探しに、人里に降りて来ると聞いたことがあります。

- 目撃情報が増えますね。

- その硬い殻を割って食べます。

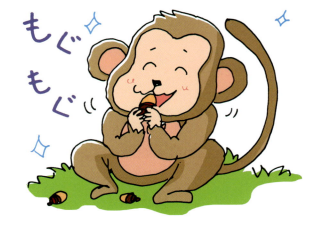

ここでクイズです！

QUIZ 4　硬い種を食べるのに特化した歯を持つ動物は、どれでしょう？

❶ リス　　　❷ タヌキ　　　❸ シカ

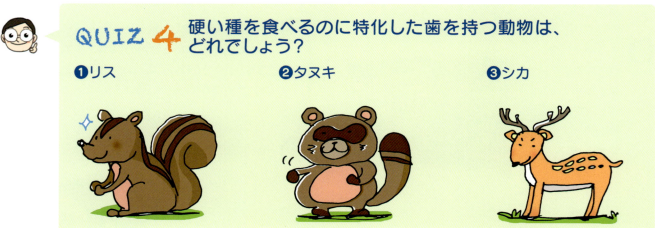

- これはリスです！大きな切歯で種をかじります。

- 体が大きい動物は、大きな歯で殻を割ることができます。

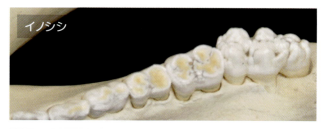
イノシシ

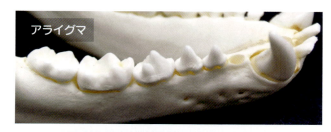
アライグマ

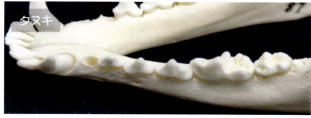
タヌキ

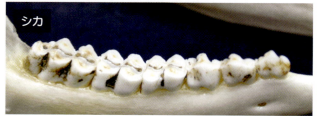
シカ

でも小さな動物は割れません。

そこで**ネズミやリスなどの"げっ歯類"は、切歯が発達**しました。この仲間は、他に、ビーバーやハツカネズミ、ヤマアラシ、ヌートリアなどがいます[注3]。

注3：げっ歯類は雑食であるが、基本的には種子食である。

QUIZ 5 リスなどの"げっ歯類"の歯の特徴は何でしょう？

❶切歯が一生伸び続ける　❷歯が何度も生えかわる　❸すべての歯が尖っている

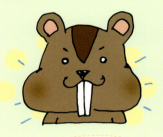
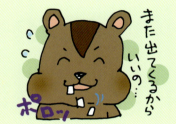
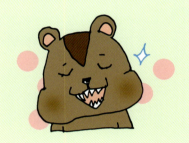

特徴は、"切歯が一生伸び続ける"ですね。

どうして一生伸び続けるのですか？

これは大型のげっ歯類のヌートリアの頭蓋骨です。

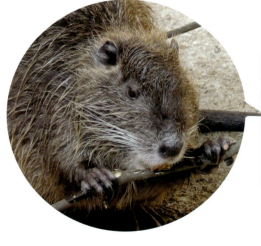
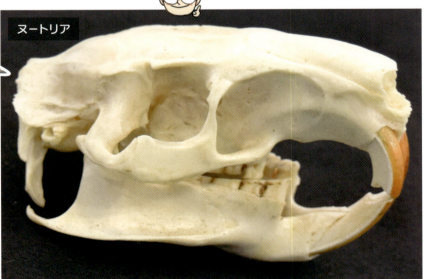

ヌートリア

大きな一対の切歯があります。頬側にだけエナメル質があり、舌側は象牙質だけです。

どうしてですか？

象牙質は軟らかいので咬耗します。だから硬いエナメル質の先が尖ってノミ状になります。

だから固い殻を割ったり、樹木をかじることができるのですね。

PART1 ● 動物の口は"ふしぎ"がいっぱい編　87

そこで切歯は、著しく咬耗します。

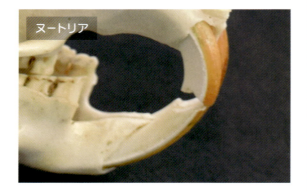

 しかし減った分だけ歯が伸びるので、つねに長さは一定です。ちなみにげっ歯類の歯式は、以下のとおりです。

げっ歯類の歯式 (片顎)	切歯	犬歯	前臼歯	後臼歯
上	1本	0本	1本	3本
下	1本	0本	1本	3本

 これが左右にあるから合計20本となります。次の写真は、同じげっ歯類のカピバラです。

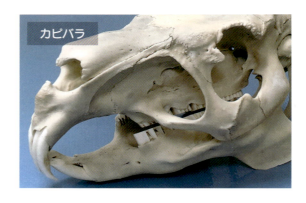

 下の前歯をそろっと引っぱってみると……。

歯が抜けるのですか？？？

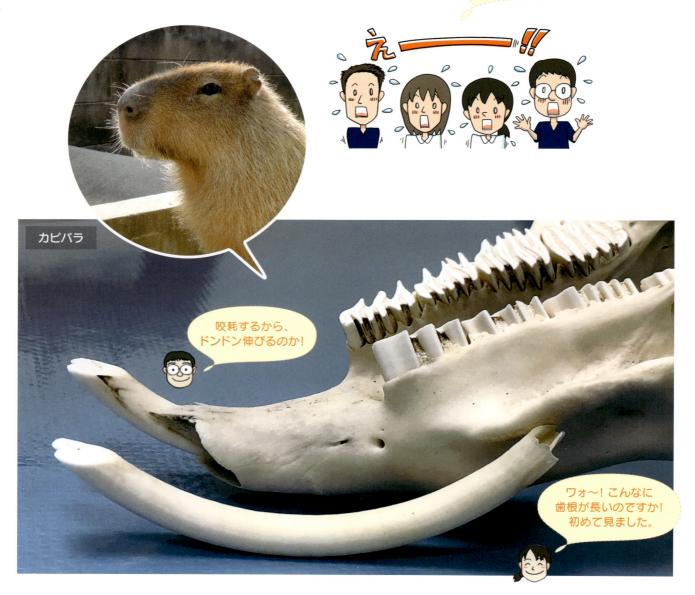

咬耗するから、ドンドン伸びるのか！

ウォ～！こんなに歯根が長いのですか！初めて見ました。

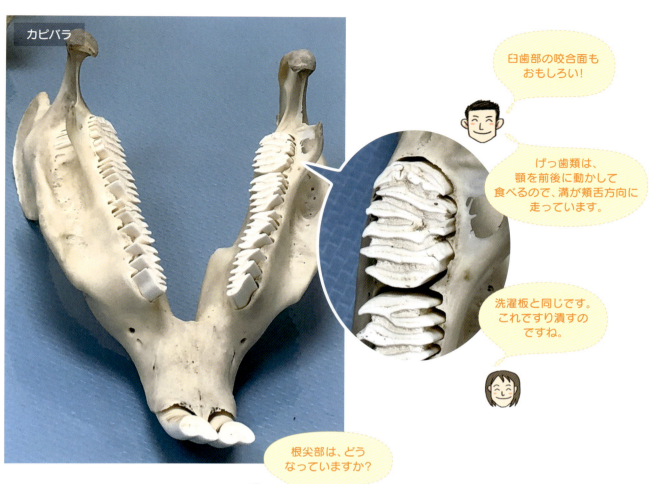

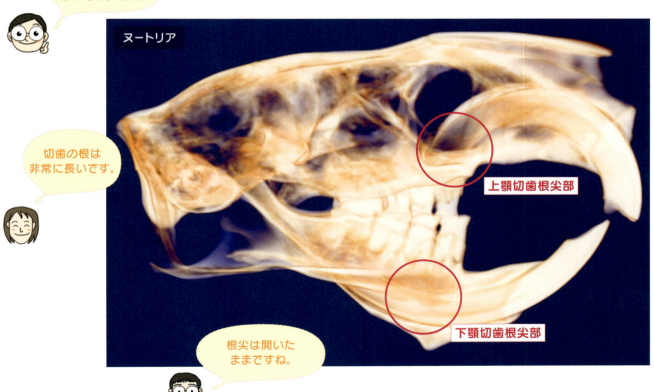

PART1 ● 動物の口は"ふしぎ"がいっぱい編

ヌートリアの切歯のように根尖が開いている歯を「無根歯」と言います。ゾウの牙なども同じです。この部分は血液循環が旺盛で、切歯が作られ伸び続けます。

どれくらい伸びるのですか？

種類によって異なりますが、1年に10cm！

げっ歯類は、硬い種の殻を割るために進化した切歯を持つ動物なのですね。

歯がドンドン伸びれば便利そう！

残念でした！げっ歯類に軟らかいエサばかりを与えていると、切歯が咬耗しません。

どうなるのですか？

歯が伸び過ぎて口を閉じれないし、食物を摂ることができないのです。

小学校でウサギを飼っていました。軟らかいエサばかり与えてはダメと言われたのは、このことだったのですね。

だから獣医師は、前歯をカットするそうです。これは、ビーバーの歯が伸び過ぎたので、歯科用の器械で歯を削っているところです。

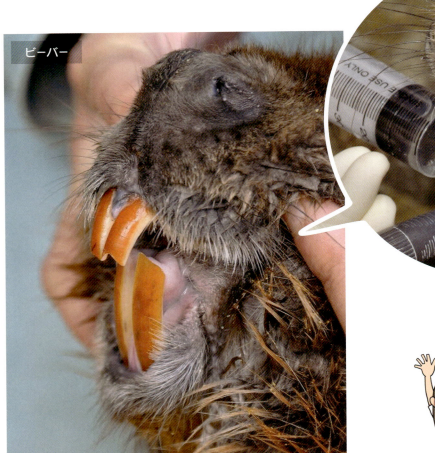

ビーバー

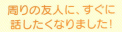
周りの友人に、すぐに話したくなりました！

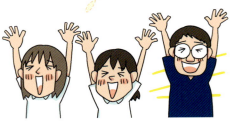

種は、"命をつなぐもの"。
だから栄養価が高いのか。

"種から始まった話"が、いつのまにか"歯の話"になっています。まさに"話のタネ"でした。

COLUMN❶

ウンチこぼれ話①
ウシとウマのウンチ よく燃えるのは？

モンゴルの国土面積は日本の約4倍、国土の81％が牧草地です。1日中、ヒツジやウシそれにウマがのんびり草を食べており、遠くには遊牧民の住む移動式テントのゲルが点在します。

行ってみた～い！

さて、大草原を歩いていると草食動物のウンチが目につきます。ウシはベッチャリ型。ウマは丸くて草が混ざっているのが特徴です。

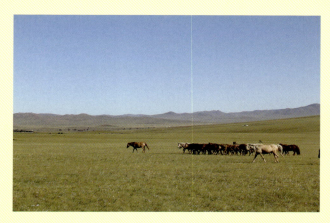

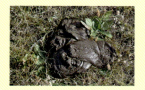
ウシ
未消化物がみられない

時間が経つと
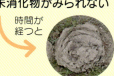

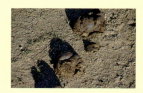
ウマ
丸くて草が残る

時間が経つと

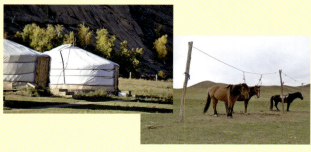

草食動物のウンチは、食物繊維が多いためあまり臭いません。しかもモンゴルは乾燥地なので、ウンチはすぐに乾きます。これら草食動物のウンチを"アルガル"と呼びます。ちなみに、肉食動物のウンチは"バース"と呼び言葉を使い分けています。こ

のアルガルを集めるのが遊牧民の子どもたちの仕事です。

家のお手伝いをしているのね。

アルガルは、遊牧生活を営むうえでの生活必需品となります。ではクイズです。

QUIZ 1 遊牧民はアルガルを何に使うのでしょう？

❶農作物を育てるための肥料　❷移動式テント（ゲル）の"すきま風"を防ぐための塗料　❸冬の寒さをしのぐためのストーブの燃料

アルガル

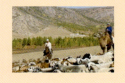
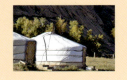
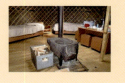

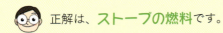 正解は、**ストーブの燃料**です。

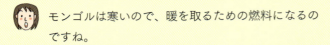 モンゴルは寒いので、暖を取るための燃料になるのですね。

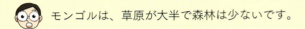 モンゴルは、草原が大半で森林は少ないです。

 薪を燃料にすると、森林が伐採されて環境破壊につながります。

 では次のクイズです。

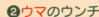

 QUIZ 2 燃料にしたとき、よく燃えるのはどちらのウンチでしょう？

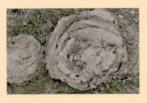 ❶ウシのウンチ

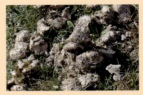 ❷ウマのウンチ

 草が多いウマです！

 残念！正解は、ウシのウンチです。

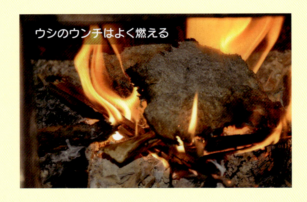
ウシのウンチはよく燃える

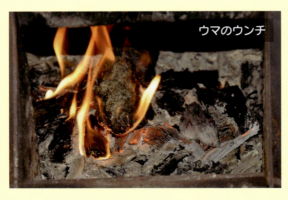
ウマのウンチ

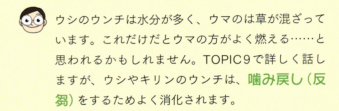 ウシのウンチは水分が多く、ウマのは草が混ざっています。これだけだとウマの方がよく燃える……と思われるかもしれません。TOPIC9で詳しく話しますが、ウシやキリンのウンチは、**噛み戻し（反芻）** をするためよく消化されます。

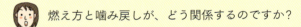 燃え方と噛み戻しが、どう関係するのですか？

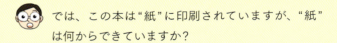 では、この本は"紙"に印刷されていますが、"紙"は何からできていますか？

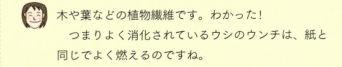 木や葉などの植物繊維です。わかった！
　つまりよく消化されているウシのウンチは、紙と同じでよく燃えるのですね。

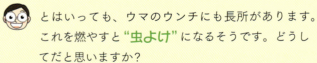 とはいっても、ウマのウンチにも長所があります。これを燃やすと**"虫よけ"** になるそうです。どうしてだと思いますか？

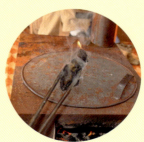
ウマのウンチは虫よけになる

 あなたの考えは？

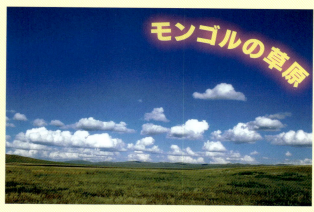

モンゴルの草原

- モンゴルの草原は、たくさんのバッタが飛び跳ねるとともに、カモミールなどのハーブが群生しています。

- ハーブは、料理に香りをつけアクセントにしたり、保存料や薬、香料として使われたりしていますね。

- バッタの大好物はイネ科の植物です。日本でも田んぼに多いことからも想像がつくでしょう。草原の植物は、バッタに一方的に食べられることになります。そこで植物は、虫が嫌がる成分を作り出しました。

- その1つがハーブなのですか……。

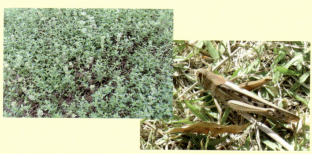

- 衣類の防虫剤として使われてきた"樟脳"も樟の成分です。また柿の葉には、渋いタンニンが含まれています。これも植物の防御作用の成分です。虫が嫌がることは、細菌も嫌がることを意味します。

- "柿の葉寿司"が柿の葉で包まれているのは防腐作用があるのですよね。"桜餅"も"よもぎ餅"も同じですね。

- 話は戻って、ウマはウシと異なり噛み戻し（反芻）をしません。噛む回数が少ない分、消化されない草がウンチに含まれています。そんなウンチを燃やすと、どんな臭いがするでしょう？

 あなたの考えは？

- そう！わずかにハーブの香りがするのです。だから虫が逃げていくのです。つまりウマのウンチは、さしずめ"蚊取り線香"のかわりと言えます。

- 噛む回数の差が、燃料や虫よけの差となるのですね。

- 動物のウンチは、"まかふしぎ"なのです。

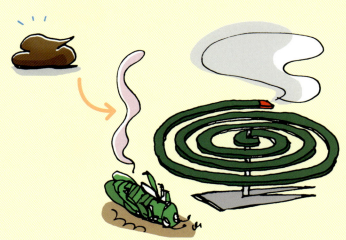

PART 1
動物の口は"ふしぎ"が いっぱい 編

TOPIC 9
動物の歯とウンチで健康教育

1 動物のウンチクイズ

 今年、初めて小学校でむし歯予防の話をすることになったので、ドキドキしています。何か、気をつける点があれば教えてください。

 [上巻]でも述べましたが、まず、**専門用語を使わない**ことです。

 子どもたちが理解できないのに、"歯垢"や"プラーク"という言葉を使いがちです。だから**小学校低学年には"むし歯菌のウンチ"と表現する**のでしたね。

 たしか「○△君は、ご飯を食べたらウンチをする。○△君が食べたお菓子を、今度は口の中ではミュータンス菌が食べてウンチをする。つまりミュータンス菌のウンチが歯垢よ」と言えばよいのでしたね。

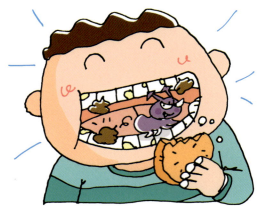

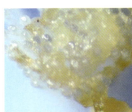
プラーク
歯ブラシの毛先に付着したプラークを拡大

 "伝える"と"伝わる"は違う！

 もう一度[上巻]を読み直します。

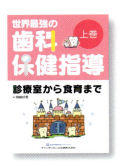

 ところで子どもたちは"**ウンチ**"という言葉が好きです。

 最近では、"うんこドリル"がはやっているそうです。

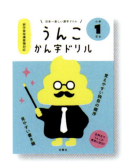

 小学校低・中学年の児童にとって"ウンチ"の言葉には魅力があることがわかります。ウンチを教材にしながら、歯を教えることができないだろうかと思い、動物の骨格や歯、そしてウンチを教材にクイズを作りました。

 それはおもしろそうです！

QUIZ 1 次のウンチと動物を、線で結んでください。

きっと、授業は盛りあがるでしょうね。

1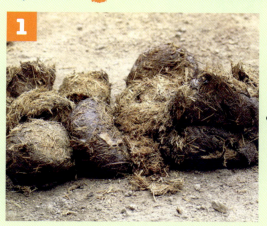

2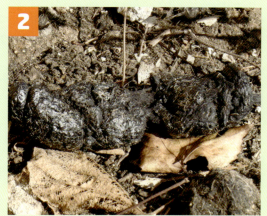

3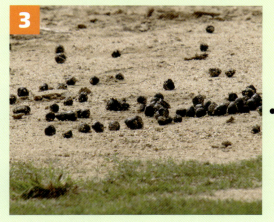

4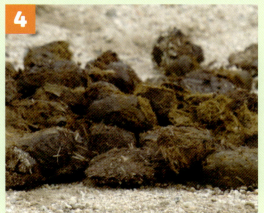

A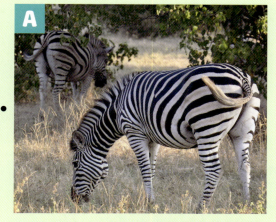

B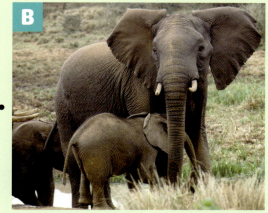

C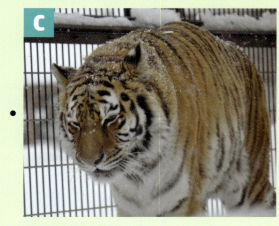

D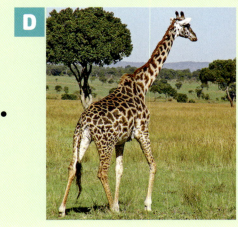

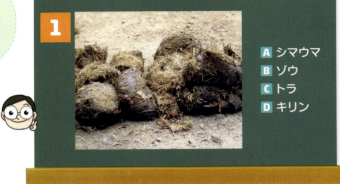

 では、それぞれのウンチについて考えていきましょう。
まず、**1**はどの動物のウンチでしょうか？

A シマウマ
B ゾウ
C トラ
D キリン

 ヒントは、①草が混ざっている、②大きいです。

 大きなウンチだから、きっとゾウね。

 正解は、Bのゾウです。
　ゾウは牙（上顎第二切歯）の他に、上下左右に大きな臼歯が1本ずつ計4本生えています。大きさは大人の靴くらいです**(図1)**。臼歯は、約10年で生えかわります。抜けた歯の奥から次の臼歯が生えます。乳歯を含めると、一生に6回生えかわります。一度の歯を10年使いますから、ゾウの寿命は約50〜60年と言われています[注1]。
　また大きな体を維持しなければならないので、アフリカゾウは1日200kgものエサを食べます**(図2)**。

 ヒトは1回なのに、どうして6回も生えるのですか？

 TOPIC4をご覧ください。

注1：最初の乳歯（m2）は生後3ヵ月で萌出し3〜4歳で脱落、続いてm3は6〜7歳、m4は3〜13歳、永久歯（M1）は6〜23歳、M2は16〜43歳、M3は33歳から咬耗するまでと、脱落時期は決まっている。

デカイ！

どど〜ん！

96　世界最強の歯科保健指導〈中巻〉―歯科の世界はこんなにおもしろい―

図1 ゾウの下顎

奥から次の歯が生えてくる

後ろからの歯に押されて抜ける

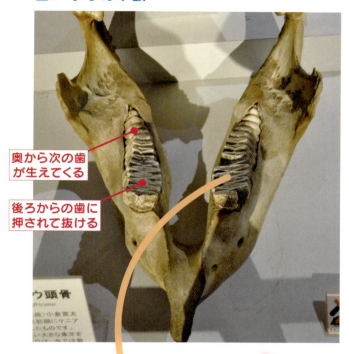

図2 ゾウの1日の食事

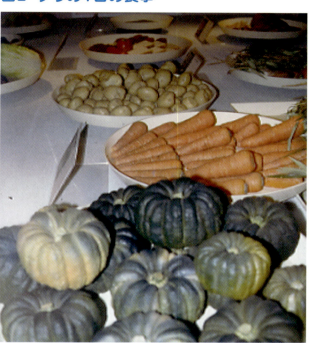

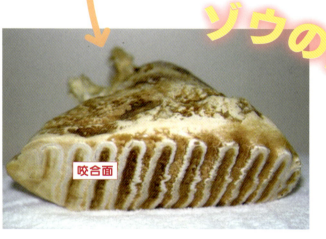

咬合面

ゾウの歯

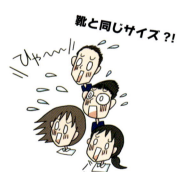

靴と同じサイズ?!

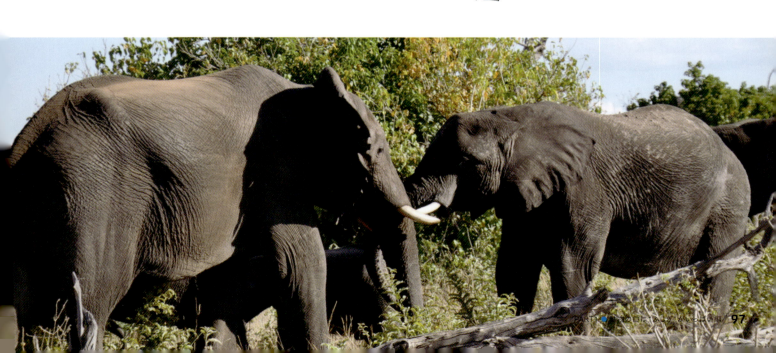

2のウンチは、どの動物でしょう？

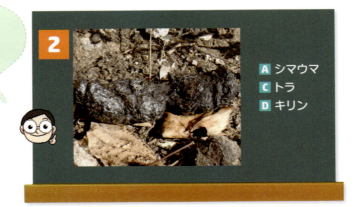

A シマウマ
C トラ
D キリン

 ヒントは、①黒っぽい、②くさい、③毛が混ざっている。

この動物の骨格写真です。

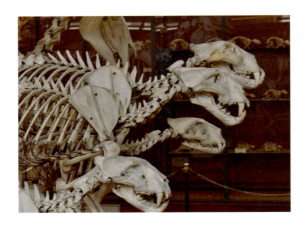

 この動物は、肉を切り裂く"裂肉歯"と呼ばれる歯を持っており、**まるでハサミのように肉を切り裂きます**（図3、4）。

 肉食動物のトラ（C）ですね。

 牙もありますし……。

さて、ここまでは序盤戦。ここからは、少しレベルを上げます。

図3 肉を切り裂く"裂肉歯"

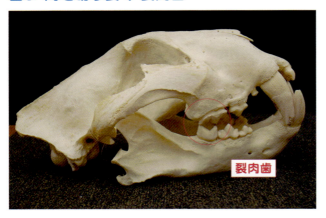

裂肉歯

図4 臼歯はハサミのように肉を切る

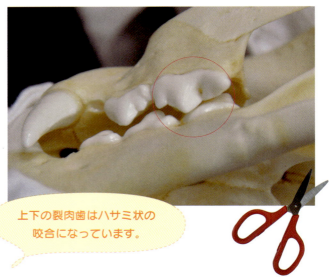

上下の裂肉歯はハサミ状の咬合になっています。

❸のウンチの前に、クイズです。

QUIZ 2 次のウンチをした動物も肉食動物です。何のウンチでしょうか。

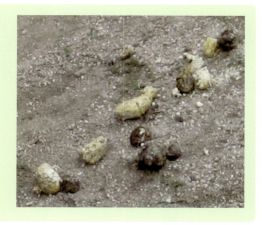

 ヒントは、黒と白のウンチが混ざっていることです。

 これは難しい……、"白と黒"？

 小学校で話したら、すぐにおもしろい答えが返ってきました。

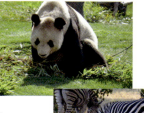

 ??……パンダ！

 それにシマウマ！おわかりですね。

 動物の体の色を思い浮かべたのですね。

 よい発想ですが、残念です。ヒントは、"骨砕歯"と呼ばれる歯を持っています（図5）。

 骨まで食べる動物ですね。

 正解は"ハイエナ"です（図6）。ライオンが獲物を食べた後は、皮と骨しか残りません。その残った骨の骨髄を食べます。ここは血液を作るので栄養豊富です。だから骨の部分は白いウンチとなります。

 骨の一部が白いのか！

図5　ハイエナの骨砕歯

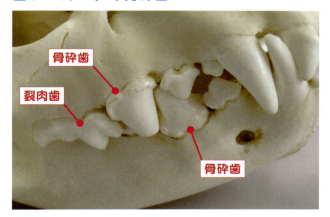

図6　ハイエナはライオンの食べ残した骨を食べる強力な歯を持つ

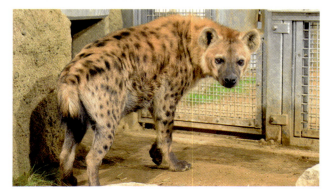

QUIZ 3 これも白いウンチをする肉食動物です。さて何でしょう？

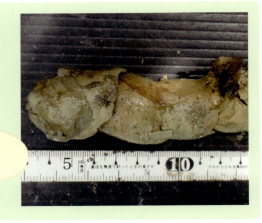

今度も骨を食べるのだな。

 ヒントは、獲物を丸ごと食べる動物です。図7はウンチを樹脂で固めたものです。

 光っているのが骨かな？

 正解はワニです。"は虫類"の歯は、すべて尖った形をしており、獲物を捕らえる（捕食）ための歯です（図8）。

 でもこの歯では、大きな獲物を咬み切ったり引きちぎったりできません。どうしているのですか？

 大きな獲物に咬みついたとき、体をねじって（回転させて）引きちぎります。臼歯で噛めないので丸飲み食べをしています（図9）。

 だから骨の部分が白いのですね。

図7 獲物を丸ごと食べる動物のウンチ（樹脂で固めたもの）

（周囲に砂が付着）

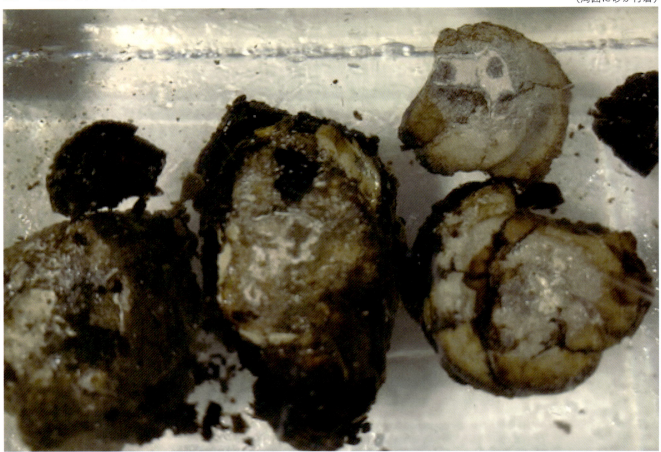

図8 ワニの歯

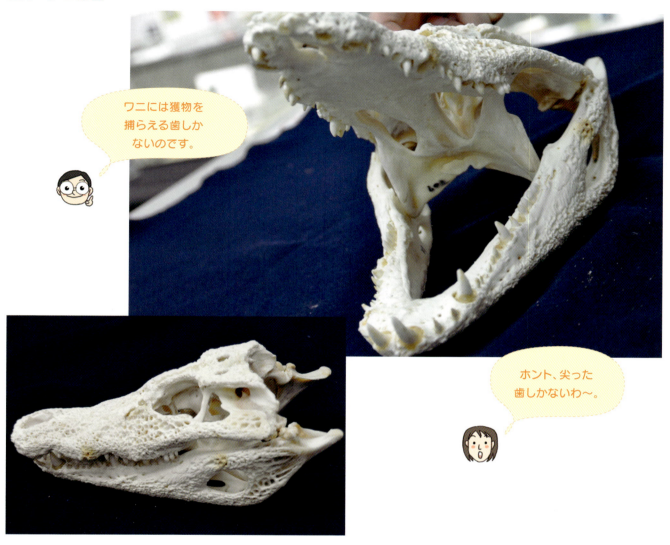

図9 ワニは臼歯がなく噛むことができない

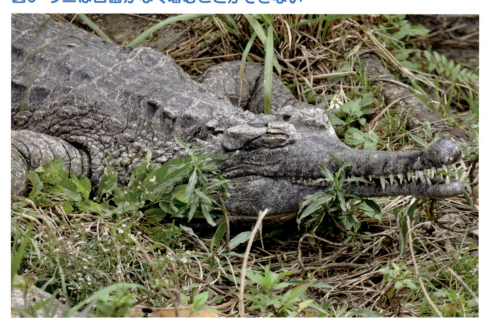

PART1 ● 動物の口は"ふしぎ"がいっぱい編　101

2　食生活とウンチの大きさ

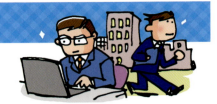

 ヒトも動物の一員ですから、この点についても考えてみましょう。

 QUIZ 4　日本のサラリーマンのウンチの量（1日）はどれでしょう？

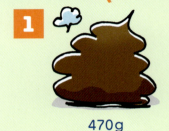

1　470g　　2　150g　　3　104g

ヒント！モンキーバナナ1本が約50gです。

これだけではわかりません。

そこで続けてクイズです。

 QUIZ 5　世界の人々の1日のウンチの量を、線で結びましょう。

A　イギリスの学生　　B　日本のサラリーマン　　C　ウガンダの農民

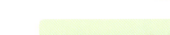

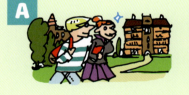
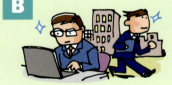

1　470g　　2　150g　　3　104g

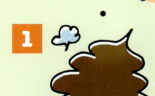

 正解はイギリスの学生は平均約104g、日本のサラリーマンは約150g、ウガンダの農民は約470gです。ちなみに、小学校4年生に、ウンチの量が違う理由について質問をしたら、「よく働くからたくさん食べる。だからウガンダの人はたくさん出る！」という答えでした。

子どもの発想には頭が下がりますね。

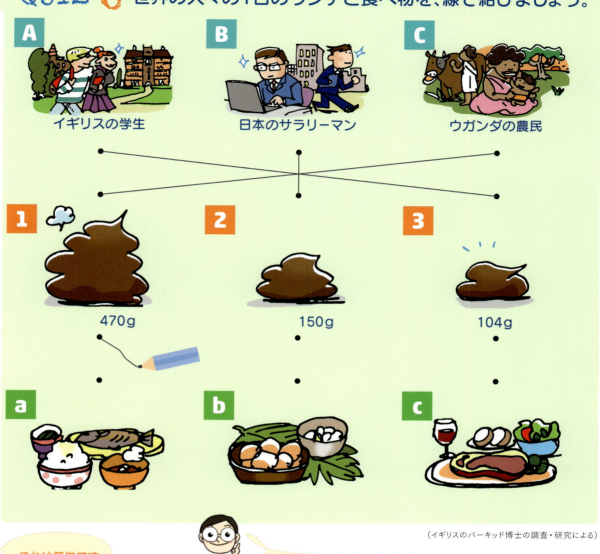

QUIZ 6 世界の人々の1日のウンチと食べ物を、線で結びましょう。

A イギリスの学生
B 日本のサラリーマン
C ウガンダの農民

1 470g
2 150g
3 104g

a　b　c

（イギリスのバーキッド博士の調査・研究による）

これは簡単です。

肉食傾向で食物繊維の摂取が少ないと、ウンチの量が少ないことを、このようなクイズで理解させます（イギリスの菜食主義者を日本のサラリーマンとしてクイズにしました）。

さて、小学校高学年では食物繊維に対する知識が少ないので、"硬い野菜のスジ"であると教えます。続けて、日本でも野菜を食べることが減り、欧米並みに肉が多いので大腸癌が増えていると伝えます（食物繊維の1日の目標は20gですが、現在ではその70％くらいしか食べられていません）。かつての栄養問題は、栄養不足をどう解消するかが大問題でした。ところが現代では、過食による生活習慣病が問題となっています。

そこで"食べカス"である食物繊維が見直されているのですね。

ここで食物繊維について少し触れましょう。

　ウンチの量は、食物繊維の量で決まります。食物繊維の定義は**"ヒトの消化酵素で分解されない食品中の成分"**です。たとえば、ヒトは草に含まれるセルロースという物質を消化することができません。

　食物繊維のほとんどは植物性食品に含まれており、水に溶けない"不溶性の食物繊維"と水に溶ける"水溶性の食物繊維"があります。この"不溶性の食物繊維"の代表は、別名"粗繊維"と呼ばれ野菜のスジである硬い繊維のことです。

QUIZ5の答え：A→3、B→2、C→1

PART1 ● 動物の口は"ふしぎ"がいっぱい編　103

どうして食物繊維をたくさん摂取すると、ウンチの量が増えるのですか？

 つまり、**どうしてヒトは食物繊維を消化することはできない**のですか？

いい疑問ですね。逆に質問です。どうして食物繊維は硬いのでしょう？これをどのように説明しますか？

 どうして硬いのかと聞かれても……。

 そこでクイズです。

 QUIZ 7　もしヒトの体に骨がなければどうなるのでしょう？

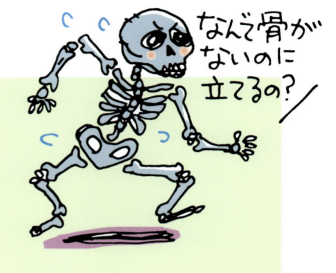

フニャフニャになり倒れてしまいます。

 QUIZ 8　次に、植物に骨がないのはなぜでしょう？

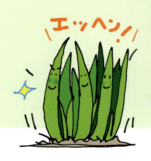
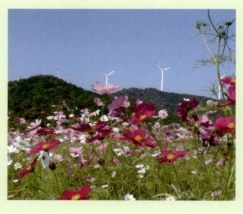

 茎があるからではないし……。

 根があるからでもないし……。

 これは**細胞の構造の問題**です。動物細胞は体を動かすので、**細胞は薄い細胞膜（原形質膜）におおわれています**。しかし、動物細胞は軟らかいので体を支える骨が必要です。一方、植物に骨がないと、茎で葉や花の重さに耐えきれませんし、空に向かって伸びることができず倒れてしまいます。そこで、そのかわりに**植物の細胞は、細胞膜の外に硬い"細胞壁"を作り出しました**。

 細胞壁が食物繊維なのか！！

QUIZ6の答え：1→b、2→a、3→c

図10 細胞の構造の違い

動物細胞

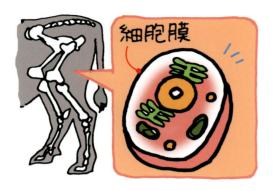

植物細胞

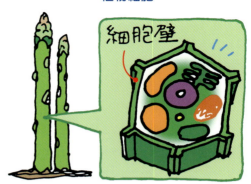

細胞の構造の違いを"おにぎり"に例えると……

動物細胞

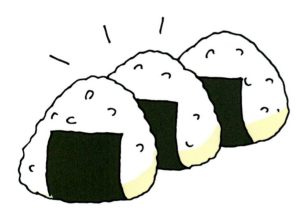

植物細胞

弁当箱に入ったおにぎり

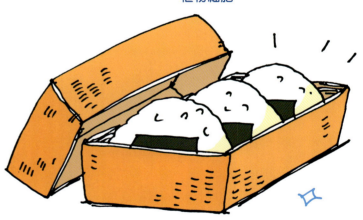

なるほど〜。例え話だとわかりやすいです！

 "動物細胞"を"おにぎり"に例えます。すると**"植物細胞"は、"弁当箱に入ったおにぎり"**です。すなわち、動物細胞と植物細胞の差は、弁当箱の有無と考えるとわかりやすいでしょう（図10）。

 弁当箱のおかげで、ご飯がペッチャンコにならずに

すむのね。

 細胞壁は、大きな建築物の鉄骨に相当するとも言えます。これが硬いので、ヒトは消化することができません。またできないから、ウンチの量が多くなるのです。

3 草食動物の歯と消化システム

草食動物は、セルロースなど硬い草を噛むため、りっぱで大きな歯をしています（**図11**）。また、栄養を十分吸収するために小腸は長くなっています（**図12**）。

さて話は、ここからが本番です。最初のクイズに戻りましょう。

図11 草食動物の歯は大きい（ウマ）

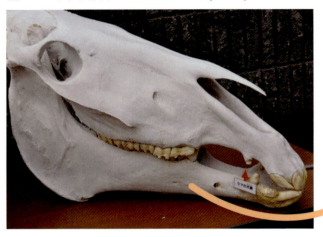
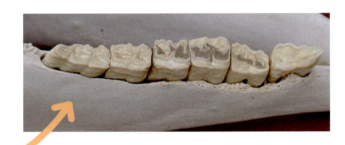

図12 草食動物の小腸は長い

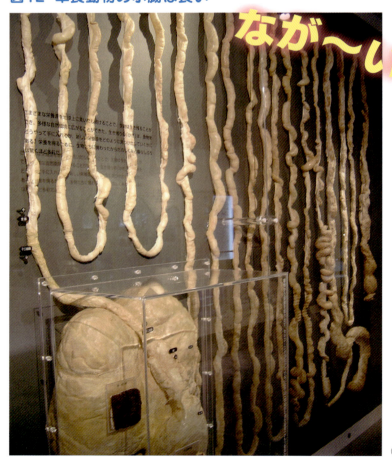
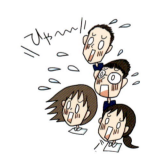

（国立科学博物館）

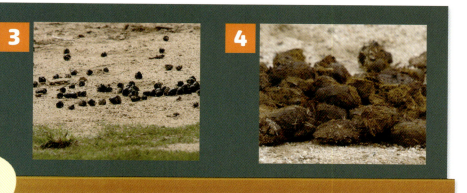

 さてクイズ1で残っている動物は、シマウマとキリンです。**3と4はそれぞれどの動物のウンチでしょうか。**

これは難問ですね。

両者の差が、よくわかるようにそれぞれの乾燥標本のウンチを眺めてみましょう。

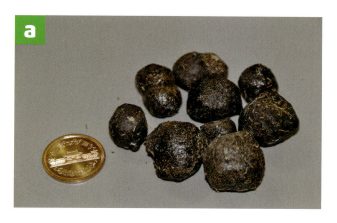

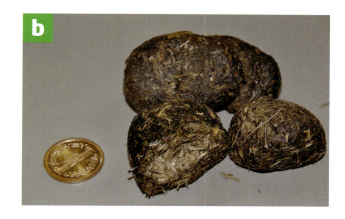

 a のウンチは、小さくて未消化物が少ないですね。

 b のウンチには、草などの未消化物の草が混ざっています。

 よく消化されている方が、栄養が十分吸収されています。どのような差が、消化に影響するのでしょうか？ではここで、草食動物の消化の違いをお話しましょう。

　大型の草食動物で足に蹄（ひづめ）を持つ有蹄類（ゆうているい）は、大きく2つに分けることができます。シマウマは、ウマやロバなどの仲間で、蹄の数が奇数であることから"奇蹄類（きているい）"と呼ばれます。

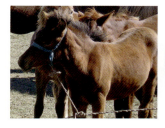 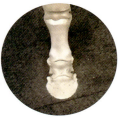

 一方キリンは、ウシやヒツジなどの仲間で、蹄の数が偶数なので"偶蹄類（ぐうているい）"です。

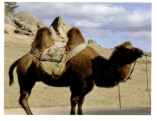 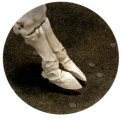

かつてこれらの動物は5本の指を持ち、森林で軟らかい葉を食べていました。しかし地球が乾燥し草原が広がり、そこでの生活を始めました。ただし、草原での生活には2つの問題があります。1つはライオンなどの肉食動物に襲われること。もう1つは、硬くて消化しにくい草を栄養にしなければなりません。

　最初の問題に対しては、早く走って逃げる足が必要です。そこで指の数を減らし、爪を硬くして蹄を作り出しました。私たちヒトも、走るときには5本

PART1 ● 動物の口は"ふしぎ"がいっぱい編　**107**

の指を使わずにつま先で大地を蹴るのと同じです。もう1つの問題に対しては、特別な消化システムを作りあげました。

- どんな消化システムですか？

- 先ほども述べましたが、ヒトは硬い食物繊維のセルロースを消化することができません。実は、草食動物も同じように消化できませんし、樹木を食べるシロアリだって同じです。

- では草食動物はどのようにして消化しているのですか？

- 腸の中の微生物が"セルラーゼ"という酵素を出し消化しています。そこでシマウマなどの奇蹄類は、巨大な盲腸や結腸を作り出し、そこに住む微生物により消化吸収する道を選びました（盲腸・結腸発酵動物）（図13）。一方、キリンなどの偶蹄類は、4つの胃を作り出しました（前胃発酵動物）（図14）。

- ウシも胃が4つあるって聞いたことがあります。

- 焼き肉屋のメニューに"ミノ"がありますが、これは"第一胃"です。"ハチノス"は"第二胃"で、"センマイ"は"第三胃"です。第一胃は、もっとも大きくドラム缶なみの大きさです（図15）。

- そんなに大きいのですか！

- ウシやキリンは、まず草を臼歯で噛んで小さくします。飲み込んだ後、草は第一胃、第二胃を行ったり来たりします。そして、また口に戻して噛みます。この"噛み戻し"を"反芻"注2と言います（図16）。

- でもどうして、反芻するのですか？

- **よく噛むことによって草を細かくし、草の表面積を増やします。**

- **微生物により消化しやすくなる**のですね。

- ウシのエネルギー源は、微生物により発酵してできた酢酸・酪酸・プロピオン酸などの短鎖脂肪酸です。これが吸収され、ウシの肉や乳脂肪（バター）、ミルクの原料となります。

注2：偶蹄類のキリン・シカ・ウシ・ヒツジ・ラクダが反芻する。しかし奇蹄類で反芻するものはない。

図13　シマウマ（奇蹄類）は盲腸・結腸で消化

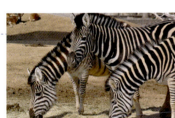

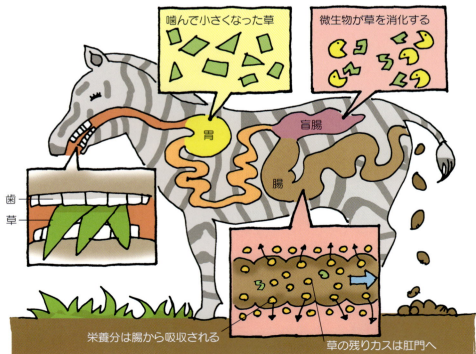

図14 キリン（偶蹄類）は4つの胃で消化

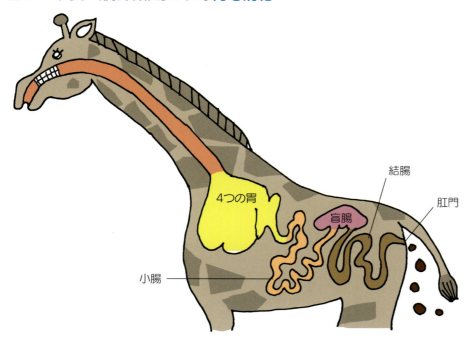
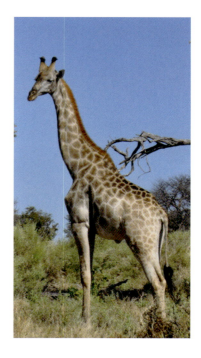

図15 ウシの第一胃はドラム缶なみのサイズ

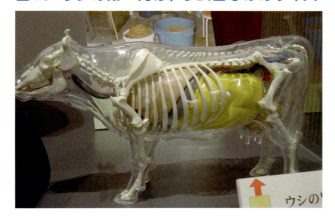

図16 キリンの反芻

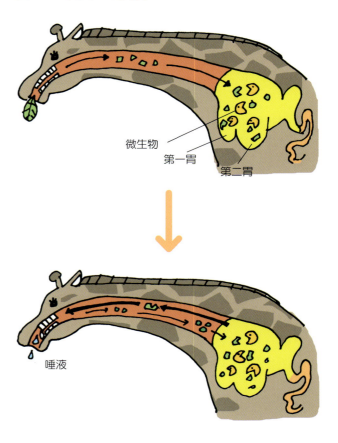

PART1 ● 動物の口は"ふしぎ"がいっぱい編　109

- ウシが草しか食べないのに、牛乳を出すヒミツがここにあるのですね。
- そして第三胃、第四胃の胃に送ります。最後の胃では胃液が出て、微生物が消化されタンパク質として吸収されます。ちなみに第一〜三胃までは、食道が変化したものです。
- つまりキリンやウシは、胃の微生物で発酵させるのか！
- しかしシマウマは、盲腸や結腸で発酵させるから反芻しない。
- これがシマウマとキリンのウンチの差になります。さて、よく噛んで食べているのは、どちらですか？

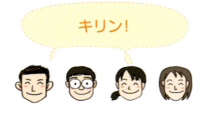

- ウマのウンチに草が混ざっていたのは、噛む回数の差だったのですね。
- **キリンは、反芻をするからよく消化される**のですね。

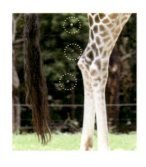 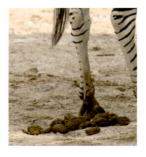

- オオッ！反芻の話は、よく噛むことの重要性の話だったんだ。
- 動物園に行って、キリンがエサを食べているところを観察してみてください。キリンが草を噛み終えた数秒後、首の一部が順次下に向かって膨れ、食物が通過する様子がわかります。

- ゴックンと嚥下しているのですね。
- これはキリンは首が長いのでよくわかります。
- ウシは、首が短いからわからないのですね。
- そしてしばらくすると、首の下部から上部に向かって膨れます。
- 食物が口に戻る。
- その後、口を動かして咀嚼を始めます。
- これが反芻ですね。
- ウシの咀嚼回数を調べると、1口60回、反芻は1日500回と書かれていました。
- 1日約30,000回も噛んでいることになります。
- 復元食の研究では、よく噛んでいる弥生時代でさえ3,990回です。

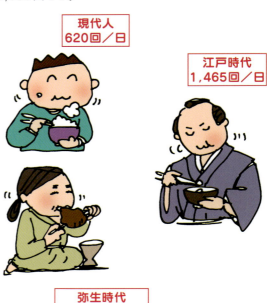

現代人 620回／日
江戸時代 1,465回／日
弥生時代 3,990回／日

- ウシは、現代人の50倍も噛んでいる計算になるのですね。
- すごい〜！いつのまにか動物のウンチの話が、噛む話になりました。

COLUMN❷ ラクダが砂漠に住めるワケ

 草原に住む大型の草食動物は、硬い草を栄養にするため独自の消化システムを持っています。
奇蹄類は、セルロースを消化するために盲腸や結腸を巨大化し、発酵させるシステムを作り出しました。一方偶蹄類は、胃の数（複胃）を増やすと同時に、**噛み戻し（反芻）** する道を選びました **(図1)**。
奇蹄類は、ウマ・バク・サイの3科に約16種類の動物がいます。しかし偶蹄類は、ウシ・キリン・ヤギ・ラクダ・カバなど9科、185種類もいます。

図1 キリンの反芻

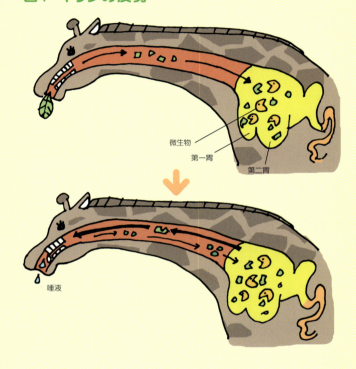

 偶蹄類の方が多い！

 現在は、偶蹄類繁栄の時代です。地上には奇蹄類の方が早く現れましたが、その種や数は減り続けています。これは、それぞれの動物の消化システムの違いです[注1]。

 消化システム？

 ここで偶蹄類のラクダを通し、その理由について考えます。
ボクは定期的にモンゴルへ行っています。モンゴルの南部にはゴビ砂漠が広がり、距離にして東京から沖縄まで砂漠が続いています。

注1：奇蹄類のウマ目は新生代の始新世から漸新世にかけて繁栄し、特に漸新世は絶頂期を迎えた。しかし、中新世以降は環境の変化によって多くの種が絶滅し、現在は偶蹄類が繁栄している。

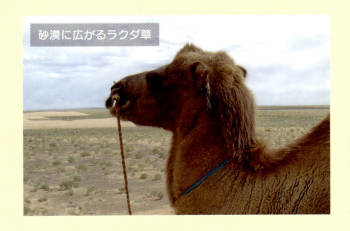
砂漠に広がるラクダ草

 想像つかないほど広いですね。

 砂漠といっても、瓦礫ばかりでところどころに草が生えています。四輪駆動車で疾走中、この草を踏むとパンクするのです。これをラクダが食べるので、現地の人々は"ラクダ草"と呼んでいます。
この地域は乾燥地ですので、水が貴重品です。それは植物でも同じです。そこで水分を奪われないよう葉を硬く細くします。

 サボテンの棘と同じですね。

この草が硬いので、少々噛んでも消化しきれません。そこでラクダは、反芻を利用する道を選んだのです。

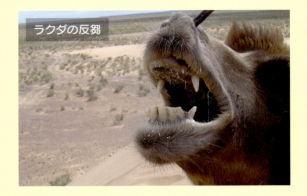
ラクダの反芻

砂漠にはラクダしか住めない理由がわかりました。

キリンもアフリカのサバンナや樹木の少ない森林に住んでいます。キリンも反芻しますが、やはり硬く尖ったアカシアの葉を食べています。

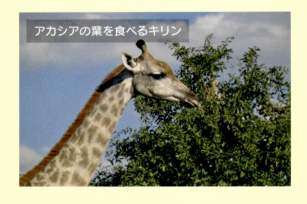
アカシアの葉を食べるキリン

キリンもラクダも水分の少ない地域に住んでいるのですね。

キリンは口唇と舌がよく動き、棘の部分をより分けます。そして、硬いゴムのような舌を上手に使い、傷がつかないように粘液性の唾液で食物をおおいながら咀嚼します。

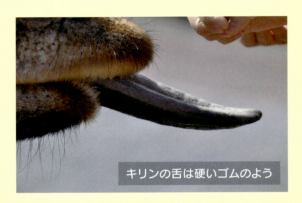
キリンの舌は硬いゴムのよう

キリンの舌が大きくてよく動くのは、そのためなのですね。

偶蹄類が繁栄している理由は、もう1つあります。

奇蹄類は盲腸や結腸で、偶蹄類は複胃で微生物を利用し草を発酵させ栄養を補給しているのでしたね。

一般的に動物は、歯で咀嚼し、胃などから分泌される消化液で消化され、小腸で栄養を、大腸で水分が吸収されます。ところが奇蹄類は、栄養分が小腸で吸収されるため、盲腸や大腸で発酵してもその大半は排出されてしまうことになります。

盲腸や結腸での発酵には、落とし穴があるのですね。

偶蹄類は、胃で発酵されるから小腸で吸収されます。偶蹄類が繁栄しているのは、反芻などにより食性を広げると同時に、効率よく栄養を吸収してきたためなのです。

食事の摂り方は、動物の生き残りにかかわってくるのです。

COLUMN❸
ウンチこぼれ話② 奈良公園のシカのウンチ

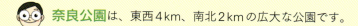

 奈良公園は、東西4km、南北2kmの広大な公園です。

 修学旅行で行きました。

 たくさんの**シカ**がいます。

 いつもきれいに芝が手入れされ気持ちがよいです。

 いつもきれいにするために、職員がたくさんいるのでしょうね。

 でも人の手はほとんど入っていませんし、芝刈り機もありません。

 まさか**シカが食べる**から……？

 そうです！約1,360頭もいるので、**ウンチは年間300t(トン)**をはるかに超えるはずです。

 でもそんなたくさんのウンチを見たことありません。

 どうしてだと思いますか？ヒントは、昆虫です。

コガネムシの仲間である**"フンコロガシ"はウンチを食べます。**

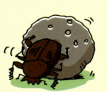

 ウンチを丸くして運び、地中で食べます。エジプトの切手で見たことあります。

 ピンポ〜ン！**フンコロガシのおかげで景観は保たれています。**奈良公園は、世界的にもその種類が多いことで有名です。

 へぇ〜！

 シカが芝を食べてウンチをし、それをフンコロガシが食べてウンチをする。それが芝の栄養になるのです。

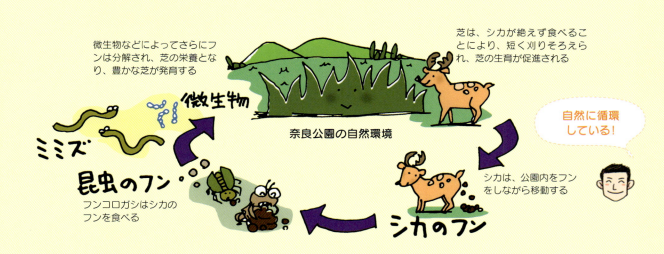

ここでクイズです。

QUIZ 1 この景観を保つために係員を雇ったら、人件費は年間いくらでしょう？

❶1,000万円　❷1億円　❸10億円

あなたの考えは？

- 正解は**10億円**です。10億円を1,360頭のシカで割ると約74万円になります。つまり、**シカは1頭あたり年間74万円の仕事をしている**計算になります。
- 奈良公園には、どうしてたくさんのシカがいるのでしょうか？
- 公園内には春日大社がありますが、ここの神様は茨城県の鹿島神宮からシカに乗ってきました。
- 神の使いだから大切にされているのですね。
- サッカーチームに『鹿島アントラーズ』があります。
- 茨城県のチームです。
- 英語の"antlers"は、シカの"枝角"（えだづの）（枝分かれした角）の意味です。
- チームの名前はここからきているのか！
- ところで"シカ"といえば"角"ですね。
- 奈良公園の秋の伝統行事でシカの角切りがあります。
- 角が長くなり頭が重くなりすぎるからですか？
- このシカは天然記念物で、角はオスのシンボルです。角は骨の上にサヤ（爪と同じ角質）でおおわれ、乳歯のように生えかわります。血液中のカルシウムにより植物のように伸び、秋には角が完成します。そして春先には、ボロッと抜け落ち下から新しい角が生えてきます。

ニホンジカの角の1年

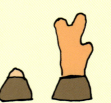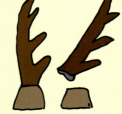

4月ごろ　8月ごろ　8月中旬ごろ完成　3月ごろ勝手に落ちる

- 1歳のシカは、角が1本ですが、2歳になると2つ、3歳では3つ、4歳では4つに枝が分かれます（枝角）。
- シカの年齢は、枝分かれでわかるのですね。
- でもそれ以上は、太く長くなるだけで枝分かれはしません。秋は繁殖の季節なので、行楽客に危険がないよう角を切ります。

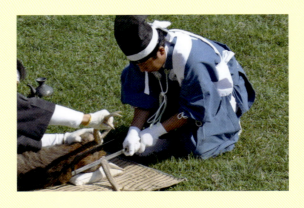

- 痛そ〜う！
- 大丈夫！のこぎりを引いても血が通っていないので痛みはありません。この行事は、江戸時代の初期より300年以上受け継がれてきました。大きな角を

持つシカは、メスによくもてます。オスの喧嘩は、まず角をお互いに見せつけ、それでも決着がつかないと角で攻撃します。

 大きな角や牙は、強いオスのシンボルだ。

 おもしろいことに、角のある動物は牙がなく**(図1)**、牙のある動物は角がありません**(図2)**[注1]。

 シカの角は肉食動物の牙と同じ意味を持つのですね。

 ヒトは、角のかわりに**牙である歯**を大切にしなくてはなりませんね。

注1：ホエジカやキョンなど一部例外もある。

図1　角のある動物には牙がない

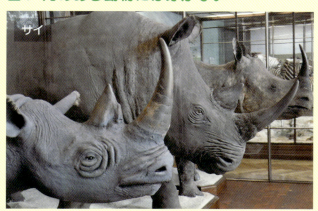
サイ

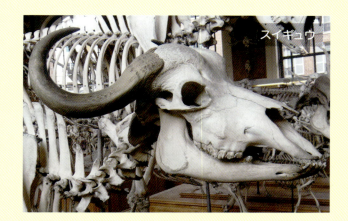
スイギュウ

図2　牙のある動物には角がない

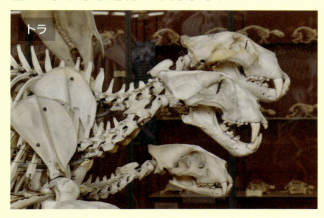
トラ

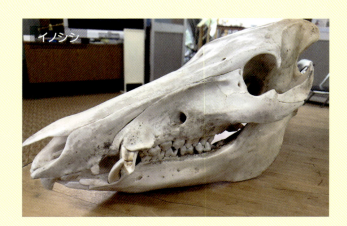
イノシシ

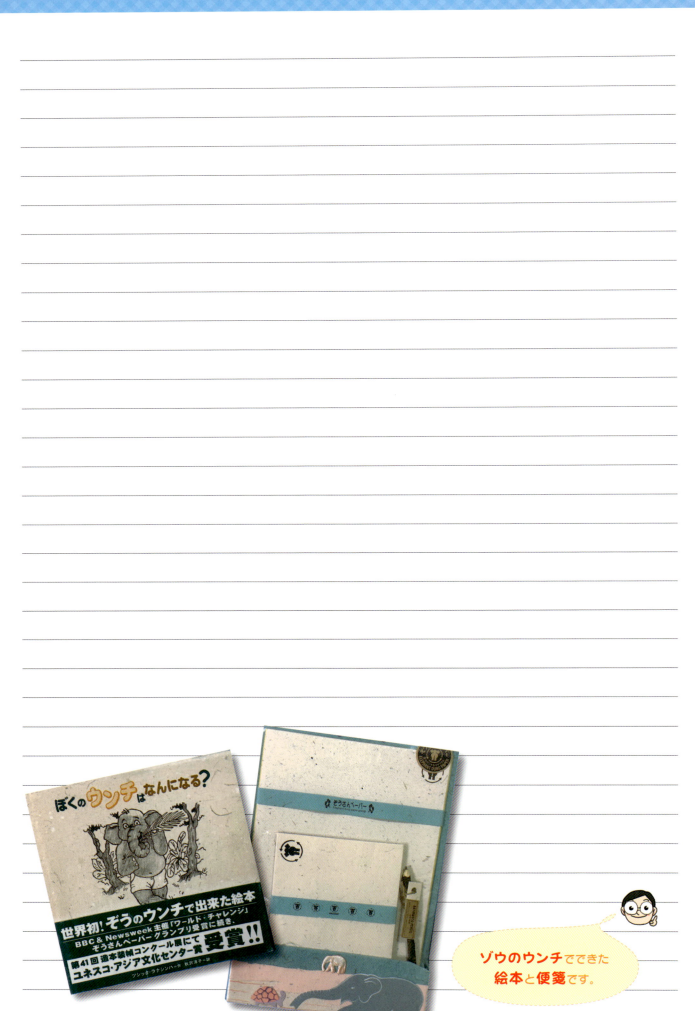

ゾウのウンチでできた絵本と便箋です。

PART2

謎解き唾液学 編

TOPIC 10	謎解き唾液学	118
TOPIC 11	サラサラ唾液とヌルヌル唾液	127
TOPIC 12	おもしろ唾液学	134
TOPIC 13	鼻呼吸と口腔ケアでインフルエンザ予防	158
TOPIC 14	あいうべ体操	（今井一彰先生友情出演!!）182

PART2 謎解き唾液学 編

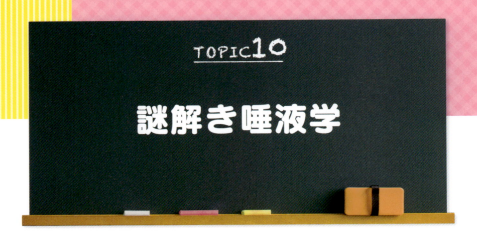

TOPIC10
謎解き唾液学

1 貝原益軒と驚くべき健康法

　現在は健康ブームです。テレビでも本でも、健康に関するものがたくさんあります。

　夜の7～9時のゴールデンタイムは、クイズ形式の健康番組が多いですね。

　そこで問題です。

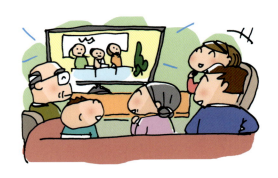

 QUIZ 1 これまでにもっとも多くの日本人に読まれてきた"健康書"はどれでしょう？

❶家庭の医学　　❷養生訓　　❸世界最強の歯科保健指導〈上巻〉

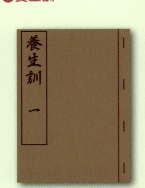
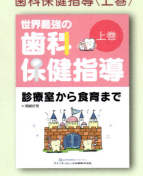

　家庭の医学だ！

　私も同じ！

　❸は、本の宣伝じゃないか……？

　でも、たいへん勉強になりました！

　あなたの考えは？

118　世界最強の歯科保健指導〈中巻〉―歯科の世界はこんなにおもしろい―

正解は、『養生訓』です。

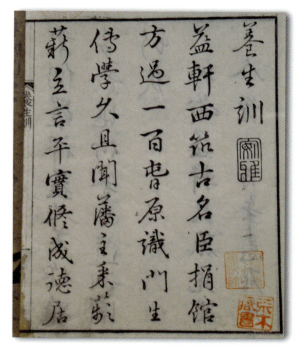

 え～～！そうなんですか!?

 家庭の医学は、残念ながら健康書ではありません。

 やられた！

 さて『養生訓』は、江戸時代の儒学者、貝原益軒(えきけん)によって著されました。昔は「健康」という言葉がなかったので、"養生訓"とはさしずめ"健康訓"と考えればよいでしょう。

 "ウナギと梅"や"天ぷらとスイカ"などを同時に食べてはいけないという"食い合わせ"の言葉が有名ですね。

 益軒は、生まれつき病弱だったので、古今東西のさまざまな健康法を調べ、実践したおかげで84歳まで元気だったのです。益軒が活躍したのは、元禄文化が華やかなりしころ。

 元禄といえば、庶民文化の時代ですね。

 『おくのほそ道』の松尾芭蕉が活躍した時代です。

 "古池や蛙飛び込む水の音～"。

 衣食住が足り、一般庶民も白米や砂糖が口に入るようになった時代ですね。

 これより前は、戦争や飢餓のため、明日のわが身を考える余裕などありませんでした。ところが元禄時代に入り天下泰平の世の中になったので、庶民も自身の健康について考え始める余裕が出てきました。その影響で売薬が大量に製造されるようになり、一軒ずつ家を回る行商が全国に広がりました。

 "富山の薬売り"が有名ですね。

 そこでこの本が出版されて以来、江戸時代を通じてもっとも多くの庶民に読まれる大ベストセラーとなりました。

 そんな背景があるのか！

 ところで、現在も"養生訓ブーム"と言われています。タイトルに"養生訓"がつく本をインターネットで検索してみると、100冊以上出版されています。タイトルに"養生訓"と入れれば本が売れるのです。どうしてでしょうか？

 ？？？

 日本ではたった30年くらい前までは、平均寿命さえ長ければ健康な老後が待っていると、考えられてきました。ところが、生活習慣病により人生の後半を、寝たきり生活を余儀なくされている方が急増しています。

 だから"健康寿命"という言葉が出来ました。

 2016年時点で、男性で72.14歳、女性は74.79歳ですね。

 生活習慣病は、医者も治すことができません。

そこで食生活に気をつけたり、運動を心がけたりすることが重要であることがわかってきました。"健康増進法"は、まさにこのような背景からできた法律です。

さて益軒は、**歯や口にまつわる健康法**についても書いています。次のページで紹介します。

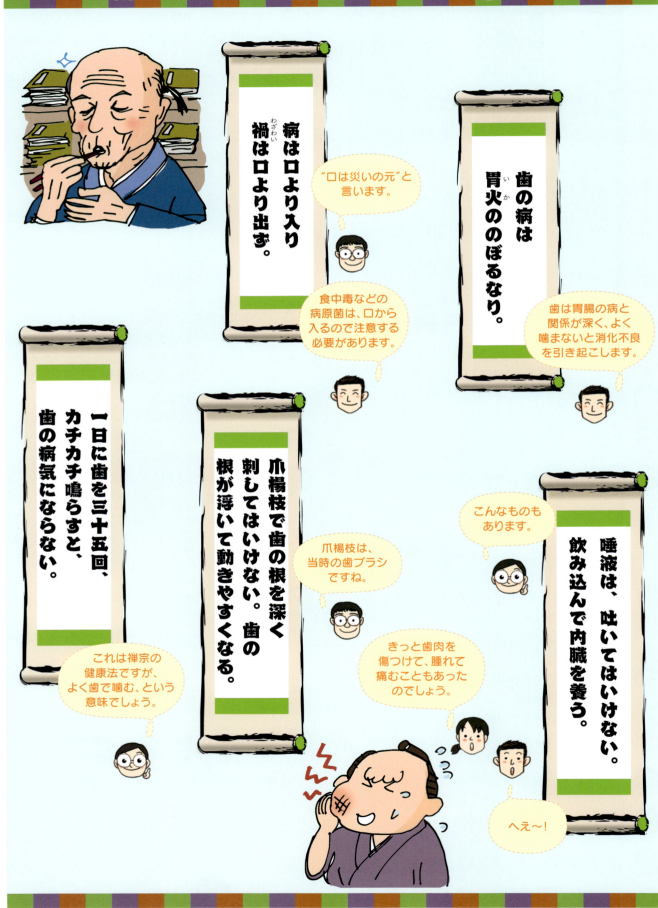

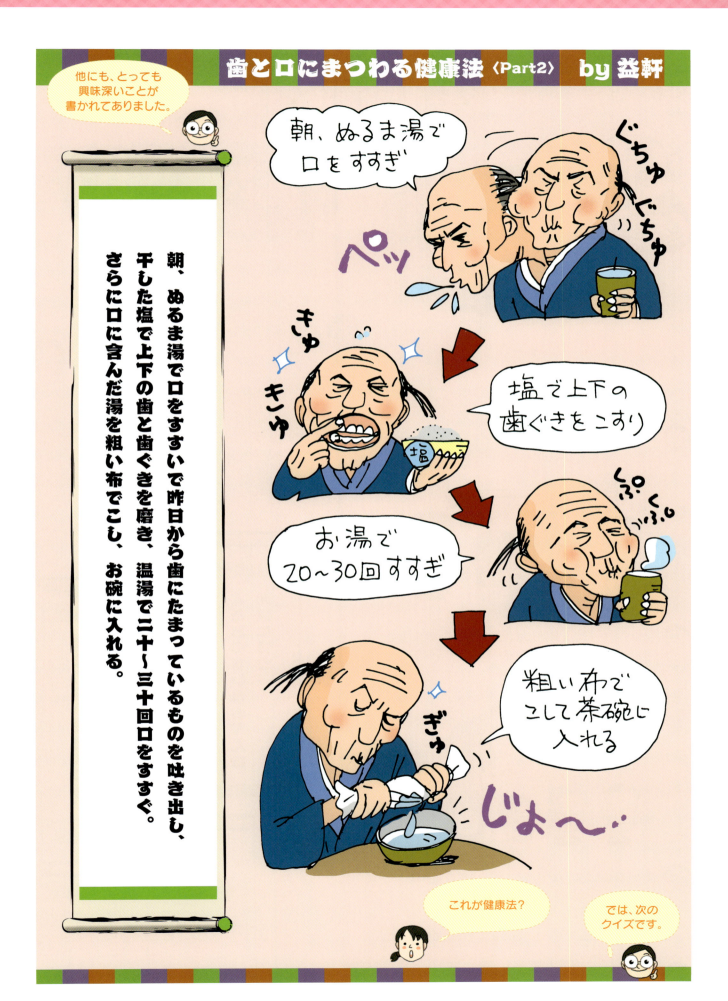

QUIZ 2 "口をすすいだ湯が、ある薬になる"と書かれています。その薬とは、いったい何でしょう？

❶風邪薬　❷目薬　❸毛はえ薬

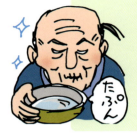
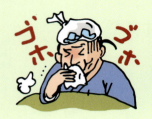

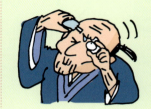
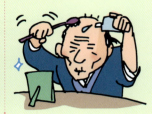

きっと風邪薬だろうね。

ボクもそう思います。

目薬なんて……。

この答え、"目薬"と書かれているのです。

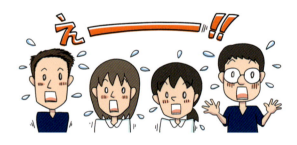

口をすすいだ湯を目薬にしたら、"結膜炎"になりそうですし、これこそ本当の"眉ツバ"ですね。

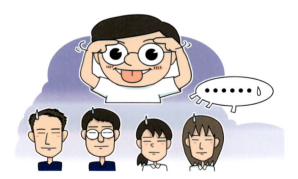

でも益軒はこのおかげで80歳を過ぎても目はよく見えるし、1本の歯も失っていないと述べています。

益軒は8020運動どろか、8028を達成していたんだ。

へぇ〜！すごいですね！

でも、どうして"口をすすいだ湯"つまり、"唾液"にこのような作用があるのでしょうか？

昔から、こういう言葉があります。

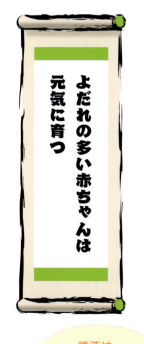
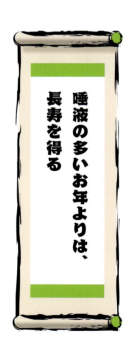

よだれの多い赤ちゃんは元気に育つ

唾液の多いお年よりは、長寿を得る

唾液は、きっと健康と深い関係があるんだ！

2　傷は、舐めれば治る？

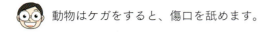動物はケガをすると、傷口を舐めます。

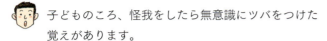子どものころ、怪我をしたら無意識にツバをつけた覚えがあります。

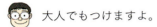大人でもつけますよ。

これは、**動物の本能**的なものでしょう。唾液には傷口を消毒する成分が含まれています。そこで唾液で抗菌実験をしました。
　試験管にルテウス菌という細菌を多量に入れます（図1 **A**）。たくさん入っているので試験管が濁っています。ここに**リゾチームを1滴落とすと、瞬時に透明になりました（図2 B）。唾液の"リゾチーム"の溶菌作用により、瞬時に細菌の細胞壁が壊された**のです。
　リゾチームは、グラム陽性菌の細胞壁に作用し加水分解を引き起こします。医薬品として風邪薬や目薬などにも含まれています。かつては、消炎酵素剤として歯科でも多用されていました。

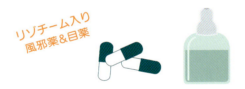
リゾチーム入り風邪薬＆目薬

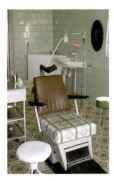
1994年ごろのモンゴルの歯科診療室

さて、日本では歯を抜いた後、化膿しないように抗生剤を飲みます。約25年前のモンゴルの話ですが、よほど腫れていない限り飲みません。当初は、薬の供給が乏しいからだろうと思っていました。しかし歯科医師に尋ねると、「**口の中の傷は、化膿しにくくて治りが早い**」と言われました。

つまり**唾液の殺菌作用**のおかげなのですね。

唾液1mL中の細菌数は、約10^8（1億個）程度です。でも皮膚の表面は1cm^{2}あたり2,000〜3,000個くらいです。

唾液には、圧倒的に細菌が多いのですね。

もし腕に骨まで達する傷ができたらどうでしょう？

間違いなく化膿する。

たいへんなことになります！

図1　リゾチームの抗菌作用

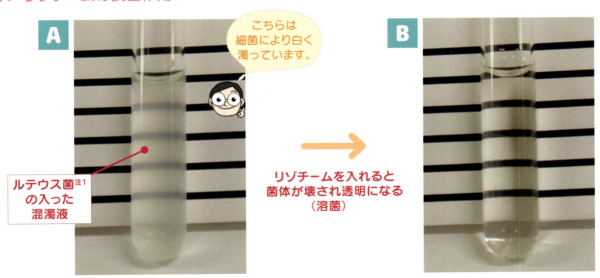

A こちらは細菌により白く濁っています。
ルテウス菌注1 の入った混濁液

→ リゾチームを入れると菌体が壊され透明になる（溶菌）

B

注1：ルテウス菌（*Micrococcus luteus*）……リゾチームによる溶菌作用が顕著に現れる。これは納豆菌の一種で、自然界にたくさん存在する。

（写真提供：松岡喜美子先生・インフェクション・アドバイザー社）

でも抜歯は、骨にまで達する傷ができることです。

歯を抜いて入院なんて聞かないな……。

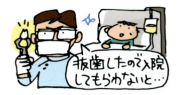

口は、唾液により守られているのですね。

インプラントも骨にまで達する傷です。

やはり口は唾液で守られているのですね。

リゾチームは、唾液や涙などに含まれ、体の表面で病原菌の侵入を防いでいます。たとえばサカナの表面のヌルヌルを取るとカビが生えたり寄生虫が入ります。

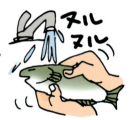

サカナのヌルヌルには、リゾチームが含まれているのか。

他にも"**ラクトフェリン**"や"**IgA**"などもあります。

ラクトフェリン入りヨーグルトって、聞いたことあります！

ラクトフェリンは、鉄との結合性が強く、細菌から奪い去ることで増殖を抑制します。このはたらきにより歯周病の予防効果も認められています。最近では、腸管周囲の脂肪細胞にはたらきかけ、内臓脂肪の減少にも関与するとも言われているそうです。

IgAは、赤ちゃんが飲む初乳に含まれているのでしたね。

そう！初乳に含まれる免疫物質で、腸管の表面をおおい、赤ちゃんの感染予防に役立ちます。

でもルテウス菌は納豆菌の仲間でしょう。納豆といえば体によいし……。極端にいえば、リゾチームがなくても問題ないのでは……。

いい質問ですね！そこで問題です。もし納豆菌が肺に入ると、誤嚥性肺炎を起こすでしょうか？

納豆菌は善玉菌ですが……どうだろう？

ヒトの世界に、"善人""悪人""庶民"がいるように、細菌にも"**善玉菌**""**悪玉菌**""**常在菌**"がいます。"善玉菌"は、ヒトにとって有益な菌、すなわちビフィズス菌[注2]や納豆菌[注3]です。"悪玉菌"は、感染し病気を引き起こすコレラ菌や病原性大腸菌です。そして"常在菌"は、乳酸菌（アシドフィルス）や表皮ブドウ球菌。

ところで誤嚥性肺炎の起炎菌は、どんな菌だったでしょう？

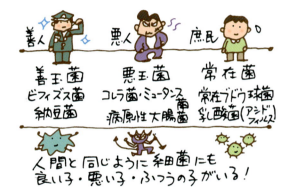

ほとんどが口腔内の常在菌によるものです。

常在菌でも、免疫力が低下する高齢者は注意しなければならないですね。

それでは本来、無害な常在菌が肺に入ると、なぜ悪影響を及ぼすのですか？

そこで考えられるのが**リゾチーム**の存在です。唾液、鼻汁、気管粘膜から分泌されますが、肺の中からは分泌されません。

この差が、口腔と肺の炎症に対する抵抗性の1つなのですね。

もしリゾチームがなければ、納豆菌も病原性を持つ菌となる可能性があります。言いかえれば、**リゾチームは常在菌と平衡関係を保つことで、口腔の健康の維持に寄与している**のです。

注2：ビフィズス菌はつい最近まで"乳酸菌"と呼ばれ、現在も"乳酸菌群"として扱われる。正確には、「ヨーグルトなどを作るビフィズス菌」である。
注3：納豆菌は、バシラス属であり表皮の常在菌の仲間である。常在菌と区別するには「納豆をつくる納豆菌」である。

3 唾液の"毒消し作用"

質問です！「よく噛むことは、癌の予防になる」と言われますが、どうしてですか？

図2で挙げたものは、さまざまな発癌物質（変異原性）です。それを唾液に30秒間浸けると、発癌作用が低下します（図2 B）。これは唾液中のペルオキシターゼという酵素の作用です。

よく噛むことで食物の表面積が増え、唾液にさらされやすくするのですね。

唾液の"毒消し作用"だ！

よく噛むと唾液がたくさん出る。

だから、癌の予防につながるのですね。

先ほど、モンゴルの歯科医師が「口の中の傷は治りが早い……」と言いました。

日本でも、聞いたことがあります。

おもしろい実験があります。まずネズミの背中を1cm四方に切ります。そしてネズミを1匹ずつ飼った場合と数匹を一緒に飼った場合を比べてみます。すると1匹ずつ飼った場合、2日後の傷口は20％しか治っていません。しかし数匹飼ったネズミは、75％も傷口がふさがっていました（図3）。さてどうしてでしょう？

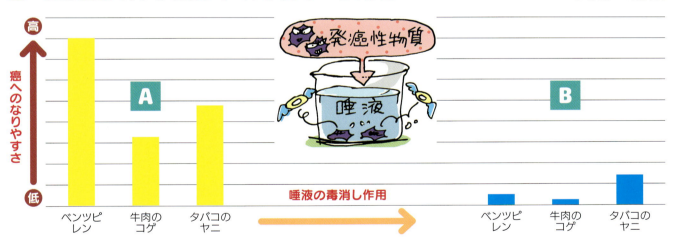

図2　発癌物質に対する唾液中のペルオキシターゼの作用　　参考文献1より引用改変

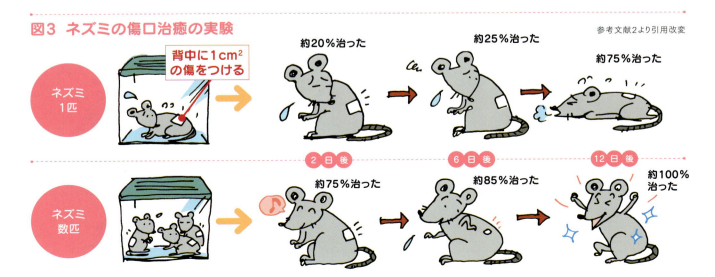

図3　ネズミの傷口治癒の実験　　参考文献2より引用改変

まったくわかりません。

 口の中の傷と関係あるのですか？

 1匹では自分の背中の傷を舐めることができません。しかし数匹のネズミを一緒に飼うと、お互いの傷口を舐め合います。

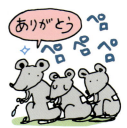

 舐めることで傷が早く治る？

 唾液には、傷口を早く治す物質（上皮成長因子：EGF）注4が含まれているのです。

 動物は舐めることで、傷口が早く治ることを本能的に知っているのね。

この実験には、続きがあります。さらに、❶耳下腺、❷顎下腺、❸顎下腺・舌下腺をそれぞれ除去したネズミについても調べました。すると互いに舐め合っても、治癒の状態が違うのです。

 どう違うのですか？

 もっとも治りが悪かったのが、❸顎下腺・舌下腺除去群。ついで❷顎下腺除去群、❶耳下腺除去群と続きます（図4）。

 どうして顎下腺・舌下腺除去群は、治りが悪いのですか？

 逆に考えれば、上皮成長因子は、顎下腺・舌下腺唾液に含まれることがわかります。唾液には、"サラサラ唾液" と "ヌルヌル唾液" があります。これまで述べてきたリゾチームやラクトフェリン、それにIgAや上皮成長因子はヌルヌル唾液に含まれます。

 どうしてですか？

 そこで次のTOPICでは、唾液について復習してみましょう。

注4：上皮成長因子（epidermal growth factor, EGF）：年齢をとともに肌は老化する。EGFは上皮で新しい細胞の生産を促し、たるみ・しわなどを抑える。唾液や妊婦の尿中に大量に含まれる。この発見によりスタンレー・コーエン博士はノーベル賞を受賞した。

図4　唾液腺を除去したネズミの傷口治癒の実験

参考文献2より引用改変

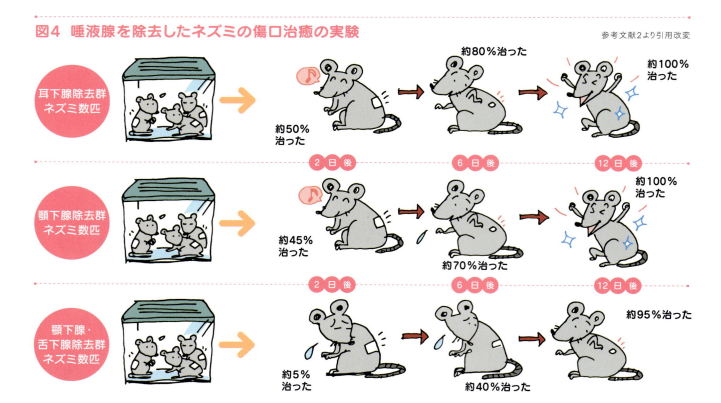

PART2 謎解き唾液学 編

TOPIC 11
サラサラ唾液とヌルヌル唾液

1　唾液には"サラサラ"と"ヌルヌル"がある

唾液腺について復習しましょう。

唾液腺には"**大唾液腺**"と"**小唾液腺**"があります。

大唾液腺には"**耳下腺**""**顎下腺**""**舌下腺**"があります**(図1)**。耳下腺は、もっとも大きく**サラサラの漿液性唾液**が分泌されます。顎下腺は耳下腺の半分の大きさですが、分泌量はもっとも多く、全唾液の70％を占めます。舌下腺は顎下腺の20％の大きさで、**ヌルヌル・ネバネバした粘稠度の高い粘液性唾液**が分泌されます。顎下腺から分泌される唾液の性状は、耳下腺と舌下腺の中間系です。

どうして2種類の唾液が分泌されるのですか？

単純に薄い唾液と濃い唾液があると思っていました。

唾液には、さまざまな作用があります。中でも次の大きなはたらきをおさえておきましょう。
❶粘膜の保護作用
❷食物をスムーズに胃へ送り込む作用
　前者の保護作用が、**粘液性唾液**の主たる役割です。粘液物質は、主に多糖体の"**ムチン**"でヌルヌル物質の成分です。これは粘膜を潤して、胃壁の保護や修復をします。ムチンがないと、サカナの骨が刺さったり、食道などに硬い繊維質の細かい傷がで

図1　大唾液腺

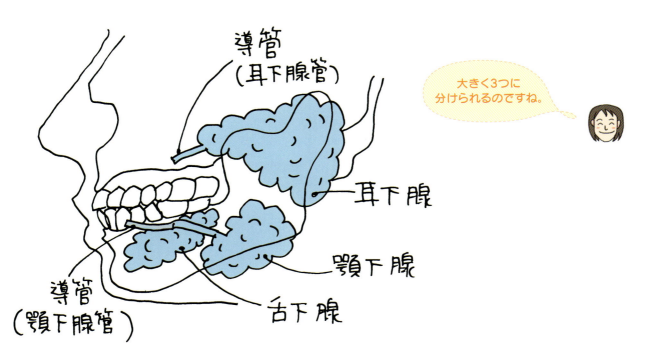

PART2 ● 謎解き唾液学編　**127**

きたりします。皮膚はこれによって守られ、サカナのヌルヌルを取ると寄生虫が侵入したり、カビが生えやすくなったりします。

- リゾチームなどの抗菌物質や、傷口を早く治す上皮成長因子は、そのために含まれているのですね。
- 体を保護するために粘液性唾液があるのですね。
- 皮膚の表面でも加齢によりムチンが減り、肌の弾力性が失われます。
- お肌の老化は、ムチンの減少により起こるのですね！
- 化粧水は、ムチンの類似物質です。ヒアルロン酸が含まれ肌をスベスベにします。また、目の表面が乾燥するドライアイもムチンの減少によるものです。
  一方、スムーズな胃への送り込みが、**漿液性唾液**の主な役割です。魚類は、多量の水分により嚥下をスムーズに行うので、大唾液腺は必要ありません。
- 魚類や両生類は、粘液性の口唇腺や舌腺など小唾液腺が主となっています。
- しかし乾燥した陸上では、嚥下するために多量の唾液を分泌させる必要があります。"は虫類"は、食物が多様化するので漿液腺がみられます。ただ、大唾液腺が発達するのは"ほ乳類"以降です。
  ちなみに唾液腺は、動物の食性に合わせて変化します。たとえば、海鳥はヌルヌルしたサカナを食べるので発達が悪いです。しかし、スズメなど乾燥したエサ（粟）を食べる鳥は、唾液腺が必要です。
- 同じ鳥類でも、食べるものによって唾液腺が違ってくるんだ。
- ところで唾液アミラーゼは、漿液性唾液のみに含まれます。ご飯にヨードを一滴落とすと青色になりますが、噛んで唾液と混ざると麦芽糖になり色がかわりません。
- 中学校で実験をしました！唾液アミラーゼによる反応ですね。
- 一方肉食動物は、唾液アミラーゼを分泌しません。
- 肉は、タンパク質が多いから……。
- 植物を食べるからといって、唾液アミラーゼが分泌されるわけでもありません。サルは木の種子や実などの"デンプン"を食べるので分泌されます。では、ウシやウマはどうでしょうか？
- 分泌されないのですか？
- 雑草を食べる動物は分泌されません。雑草に含まれるセルロースは、ウシの腸内細菌により分解されるためです。このように、粘液性と漿液性唾液の作用は、大きく異なります。

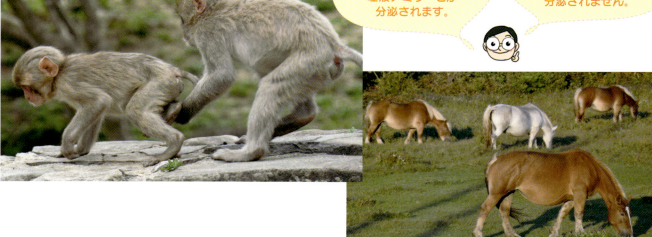

サルは、デンプンの含まれる木の種子や実を食べるので、唾液アミラーゼが分泌されます。

草食獣は、腸内細菌でセルロースを分解するので、唾液アミラーゼは分泌されません。

2 ネバネバもサラサラも、体を守るため

 質問です！緊張すると口がカラカラになって渇くのは、唾液が出ないからですか？

 これは自律神経と唾液分泌の問題です。臨床上役に立つので、この点について触れていきましょう。
　神経系には、自分の意志で体をコントロールする"**体性神経系**"と、コントロールできない"**自律神経系**"があります。さらに自律神経は、"**交感神経**"と"**副交感神経**"があり、内臓のはたらきや呼吸数、血液循環などを調整しています。交感神経は、"**闘争神経**"とも呼ばれ、獲物を捕るときや格闘するときにはたらきを強めます。

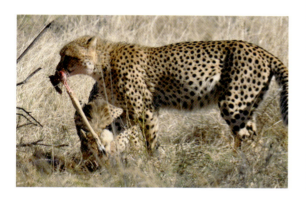

 体を緊張させるため血管が収縮し、血圧や脈拍数が増加するのですね。

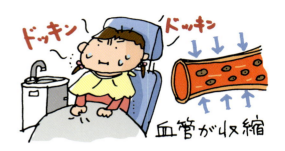

副交感神経は、食事などリラックス時に優位となり、内臓の蠕動運動や消化液の分泌を促します。

正反対の作用を持っていますね。

ふしぎなことに唾液だけは、どちらの神経も分泌を促します（図2、3）。

ふしぎですね。

交感神経が優位なときはネバネバした粘液

図2　交感神経が有意なとき

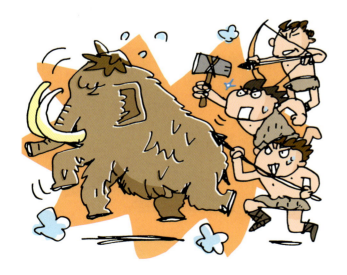

図3　副交感神経が有意なとき

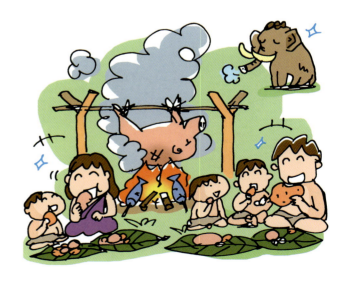

性の唾液、副交感神経ではサラサラ唾液になります（図4）。

どうして2つの神経は、性状の違う唾液分泌を促すのですか？

最近の免疫学では、自律神経系の調節により生体防御作用がコントロールされると考えられています。交感神経が優位のときには顆粒球（好中球・好塩基球・好酸球）が増え、リンパ球（T細胞・B細胞）が減少します。一方、副交感神経が優位のときは、リンパ球が増え、顆粒球（主として好中球）が減少します。

白血球の中で顆粒球がもっとも多く全体の60％を占め、リンパ球が35％、マクロファージ（単球）が5％でしたね。

顆粒球は、"貪食作用"により比較的大きい細菌を処理します。一方リンパ球は、抗体を利用した反応で微小抗原（ウイルス）から体を守っています。
　たとえば人間が獲物を捕りに行くときは、交感神経が優位になります。このとき、外傷により細菌感染を起こしやすくなるため、皮膚の表面に顆粒球を増加させておく必要があります。またスポーツを見て興奮しているときは"手に汗を握る"という言葉がありますが、交感神経が優位な状態では発汗が促されます。これは汗による"滑り止めの作用"やリゾチームなどによる"生体防御作用"と言えます。

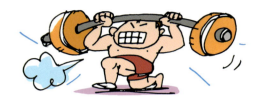

一方食事時は、消化を促進させるために副交感神経が優位になります。このとき、体は腸管からの異種タンパク（抗原）やウイルスの侵入を阻止するため、リンパ球を増加させます。このように生体防御作用には、交感神経と副交感神経の両者とも関与します。

健康には両者のバランスが大切ですね。

たとえば、働き過ぎやストレスで交感神経が優位な状態が続くと、白血球が過剰となり自らの細胞を傷つけ胃潰瘍や癌などの病気になりやすくなります。逆に運動不足などで副交感神経が優位になると、リ

図4　交感神経と副交感神経が優位なときと、分泌される唾液

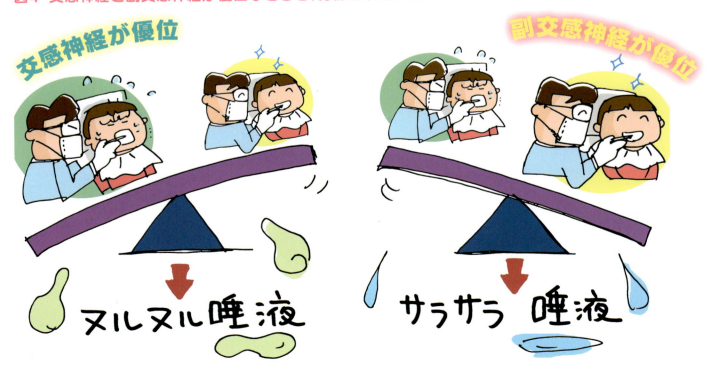

ンパ球が過剰になりアレルギーを起こしやすくなります。

🙋 **自律神経のバランスが崩れると病気の原因になる**のですね。

👨 この自律神経のバランスは、唾液にも作用します。**交感神経が優位なとき**は、生体防御のためにリゾチームなどを含んだ**粘液性の唾液が分泌されます。同時に漿液性唾液は抑制され口が渇きます。**

🙋 なるほど〜。

👨 **副交感神経優位のときには、唾液アミラーゼによる消化の促進や、食物をスムーズに胃腸に運ぶためサラサラの漿液性唾液が分泌されます。**

🙋 だから、交感神経・副交感神経の影響を受けて、性状の違う唾液が分泌されるのですね。

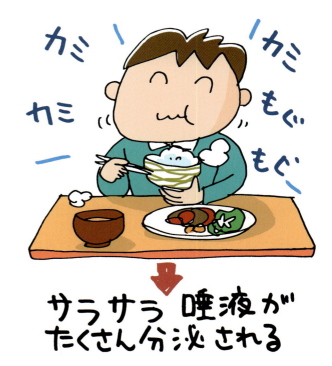

COLUMN④ アレキサンダー・フレミングとリゾチーム

❶ 自然界の体を守る仕組み

リゾチームを発見したのは、イギリスの細菌学者・アレキサンダー・フレミングです。また彼は、ペニシリンの発見者として1945年にノーベル生理学・医学賞を受賞しました。発見のきっかけは、黄色ブドウ球菌の培養中、シャーレの蓋を閉め忘れ放置したことです。そこに青カビが偶然に生え、その周囲に細菌の阻止帯ができており、これがペニシリンの発見につながりました（図1）。その6年前、フレミングは"別の大発見"もしていました。

ある日、風邪で出た鼻汁を培養中のブドウ球菌に植えたところ、阻止帯ができたのです。そこで、その菌を分離培養し、混濁した試験管に鼻汁を入れたところ、数分で溶菌現象が起こりました（図2）。そこで彼は、ヒトの分泌物には殺菌作用があるのではないかと考えました。

ヒトは、つねに空気や食物に含まれる無数の細菌と接し、それらは体内に入り込もうとしています。もし、何らかの防御作用がなければ、ヒトは遠い昔に滅んでいたに違いありません。血液中の白血球やリンパ球は防御作用の1つです。しかし目や鼻など血液循環が乏しい場所ではどうでしょう？きっと自然の防護作用が備わっているはずです。そこで他の部位を調べ、唾液・毛髪・皮膚にも存在することを確認しました。さらに、草花や茎、木の葉など自然界のあらゆるものに含まれていました。中でも多かったのは、卵の卵白で涙の200倍もの数値を示しました。

でも、どうして卵白に多く含まれているのでしょう？これも卵の防御作用です。卵は、表面に約1万もの穴が開いており、ここを通じて呼吸をしています。しかしそれは、同時に細菌の侵入口と言えます。そこで、それを阻止するために作られるのです（図3）。

人間はこれを利用して、卵白から"リゾチーム"を精製し、薬として活用するようになりました。自然界には、体を守るさまざまな仕組みが存在することがわかります。

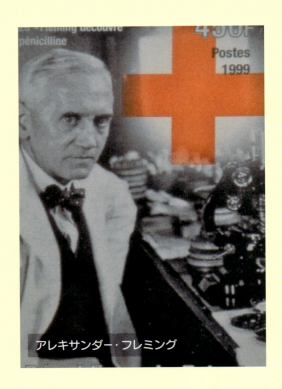
アレキサンダー・フレミング

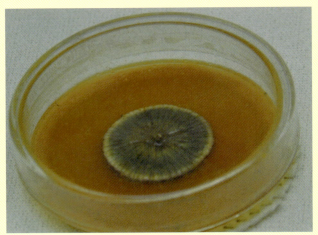
図1　シャーレの閉め忘れが、ペニシリンの発見につながった

❷ 大発見が生まれるには

ところで筆者は、かねがねふしぎに思っていたことがあります。はたして偶然だけで、これだけの大発見ができるものでしょうか？そこには何か、フレミングの哲学があったに違いないと思います。そこで彼に関する書物を読みあさりました。読み進める中で、やはり偶然とは言えない背景に気がつきました。

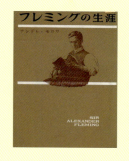

彼が活躍した時代は、第一次世界大戦の真っただ中です。ノーベルによるダイナマイトの発明は、それまでの戦争の概念を大きくかえました。病院では、連日爆発により骨を砕かれ、筋肉を引き裂かれた兵士が押し寄せました。壊れた組織は、細菌の温床となるばかりでなく、食細胞の到達を妨げます。外科医の処置は、壊死組織を取り除き、石炭酸やオキシドールで傷口を消毒することでした。しかし、先ほどまで元気であった兵士が、短時間に次々と亡くなっていきます。医学の限界を感じたフレミングは、体内から病原菌を殺す方法を模索していたのです。同時に、彼はきめ細やかな研究者でもありました。

他の研究者は、実験後のシャーレなどをすぐに処分します。しかし彼は、培養液を何週間も手元にとどめ、最後まで何らかの現象が起きていないかと注意深く眺めていました。この姿勢が大発見につながったのです。彼は、著名な細菌学者である前に臨床家だったのです。いえいえ、りっぱな臨床家であったからこそ、ノーベル賞を手にすることができたのです。

図2 リゾチームの発見は、風邪から始まった

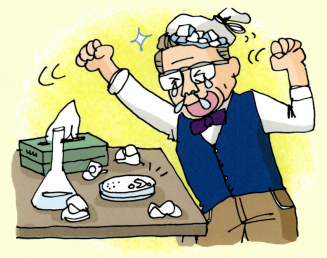

図3 卵への細菌の侵入を防ぐために、卵白には多量のリゾチームが含まれている

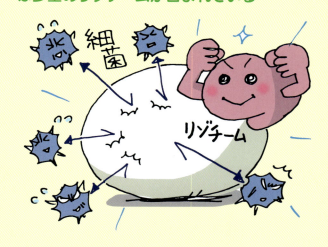

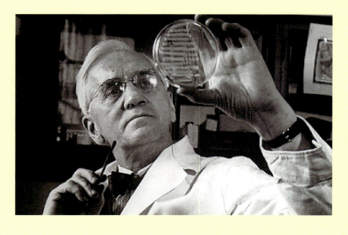

PART2 謎解き唾液学 編

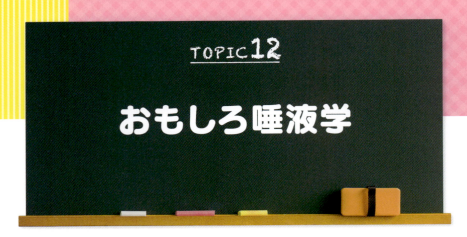

TOPIC 12 おもしろ唾液学

1 口の中の"ホメオスタシス"

唾液と口腔疾患との関係について、**ステファンカーブ**からみていきましょう。
ステファンカーブは、次の**2つの段階**に分けることができます。

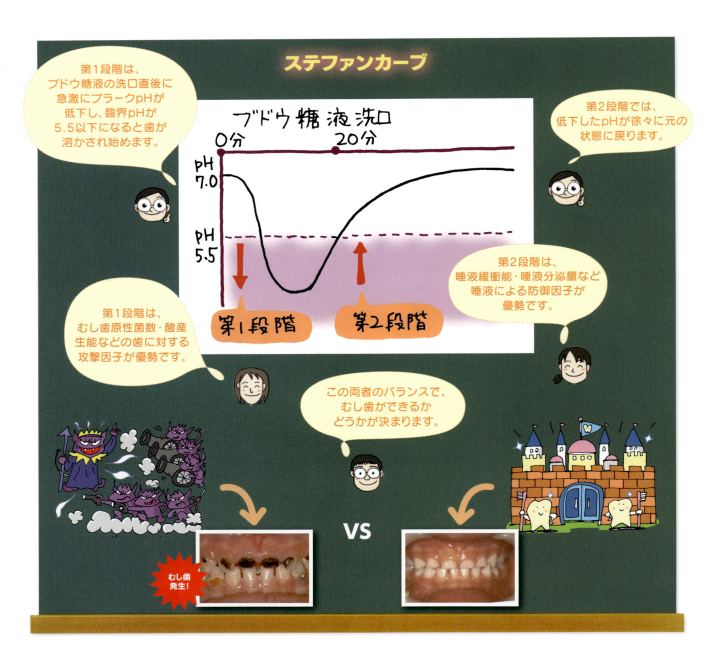

ステファンカーブのX軸を中心として回転させると、体の中の状況を示す"ある曲線"になります。

何かしら……？

もしかして食後の血糖値の曲線？

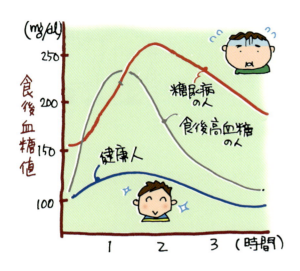

たしかに！食前の血糖値は80～100mg/dLですが、食後には上昇します。すると膵臓からインスリンが分泌され血糖値は低下し元の状態に戻ります。

食事により血管内のホメオスタシスが崩れるためです。

口の中では唾液分泌などが減るとむし歯が発生し、血管の中ではインスリンが減ると過血糖状態が続き、さまざまな障害を起こします。

口腔内では唾液が、血管の中ではインスリンがホメオスタシスを司っているのですね。

ヒトの体は、巧妙にできていますね。

2　もっとも"むし歯になりにくい歯"はどれ？

もっともむし歯になりやすい歯はどこだと思いますか？

下顎の第一大臼歯です。咬合面の裂溝が複雑だし深いです。

では、もっともなりにくい歯は？

下顎の前歯です。

厚生労働省の歯科疾患実態調査を見ると……。
　歯の寿命は、下顎中切歯の66.3歳に対し上顎中切歯は62.2歳で、下顎中切歯は約4年寿命が長いです（平成11年度、男性右側）[1]。5歳児のむし歯罹患者率は、下顎乳中切歯0％に対し、上顎では14.6％でした（平成28年度）[2]。また永久歯列（35～44歳）では下顎中切歯2.9％に対し、上顎では34％と、約11倍の罹患者率でした（平成28年度、右側）[2]。

上下顎の前歯は形が似ているので、これは唾液の防御作用の差ですね。

ほ乳瓶う蝕も、ほとんど上顎乳前歯ですし……。

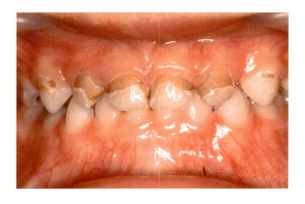

少々古いですが、おもしろい研究を紹介しましょう。
　ステファンは、むし歯の程度により3グループ（むし歯なし群、中等度むし歯群、重度むし歯群）に分けました。そしてブドウ糖で洗口後、各群のプラークpHの変化について調べています。
　結果、上顎では重度むし歯群は、むし歯なし群より、最初のプラークpHは低く、pHの低下量は大きかったです（歯に対する攻撃因子）。また、元に戻るスピード（歯の防御因子）

図1 ブドウ糖洗口後のプラークpH変化（上顎前歯）

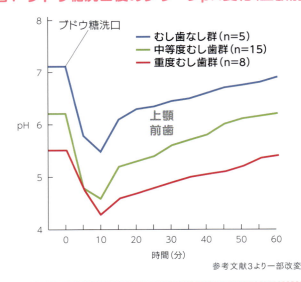

参考文献3より一部改変

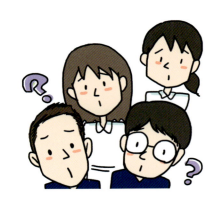

図2 ブドウ糖洗口後のプラークpH変化（下顎前歯）

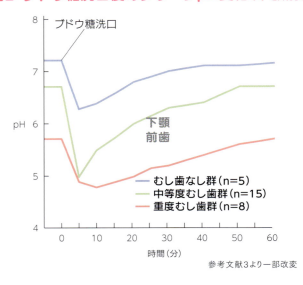

参考文献3より一部改変

図3 ブドウ糖洗口後のプラークpH変化（前歯）

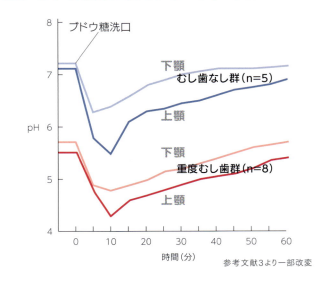

参考文献3より一部改変

 も緩やかでした。（図1）。

 むし歯なし群は、最初から最後までpHが高いですね。逆に重度むし歯群はpHが低いです。

 では下顎前歯ではどうでしょう。

 上顎と同じ傾向で、下顎のむし歯なし群は、最初から最後までpHが高いです（図2）。

図3は、むし歯なし群と重度むし歯群、それぞれの上下顎を比べたものです。

 むし歯なし群は上下顎ともに、重度むし歯群より全体のpHが高いです。

 両者とも下顎は上顎よりpHが高いですね。

 それに下顎は、pHが元の状態に戻る時間も早いです。

 だから下顎前歯は、むし歯が少ないのか……。

 134ページのイラストのように、誰もが同じカーブを描いているのではないのですね。

 唾液にも個人差があるのですね。

ところでステファンカーブは、次の**どこのpH**を表しているでしょう？

❶プラーク　❷唾液　❸第一大臼歯咬合面

あれ！唾液じゃなかったの……？

プラークかしら……？

正解は、プラーク中のpHです。唾液のpHは、プラークのpHと同じではありません。後で説明し

ますが、唾液中の重炭酸イオンが、プラークの中に拡散し酸を中和します。

この話、歯科関係者でも混同しがちです。

この**中性に戻す唾液の性質を"唾液緩衝能"と言います。**

"唾液緩衝能"ってどんなものですか？

ここで簡単な実験を紹介しましょう。

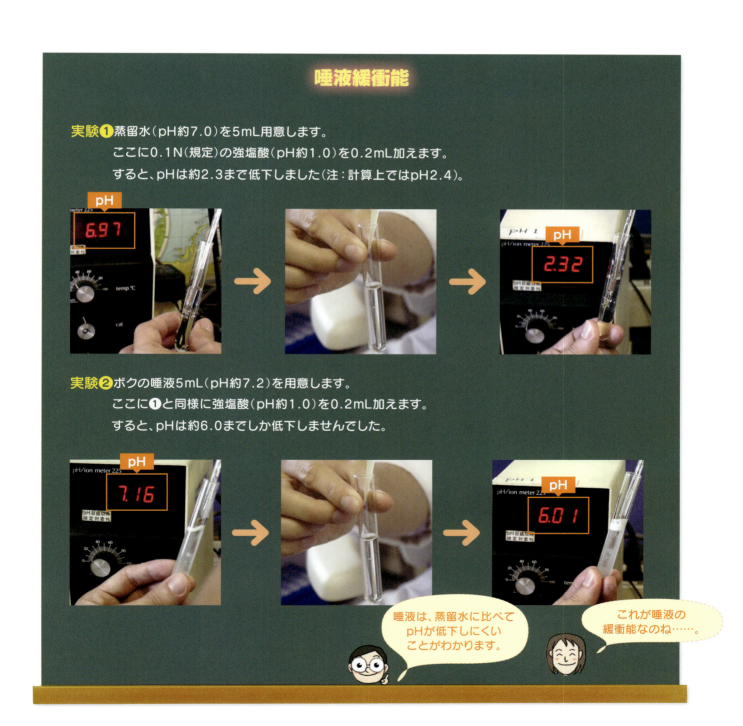

そこでクイズです。

QUIZ 1
実験❶の蒸留水に強塩酸を加えpH2.3になった試験管に、さらにどのくらいの水を加えれば、実験❷の唾液と同じpH6.0になるでしょうか？

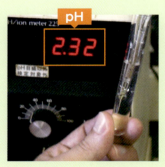
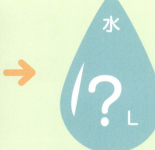
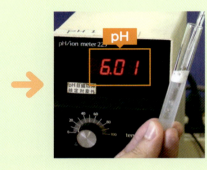

❶ 50mL（0.5dL）
❷ 500mL（5dL）
❸ 5,000mL（5L）

対数の計算は、高校で習ったけれど……。

計算上では、**5,000mLの蒸留水**を加えることになります。

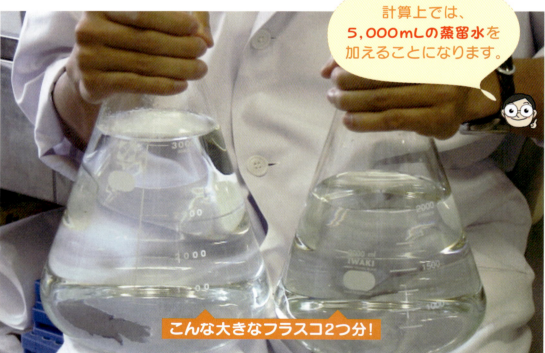

こんな大きなフラスコ2つ分！

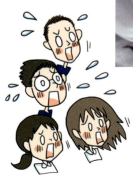

唾液はただの水ではないのですね。

そう！唾液は**魔法の水**なのです。

3 体の緩衝能は何のため？

 ヒトの体にはどうして緩衝能があるのですか？

 今、pHの低い清涼飲料水を多量に飲んだとします。それを小腸で吸収したら血液のpHはどうなるでしょう？

 pHが低下します。

 ブ〜ッ残念でした。ヒトの体では多くの酵素がはたらいています。酵素が効果的にはたらくように**血液のpHは7.35〜7.45（正常動脈血）の弱アルカリ性に保たれています**。もしもpHが6.8以下、7.8以上になると生きていけません。

 体液のpHは一定に保たれているのですね。

 診療中に不安で、過換気症候群に陥る患者さんがいます。

 手足の痺れや動悸、めまいなどの症状が出ます。

 過度の呼吸によりCO_2濃度が低下し呼吸性アルカローシスに陥り、体の調整機能が乱れるためです。pHがわずかにアルカリに傾くだけで症状が現れます。

 体は、酸やアルカリが加えられたとき、恒常性を保つため体液のpHを正常域に保とうとします。それが緩衝能です。

 血液のpHを調節するメカニズムは3種類あります。

血液pHを調節するメカニズム

❶ 呼吸により二酸化炭素を放出する

❷ 排尿により酸性物質を体外に出す

❸ 重炭酸イオンなどの物質により血液中の酸を中和する

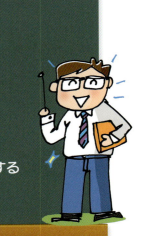

この中で唾液は❸に該当します。**唾液の主要な緩衝能を持つのが重炭酸イオンで**、全体の約95％を占めます。

重炭酸イオンって聞きなれないのですが……。

ヒトは、肺から酸素を取り入れ、細胞でエネルギーを作り出します。

酸素は、赤血球のヘモグロビンにくっつき細胞に運ばれます。

それでは細胞から出る二酸化炭素はどうでしょう？

 ヘモグロビンにくっつけない……。

 そこで炭酸脱水素酵素のはたらきにより、水素イオンと重炭酸イオンになり血液中に溶けます。

$$\underset{\text{二酸化炭素}}{CO_2} + \underset{\text{水}}{H_2O} \rightarrow \underset{\text{水素イオン}}{H^+} + \underset{\text{重炭酸イオン}}{HCO_3^-}$$

 そして肺では、元の状態に戻り二酸化炭素を排出します。

$$\underset{\text{水素イオン}}{H^+} + \underset{\text{重炭酸イオン}}{HCO_3^-} \rightarrow \underset{\text{二酸化炭素}}{CO_2} + \underset{\text{水}}{H_2O}$$

 この重炭酸イオンが緩衝能の立役者です。

4　安静時唾液と刺激時唾液

- このように唾液の緩衝能は、血液中の重炭酸イオンに由来します。
- 唾液の緩衝能は、血液にルーツがあるのですね。
- TOPIC11でヌルヌルした粘液性唾液とサラサラした漿液性唾液の話がありましたが、緩衝能は異なるのですか？
- その前に、基本的なことをもう1つ話しておきましょう。唾液には、安静時唾液と刺激時唾液があります。
- 安静時唾液は、何もしていないときの唾液で、ほとんどが粘液性。
- 刺激時唾液は、食物の味覚や嗅覚、酸などの化学物質による刺激、そして噛むことにより分泌します。
- ウメボシを見ただけで、唾液が出るのは刺激時唾液ですね。
- 噛むことに関係するから、刺激時唾液は漿液性唾液が多い！
- 刺激時唾液は、安静時唾液の20〜30倍緩衝能が高いのです。
- むし歯予防には、刺激時唾液を出すことが大切なのですね。
- でも、どうして刺激時唾液は、緩衝能が高いのですか？
- 唾液腺は、ちょうどブドウの房のような形をしています。

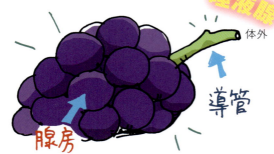

- ブドウの実が腺房で、枝の部分が導管です。
- 腺房で作られた重炭酸イオンは、導管を通過するときに再吸収されます。
- 安静時唾液はゆっくり出る間に再吸収されるため、緩衝能が弱いのですね。

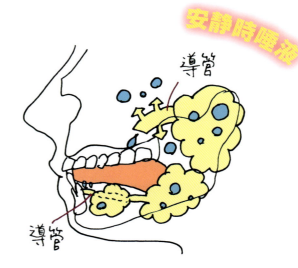

- 一方、刺激時唾液は分泌量が多く、再吸収される前に導管をとおり過ぎます。

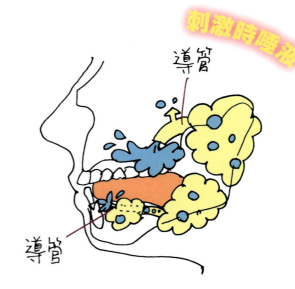

- だから、たくさんの重炭酸イオンが含まれます。
- よく噛んで刺激時唾液を出すことが、むし歯予防につながるのですね。

5 体の"進化"と"仕組み"から紐解く"体のふしぎ"

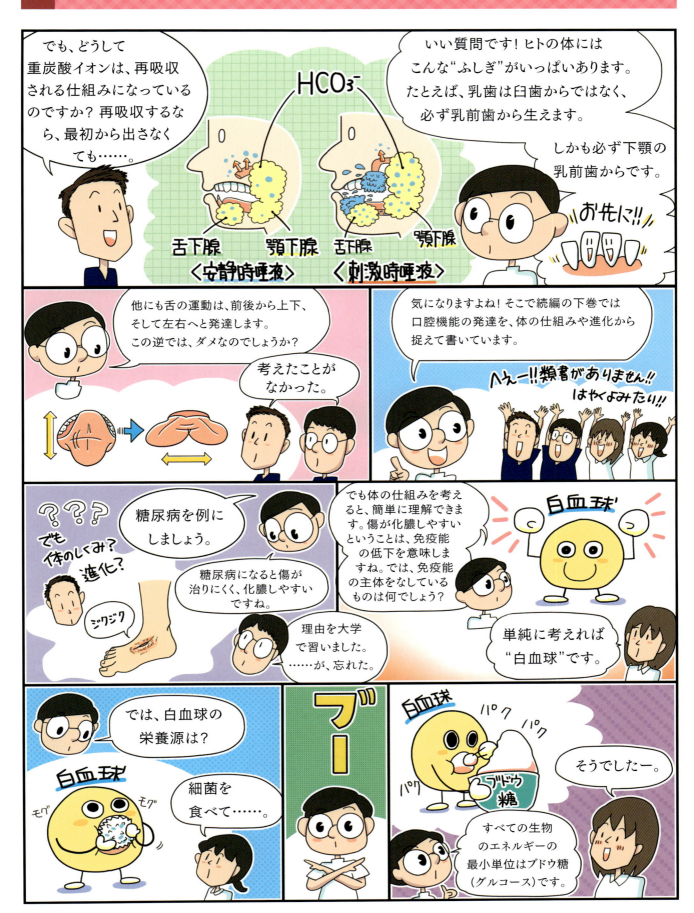

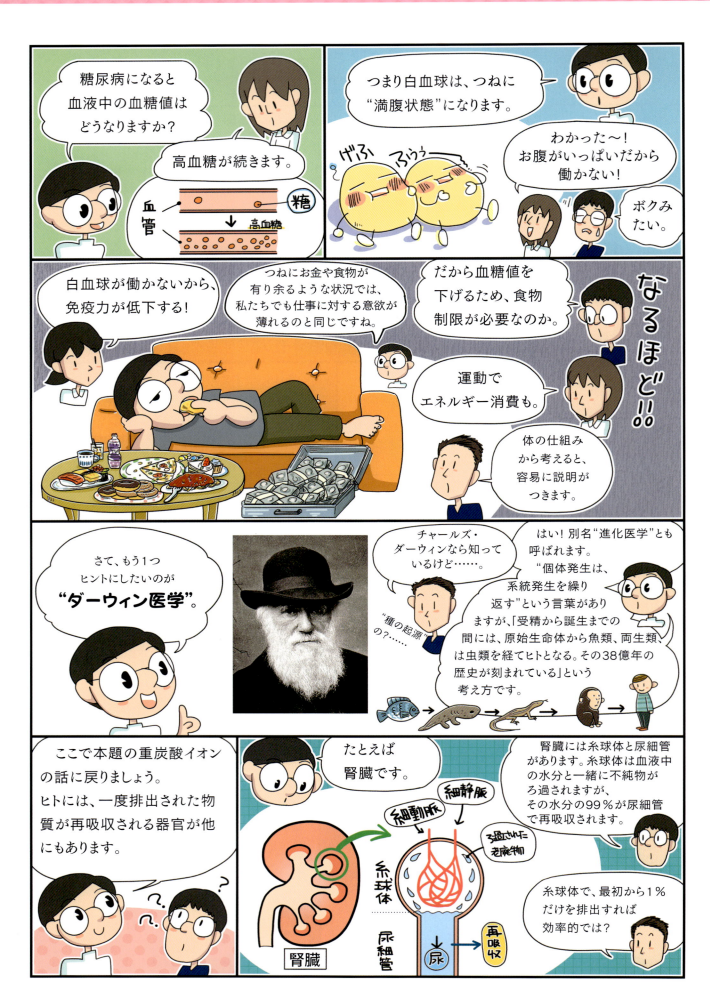

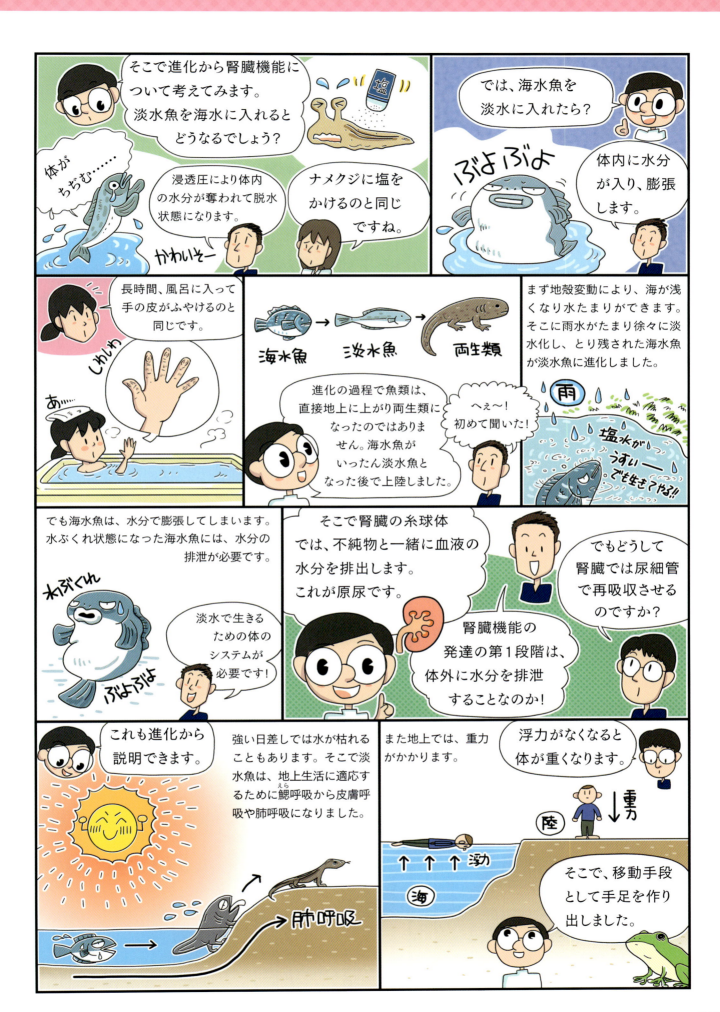

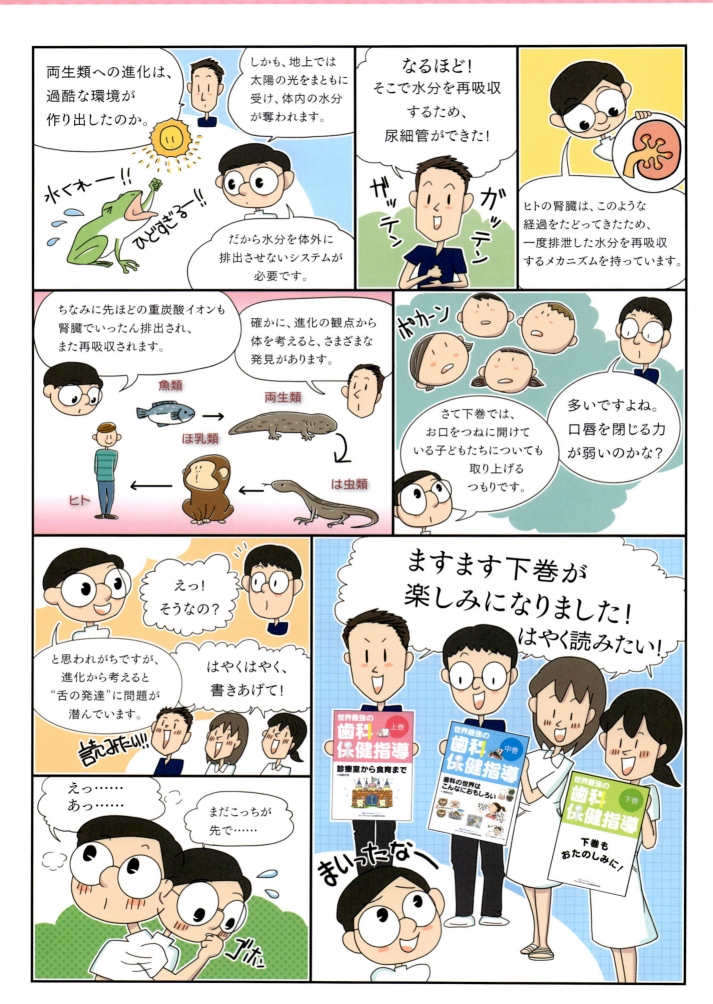

6　刺激時唾液の"分泌量"とむし歯罹患状態

- さて、唾液分泌量が多いと、唾液緩衝能が高くなります。

- 両者は、正比例します。

- 唾液緩衝能とむし歯罹患状態との関係についての論文はあります。しかし刺激時唾液の分泌量とむし歯罹患状態との関係はなく、わずかに成人の根面のむし歯との関係だけです。

- へぇ〜！どうしてですか？

- 図4は、1日の刺激時唾液（食事）・安静時唾液（日中）の分泌時間、それに睡眠時間を、成人と5歳児で比較したものです。

- 成人で刺激時唾液が出ているのは、食事の約1時間だけです。

- その他の安静時唾液は約16時間。

- 刺激時唾液が出ている時間は短いですね。

- 睡眠中は、どうなのですか？

- ほとんど出ません。安静時唾液が出ても微量です。

- 寝ている間、唾液が出たらムセてしまいますね。

- 安静時唾液はむし歯と関係があるかもしれません。でも量が少なく、唾液を採取するには時間がかかるので、あまり研究されていません。**むし歯との関係の研究は、放射線治療などで唾液腺がダメージを受けたものだけ**です。

- 唾液腺が破壊されると、歯の防御作用がなくなります。

- だからレモンや炭酸飲料でも歯が溶け酸蝕症になります。

- それに唾液が出ないと、嚥下ができません。

- だから食事ができないです。

図4　安静時唾液と刺激時唾液の分泌時間の比較

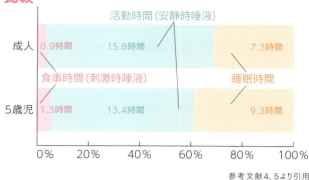

参考文献4、5より引用

- さらに口内炎による疼痛が、食欲不振を引き起こしQOLの低下につながります。

- 歯は唾液により守られていることがよくわかります。

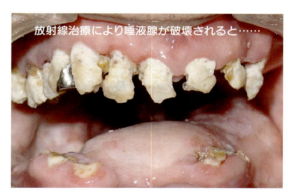

放射線治療により唾液腺が破壊されると……

（写真提供：神谷祐司先生・元姫路赤十字病院）

- でもヌルヌル唾液の子は、むし歯が多い気がします。

- これは、先天性の心臓疾患のため、3歳までほとんど噛んで食べることのなかった子どもです。歯を磨いた後、歯ブラシをコップの水でゆすぐと、唾液がネバネバし糸を引いています。

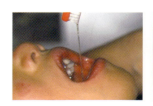
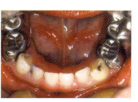

- むし歯の治療を行っても、このままでは永久歯でも同じ状態になりそうです。

何とかしなくては!!

 ヌルヌル唾液は、治療が心配でドキドキしているからかも……。

 交感神経が優位になると、唾液がヌルヌルします。

 漿液性唾液と粘液性唾液の分泌量のバランスも考えられます。粘液性唾液が多ければ、ネバネバします。漿液性が多いとサラサラします。

 つまり漿液性唾液の量が少ないのですね。

 これまで噛むことがなかったので、漿液性の唾液腺の発達が悪いのです。

 よく噛んで食べることで、唾液腺を発達させます。

 それがむし歯予防につながるのですね。

 よく噛むと、唾液腺が発達するのですか?

 それについては、後で話しましょう。

7 唾液緩衝能で"むし歯へのなりやすさ"がわかる?

 唾液緩衝能は、ステファンカーブで考えるとわかりやすいです。低下したプラークpHが、速やかに中性に戻る場合は緩衝能が高いです。

 でも戻りが遅いのは、緩衝能が低いためですね。

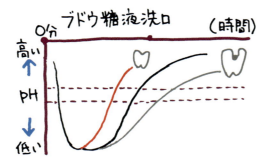

 唾液緩衝能が判定できる CAT 21 Buf を例に説明しましょう。

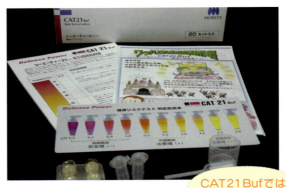

 どのようなものですか?

CAT21Bufでは簡単にテストができます。

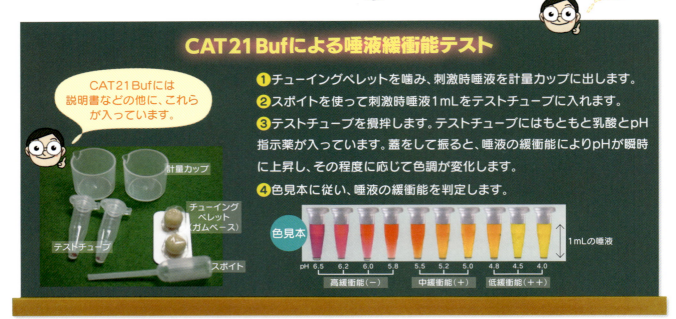

CAT21Bufによる唾液緩衝能テスト

CAT21Bufには説明書などの他に、これらが入っています。

1. チューイングペレットを噛み、刺激時唾液を計量カップに出します。
2. スポイトを使って刺激時唾液1mLをテストチューブに入れます。
3. テストチューブを攪拌します。テストチューブにはもともと乳酸とpH指示薬が入っています。蓋をして振ると、唾液の緩衝能によりpHが瞬時に上昇し、その程度に応じて色調が変化します。
4. 色見本に従い、唾液の緩衝能を判定します。

図5 幼稚園年長児における刺激時唾液の緩衝能（CAT21Buf）の分布

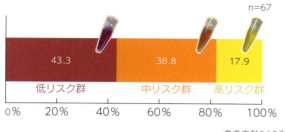

参考文献6より引用

図6 幼稚園年長児における刺激時唾液の緩衝能（CAT21Buf）と1人平均df歯数

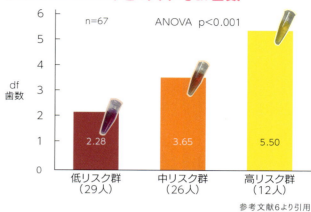

参考文献6より引用

図7 幼稚園年長児と中学1年生における刺激時唾液の緩衝能（CAT21Buf）の分布

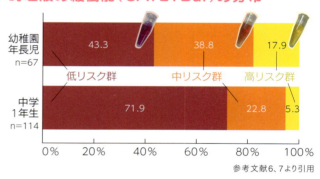

参考文献6、7より引用

 唾液の緩衝能が低い場合はpH（4.0〜4.8）が低く、黄色の高リスクとなります。一方、緩衝能が高くなるにつれpHが上昇し、橙赤色の中リスク（pH5.0〜5.5）から、赤色の低リスク（pH5.8〜6.5）に変化します。

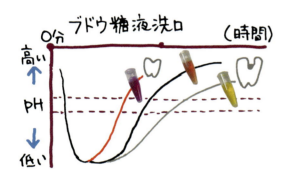

 簡単で、しかもすぐに判定できるのですね。

 このテストを使って幼稚園児（n＝67）で検査したところ、約半数が低リスクになりました**（図5）**。

 幼稚園児でも簡単にできるのがいいですね。

 計算上では、テストチューブを蒸留水で薄めて黄色（pH4.5）にするためには100mL、橙赤色（pH5.5）では約510mLが必要です。さらに、赤色（pH6.0）では3,200mL、赤紫色（pH6.5）ではなんと10Lの水を加えなければなりません。

 へぇ〜、水10Lも。

 では幼稚園児の、唾液緩衝能とむし歯の本数との関係を示します**（図6）**。

 低リスク群（高緩衝能）の1人平均df歯数（乳歯のむし歯＋処置歯数）は2.28に対し、高リスク群（低緩衝能）では5.50です。

 高リスク群では、約2倍df歯数が多いです。

 唾液緩衝能は、むし歯と関係が深いですね。

 さて、唾液分泌量は、20歳ごろにピークを迎えます。

 唾液の分泌量が多いと、唾液緩衝能も高くなるのでしたね。

 だから**唾液緩衝能は、年齢により変化**します。

 唾液腺が未発達の子どもたちや、分泌量のピークを過ぎた高齢者は低いのですね。

 唾液分泌量が増加する中学生でこのテストを行ったところ、低リスク群は約70％でした**（図7）**。中学

図8 中学生における刺激時唾液の緩衝能（CAT21Buf）と1人平均DF歯数

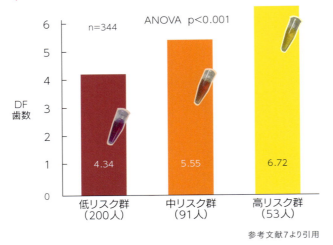

参考文献7より引用

図9 中学1年生における緩衝能（CAT21Buf）と第二大臼歯の1人平均DF歯数の2年間の追跡

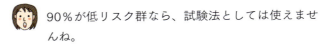

参考文献8より引用

図10 成人における刺激時唾液の緩衝能（CAT21Buf）の分布

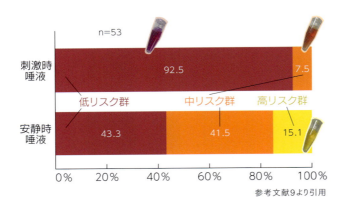

参考文献9より引用

生でも、低リスク群の1人平均DF歯数（永久歯のむし歯＋処置歯数）は4.34、高リスク群では6.72となり、約2.3本むし歯が多くなりました（図8）。

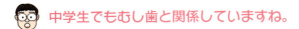 **中学生でもむし歯と関係していますね。**

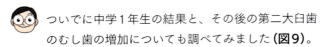 ついでに中学1年生の結果と、その後の第二大臼歯のむし歯の増加についても調べてみました（図9）。

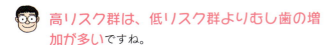 **高リスク群は、低リスク群よりむし歯の増加が多い**ですね。

つまり、**むし歯の増加を予測できる**のですね。成人ではどうなりますか？

成人の刺激時唾液では、約90％が低リスク群でした（図10）。

90％が低リスク群なら、試験法としては使えませんね。

そこで安静時唾液で調べてみました。すると、低リスク群が約40％になりました。

安静時唾液は、刺激時唾液より唾液緩衝能が低いためです。

成人には、安静時唾液を使えばよいですね。

でも、採取には時間がかかります。

そこで、刺激時唾液の量を半分にして判定します。すなわち、原法では1.0mLで判定するのを0.5mLで判定すればよいのです。

0.5mLで判定すれば、成人でも低リスク群が減少します。

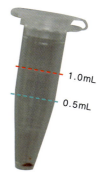

8 唾液を臨床にどう活かす？

- 最近、**高齢者の口腔乾燥**が問題になっています。
- **唾液分泌が低下すれば、むし歯や歯周病のリスクが増加**します。
- **口臭の原因にも**なります。
- 総義歯は、唾液の表面張力により吸着するから、**義歯維持の低下や疼痛の原因**になります。

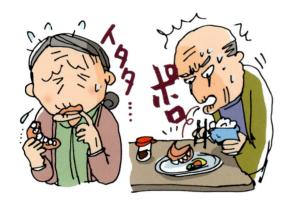

- 舌をドライヤーで乾かすと"ラ・リ・ル・レ・ロ"が言いにくくなります。
- **滑舌が悪くなるから発音にも影響**しますね。
- 味覚は、食物中の味覚物質が唾液に溶け、舌表面の味蕾が感じます。だから唾液が減ると**味覚異常**が増えます。
- 味覚異常の原因の1つに、亜鉛の欠乏があります。だから牡蠣のサプリメントの宣伝もあります。
- でも唾液分泌が原因だったら、サプリメントでは解消できません。
- 降圧剤や精神安定剤など多くの薬剤が影響します。
- 風邪薬を飲むと、口の中が渇くのと同じです。
- 医師に薬剤の変更を依頼しますが、変更できなかったら……。
- でも降圧剤は飲まないわけにはいかない……。

- しかし薬剤で唾液が減っても、それを取り戻す方法があります。そもそも**投薬で減少するのは、主として安静時唾液**です。
- 刺激時唾液はかわらないのですか？
- 年齢とともに唾液分泌量は、どうかわるのですか？
- 安静時唾液は減少します。しかし、刺激時唾液は変化しないと言われています。
- どうして刺激時唾液はかわらないのですか？
- そもそも刺激時唾液は、舌や顎を動かすことにより分泌されるものです。
- なるほど……。
- 逆に、歯を失うと噛めないので減少します。
- ここで読者のみなさんも、実験してみましょう。舌を前上方へ思いっきり伸ばします。その後で、舌を元に戻すとどうでしょう。
- 唾液が出てきました！

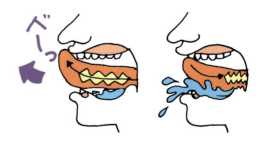

舌を伸ばし戻すと唾液が分泌される

- 舌を伸ばすと口腔底の容積が増加し、顎下腺や舌下腺が陰圧になります。
- その瞬間、血液が唾液に置き換わります。
- だから舌を元に戻すと顎下腺・舌下腺から唾液が出るのですね。

次に、口を大きく開け、その後閉じてみましょう。

 唾液が出ます！

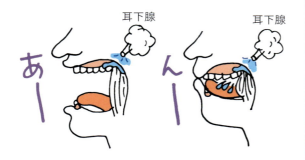

口を閉じているとき、耳下腺はどうなっているでしょう？

頬筋が弛緩するから、耳下腺の容積は大きいです。

でも口を開けると、筋に押され唾液が出るのですね。

舌や咀嚼運動によるポンプ作用で刺激時唾液が分泌されると考えたら、別のアプローチができませんか？

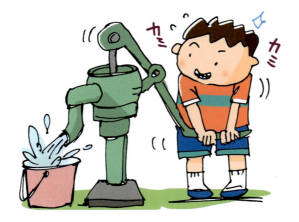

ちょうど明日、口腔の乾燥感のある方の総義歯をセットしますが……。

何の工夫もなく装着すれば、吸着や疼痛に問題が出るかもしれません。

あらかじめ唾液を増加さる取り組みをすればよいのか！

 舌体操などを繰り返しておけば、腺組織が活性化され容積や分泌量も増加するはずです。

 "あいうべ体操"もよいですね。

 難症例がかわるかもしれませんね。

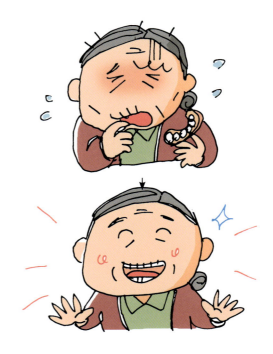

以前、こんなケースがありました。咽頭の上部に肉腫ができ、耳鼻科に入院している小学生です。治療は、化学療法と放射線治療が予定されていました。

放射線治療では、唾液腺がダメージを受けます。唾液が出なくなります。

粘膜がカラカラに乾燥し、食物がこすれ痛くて食べられなくなるでしょう。

ますます体力が低下します。何とか唾液を出す方法はないのですか？

そこで放射線治療が始まる前に、キシリトールガムを1日に数回噛むように伝えました。

どうなりました？

後で放射線科の医師が、「他の患者さんは、ひどい口内炎になるのに、この子だけはほとんどない」と言っていました。

😊 **噛むことで唾液腺を活性化させる**のですね。

🧑 もちろん放射線治療で唾液量は減少します。でも若いのであらかじめ唾液腺の発達を促しやすいはずです。少しでもピークを高めておくと、落ちるのに時間がかかります。
　この患者さんの肉腫は、完治して現在りっぱな社会人になっています。

😊 唾液から話が広がりますね。他にもおもしろい話ありますか？

🧑 萌出直後の歯は軟らかく、むし歯になりやすいですが、徐々に歯が硬くなります。これも唾液の効用です。

😊 へぇ〜、これも唾液のおかげなのですね。

🧑 本書の[上巻]に、生えたばかりの歯は、"たけのこ"や"流したてのコンクリート"と同じと書かれていました。

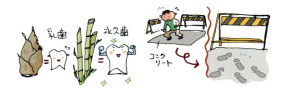

🧑 歯は二段階で硬くなります。一段階目は、顎の骨の中で、血液中のカルシウムが歯につきます。

🧑 だから、生えたばかりの歯は軟らかい。

🧑 そして生えた後は、唾液中のカルシウムが歯につきます。

😊 そこでさらに硬くなります。

😊 もう一度、[上巻]を読み直してみます。

🧑 これらだけではありません。むし歯の前段階である白斑。

😊 CO（シーオー）ですね。この段階でていねいに磨けば、再石灰化されます。

🧑 この**再石灰化も唾液中のカルシウムによるもの**です！

🧑 **フッ化物は、この再石灰化をサポート**しています。

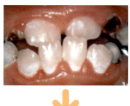 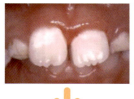
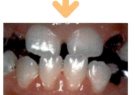 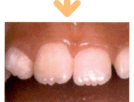

（写真提供：渡邉麻理氏・フリーランス歯科衛生士）　（写真提供：丸山文孝先生・丸山歯科医院）

🧑 唾液をコントロールすることで、むし歯処置をより楽にできると思います。乳歯や幼若永久歯の急性むし歯は、軟化象牙質がジュクジュクしています。

🧑 軟化象牙質の除去時に、露髄しやすいです。

🧑 急性のむし歯は、麻酔が効きにくいこともあります。子どもは、一度痛みを与え泣かせると後の治療がたいへん……。

🧑 一方、**慢性のむし歯は、二次象牙質が形成され軟化象牙質が硬くなって**います。臨床的に、**唾液の流れのよい窩に多い**です。

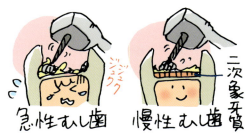

🧑 そこで前処置として、う窩の周囲の**フリーエナメルを除去し、唾液の交通をよくしておきます**。

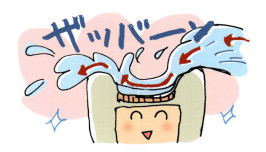

まず、う窩に唾液が到達するように削っておくのですね。

フリーエナメルは、削っても痛くないです。

もちろん、後の修復処置が困難になりません。また食片圧入による疼痛が起こらない程度に行います。

これだけで、治療が楽になるのですか？

そう！**むし歯を慢性化させるのです。そして10倍希釈したサフォライド®を塗布**します。

その後、レジン重合の照射器で光をあてると、サフォライド®に含まれる銀の沈着が促されます。

さらには、う窩の中を小さな歯ブラシで磨きます。

これで、より早く慢性化させることができます。

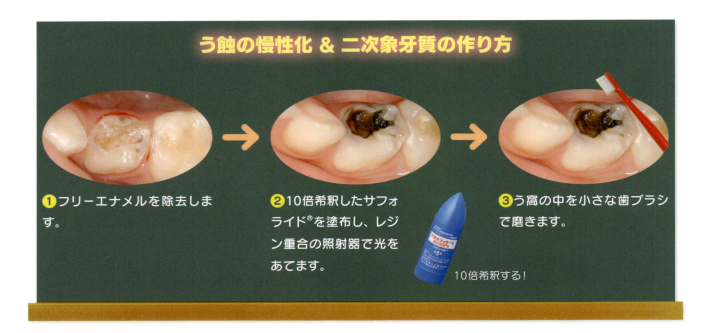

う蝕の慢性化 ＆ 二次象牙質の作り方

❶ フリーエナメルを除去します。
❷ 10倍希釈したサフォライド®を塗布し、レジン重合の照射器で光をあてます。
❸ う窩の中を小さな歯ブラシで磨きます。

10倍希釈する！

これは『子どもを泣かせない17の裏ワザ』にも書かれていましたね。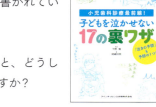

でも唾液を利用すると、どうして慢性化できるのですか？

むし歯原生菌には、ミュータンス連鎖球菌と乳酸桿菌があります。**ミュータンス連鎖球菌は、ショ糖を利用しネバネバした不溶性グルカンを作り、歯にくっつきます。**

プラークですね。

ネバネバしているので菌同士もお互いがくっつき合う。そして多量の酸を出します。

そこでプラークの下（歯と接する部分）では、持続的に歯が溶かされます。だからこの菌は、むし歯の初発と関係するのでしたね。

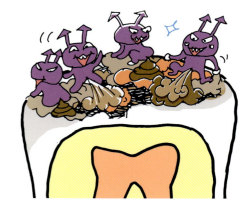

一方、**乳酸桿菌は、歯にくっつく力がありません。**だからう窩の中などに住んでいます。

そこで**酸を出すから、むし歯の進行と関係する**のでしたね。

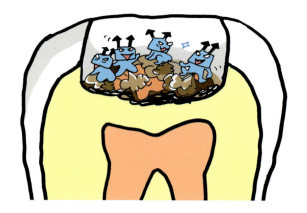

 だから、**充填してう窩を封鎖すると、乳酸桿菌が減少**します。

 乳酸桿菌の住む場所がなくなるのですね。もう一度『**子どもを泣かせない17の裏ワザ**』を読み直して整理をしておきます。

 歯にくっつけないから、フリーエナメルを除去すると、乳酸桿菌が洗い流されます。

 しかも**唾液の緩衝能があるのでう窩のpHが高くなります。**

 こうしてむし歯の進行を遅らせ、二次象牙質の形成を促すのか。

 唾液を味方にすると、日常臨床が楽になります。

9　唾液がたまらない子どもたち

 "**唾液**"の字は"**口から垂れる液**"を意味します。"**よだれ**"も唾液が余って垂れるから、"**余垂れ（よだれ）**"と言うそうです。
　小児歯科医として、子どもの口を診ていて気になることがあります。

 どんなことですか？

 かつては子どもが口を開けていると、唾液が口から溢れ出て困ったものでした。

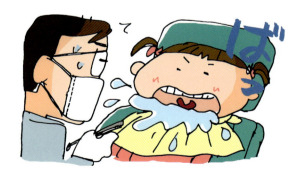

 防湿のためラバーダムを装着しても、横からもれ出してきます。ラバーダムの下に排唾管を挿入し治療したものです。

 レジン充填が、すぐに脱離します。

 セメントも溶けますね。

 当時、乳歯冠に唾液がつくと、指先で金魚をつまむようにヌルヌルしていました。

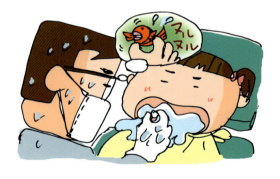

 誤って落下させると窒息事故につながりかねません。

 唾液は、歯科治療にとって邪魔な存在でした。ところが……です。

 どうしたのですか？

 最近の子どもたちは、口を開けていても唾液がたまらない気がしてなりません。おかげで診療は楽になりましたが、どう考えてもこれが正しいとは思えません。

PART2 ● 謎解き唾液学編　153

どうしてですか？

この**原因の1つに食生活の変化**があるのではないかと思っています。
　最近、つねに水やお茶を飲みながら食事をしている子どもたちが多いです。

流し込み食べをすれば、体は唾液を出す必要がなくなります。

唾液を出すためには、食事中の水やお茶を控えなければ……。

ただ現在、一般的に流し込みの食べ方が悪いとは考えられていません。そこで敢えて**"水洗式咀嚼"**と表現しています。

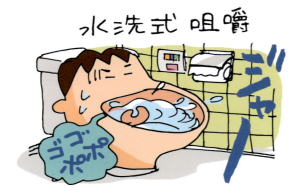

おもしろい造語です。

すぐに悪いことがわかりますね。

昭和30年代まで、**"食事中にお茶を飲むと行儀が悪い"**と言われたものです。

へぇ〜！

"サザエさん"というマンガをご存知ですよね。

読んだことがあります。

昭和20年代後半から40年代まで新聞で連載されていました。**このマンガには、食事時の食卓の上には湯のみが描かれていません。**

そうなのですか……。

食事が終わった者からお茶を飲むシーンがあります。そして食後、全員そろってお茶を飲んでいます。

お茶は、食後に飲むものだったのですか……。

お茶は、茶碗の米粒を洗い流すものでした。それが日本の習慣でした。

でも今は、ファミリーレストランではまず水を持ってきます。

それは、注文を取りに来たという目印です。このような生活習慣を長年過ごしていると……心配です。

どんな影響が……？

あるネズミを使った研究があります。乾燥した固形

図11　軟らかい食物や水分量の多い食物を食べているネズミでは唾液腺の発達が不十分

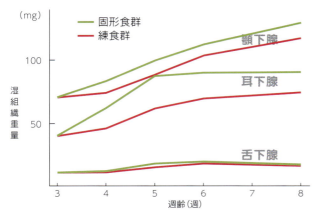

参考文献10より引用

（写真提供：菊地賢司先生・カンガルー歯科）

食と水分の多い練食をネズミに与え、唾液腺の重さを比較しました。

結果はどうでした？

水分の多いエサを与えられたネズミは、耳下腺・顎下腺の発達が悪かったのです**(図11)**[10]。

同じことが子どもたちに、起こっているのかも……。

現在、"オーラルフレイル"（口の衰え）が問題になっています。口の機能が衰えると、滑舌が悪くなったり食べこぼしなどが増えます。するとどんなことが起こるでしょう？

食欲が湧かない。それに噛めない食品が増えます。

友人と会っても、おしゃべりを楽しめません。

家に閉じこもり、足腰が弱くなります。

これらが体力・気力の衰えにつながります。

唾液分泌量の減少もその兆候です。

高齢になっても口の機能の維持をすることが"オーラルフレイル"の予防につながります。

でも子どもたちの唾液が少ないのは……。

オッ、オーラルフレイルの予備群だ！

10 唾液分泌量・唾液緩衝能を高めるために

唾液緩衝能を高めるために、どうすればよいのですか？

刺激時唾液分泌量は、唾液緩衝能と比例するので、唾液をたくさん出すことを考えればよいです。

つまり咀嚼回数を増やせばよいのですね。

実験で、毎日3回・3ヵ月間キシリトールガムを噛み、安静時唾液・刺激時唾液量の変化を調べてみました。

どうでした？

安静時唾液量（3分間）は2.4mLから3.5mLへ、刺激時唾液量（3分間）は4.9mLから6.2mLへ増えました。もちろん唾液緩衝能テストでも低リスク群が増えました**(図12)**。

ガム咀嚼で唾液腺が活性化されたのですね。

やはりよく噛むことが重要ですね。

最近、"噛ミング30（かみんぐさんまる）"の言葉があります。

図12 ガムの咀嚼訓練による唾液量の変化

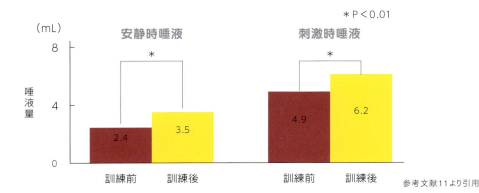

参考文献11より引用

一口30回噛むことを目標にするキャッチフレーズです。

硬いものや歯ごたえのあるものは、30回以上噛めます。しかし、軟らかい食物を噛むのは難しいです。

いつのまにか飲み込んでいます。

子どもの好きそうな食品の噛む回数は、次のとおりです。

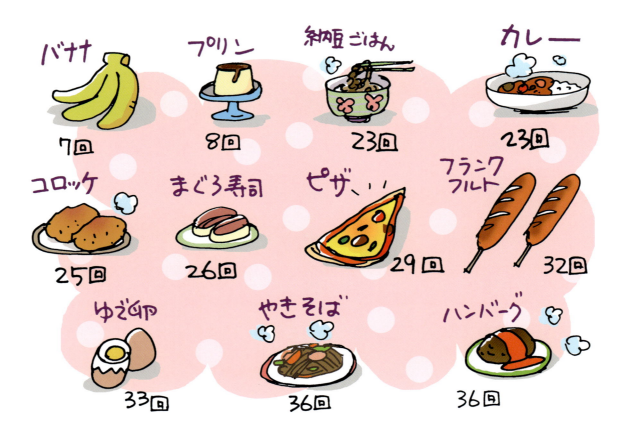

（食品10gあたりの回数）

参考文献12より引用改変

やはり噛む回数が少ないですね。

カレーは23回ですか……。

カレーでも噛む回数を増やす方法があります。

はい！**具材を大きく切る**のですよね！[上巻]に書いてありました！

そう！包丁で食物を小さく切らない。

それだけで噛む回数が増えます！

咀嚼回数を増やすポイントを次のページにまとめました。

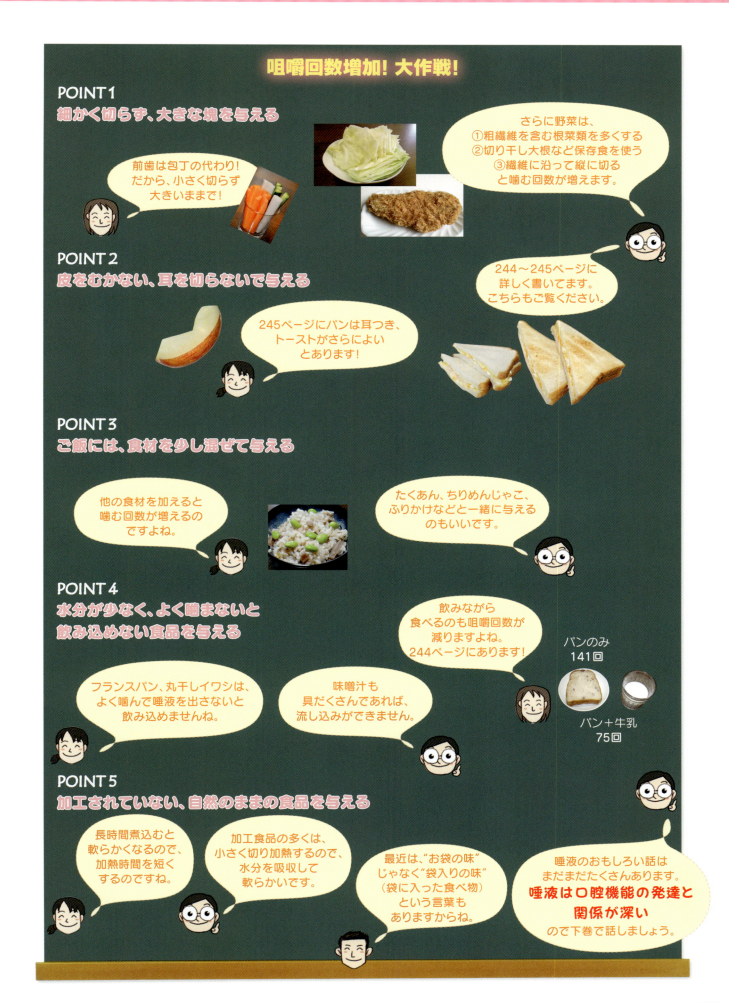

PART2 謎解き唾液学 編

TOPIC13 鼻呼吸と口腔ケアでインフルエンザ予防

1 インフルエンザと風邪はどう違う？

 小学生の息子がインフルエンザに罹り、出席停止になりました。

 でも子どものころ、少々風邪を引いても学校に行っていました。

 それは風邪の話では……。

 "風邪"と"インフルエンザ"注1は、どう違うのですか？

 一般的に風邪といえば急性の上気道の感染症を指します。インフルエンザは、風邪症候群の1つですが、重症化しやすいため分けて考えられるようになりました。

 具体的に教えてください。

 風邪は、クシャミ、鼻水、鼻づまりや喉の痛みなど上気道症状が現れ、発熱も38℃以下が多いです。発症時期は、冬季だけではなく、プール熱など年間を通じて散発的に起こります。

 インフルエンザは？

 インフルエンザウイルスは鼻や咽頭部の粘膜から侵入し増殖します。そして喉の痛み、咳、鼻水など上気道の症状に加え、急激な38℃以上の発熱や、倦怠感など全身症状をもたらします。

 インフルエンザは冬に流行りますね。

 中でも乳幼児や高齢者が重篤になりやすいです。ボクも、インフルエンザ脳症注2が原因で、重度の障害を持った子どもたちを何人も見てきました。

注1：風邪のウイルスは、アデノウイルスやライノウイルスなどで、インフルエンザはインフルエンザウイルスである。
注2：インフルエンザ脳症には、主に6歳以下の子どもが罹り、痙攣や意識障害に陥る。約10％が死亡、20％に後遺症が残る。

風邪 と インフルエンザ の違い

	風邪	インフルエンザ
流行時期	年間（散発的）	冬季
病状	局所的（上気道）	全身に波及
進行	緩徐	急激
発熱	37～38℃	38℃以上
上気道症状	クシャミ、鼻水（引き始め）、喉の痛み、咳（軽い）	喉の痛み、咳（強い）
頭・筋肉・関節痛	軽い	強い
全身症状	少ない	倦怠感、食欲不振

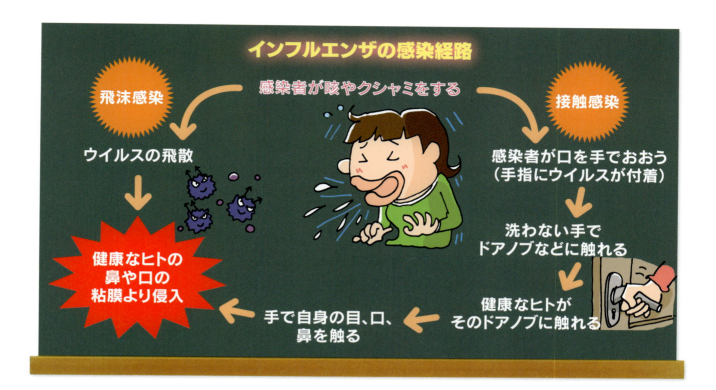

 かわいそうに……。

 確か感染経路は、感染したヒトの咳やクシャミを吸い込む"飛沫感染"と、ウイルスが付着したドアノブやスイッチなどに触れた手で、口や鼻を触るなどの"接触感染"でした注3。

 感染者がクシャミをすると、その瞬間風速は、秒速80mにも達します。これは東海道新幹線の最高スピード（時速285km）に匹敵します。同時に、ウイルスを含んだ飛沫が1〜2mも拡散します。

 これが飛沫感染。そばにいたら、簡単に鼻や口から吸い込むことになります。

 そしてウイルスは咽頭部の粘膜から侵入し、増殖しますね。

 しかし、これは換気のよい部屋での話。閉め切って乾燥した部屋ではどうでしょう。大きな飛沫は、そのまま床に落ち水分が蒸発し、塵や埃に付着して舞い上がります。一方、小さな飛沫も蒸発し、非常に軽い飛沫核となり長時間空中を漂います。これが"空気感染"。

 だから学校の教室などでは、ときどき窓を開けて換気するのですね。

 インフルエンザウイルスは感染力が強そう……。

 教育機関では、インフルエンザによる出席停止の期間が定められています。学校保健安全法では発熱後5日を経過し、かつ解熱後2日間となっています注4。

 熱が引いても2日間は登校できないのですね。

 熱が下がっても、ウイルスが7日程度は身体に留まっています。

 園児や児童だけでなく学校の教職員も……ですか？

 もちろん。現在、歯科大学でも職員や臨床実習生も出席停止になります。

 これは、教育現場や大きい事業所では可能ですが、歯科医院ではどうでしょう？

 誰かが感染すると、他のスタッフや患者さんにも広がるかもしれません。

 診療がまわりません。

注3：インフルエンザのウイルスは、乾燥に強いので金属・プラスチック製のものには長時間付着している。
注4：幼児では解熱後3日間出席停止となる。

2　歯科医療従事者だからこそ、インフルエンザ予防対策を！

 インフルエンザの予防法は、**日常的な手洗い、それにうがいやマスク**などがあります。

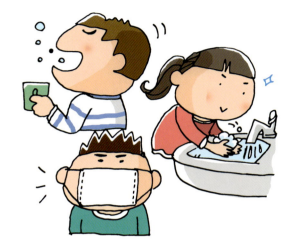

予防注射もありますね。

咳が出るときは、マスク、ティッシュ、ハンカチなどで鼻と口をおおいます。

"咳エチケット" でしたね。

2019年の冬は、21世紀に入り最多の感染者数でした。**インフルエンザウイルスは、咽頭部の粘膜から侵入します。**

診療室で働く歯科医療従事者は、ハイリスクの職種ですね。

だから、感染対策についてもよく知っておく必要があります。

まず、きちんと手洗いをしてマスクをすることですね。

でも最近、厚生労働省の "**インフルエンザ予防にマスクは推奨していない**" という記事がありました。

えっ～！どうしてですか？

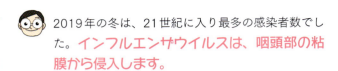

そこでクイズです！ガーゼマスクを例にして考えてみましょう。

 QUIZ 1 ガーゼマスクの網目をトンネルの大きさとしたら、インフルエンザウイルスはどのくらいの大きさになるでしょうか？

❶ ウシ　　❷ アリ　　❸ イヌ

これはアリより小さいな！

 だいたい、この手のクイズは**一番かけ離れたのが正解**です。だから、**アリより小さい**です。

 昔、ウイルスの大きさをサッカーボールに例えると、ガーゼマスクの網の目は国立競技場の広さになると聞いたことがあります。

 ウイルスの大きさは、約0.1μm（マイクロメーター）（1μm＝1/1,000mm）くらい。

 最近、ガーゼマスクは、見かけなくなりました。

 医療用（サージカル）マスクや家庭用マスクなど、網の目の細かい不織布製のマスクが多いです。

 不織布って何ですか？

不織布とは、織っていない布という意味です。つまり繊維・糸等を織らずに熱や化学的な作用によって接着させ布にしたものです。そして不織布の間には、フィルターが入っています。
　一般的に使用される**不織布製のマスクの網の目は5μmくらい**です。これを大きな壁時計（50cm）に例えると、ウイルスはパチンコ玉の大きさ（1.1cm）になります。

 それでも、**ウイルスは通過する可能性がある**のですね。

 だから、インフルエンザに罹ったヒトが、咳やクシャミでウイルスをまき散らさない（飛沫感染を防ぐ）ように、不織布製マスクを積極的に使うことを推奨しています[1]。

 つまり他人への感染予防に効果があるのですね。

 そうとも言えません。要は、マスクだけでは完璧な予防ができないということです。

 他の予防方法と組み合わせるのですね。

 ところでヒトは"**天然のマスク**"を持っています。

 何ですか?! 天然のマスクって!!

 それについて話していきましょう。

3 "天然のマスク"でインフルエンザ予防?!

バナナが金づちに！

 ボクは、定期的にモンゴルへ行っています。冬には気温が－40℃くらいまで低下することがあります。

 ひゃあ～！寒そう！

 －15～20℃になると、凍ったバナナで釘を打つことができます。あくびで涙が出ると瞬時に凍って目が開きにくいし、鼻毛が凍ってバリバリになります。
　そこで次のクイズです！

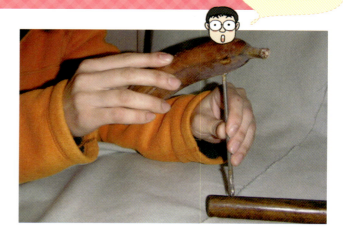

QUIZ 2 －40℃の冷たい空気を鼻から吸い込むと、喉の奥では何度くらいになるでしょう？

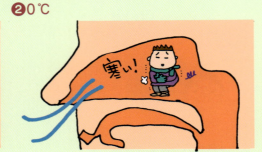

❶ －20℃　　❷ 0℃

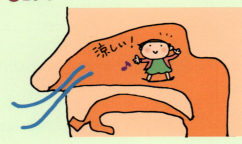
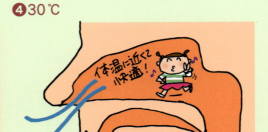

❸ 20℃　　❹ 30℃

えっ～！どれだろう？
0℃くらいかな？

さすがに30℃には
ならないでしょう。

先ほども言いましたが
この手の問題は、
かけ離れたのが正解です。

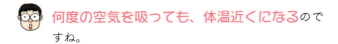

ヒトの体はおもしろいです。冷たい空気を吸い込んでも**上咽頭をとおるときは31～34℃、気管では36℃**になります。

何度の空気を吸っても、体温近くになるのですね。

でもたった10cmの鼻腔をとおるだけで、どうしてそこまで上がるのですか？

そこで、鼻の中での防御作用について話をしていきましょう。
　まず入り口には、**鼻毛が生えています。大きな塵や埃はここでストップ**です。

これが第一の関門ですね。

鼻腔、喉頭、それに気管などの粘膜は、粘液に満た

され塵や埃、さらには細菌やウイルスが付着します。そして線毛上皮細胞には、長さ0.1mm、直径0.001mmの線毛が生え、1秒間に20回以上の速さで活発に動きます。

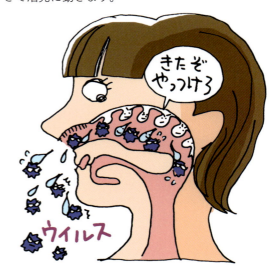

👨 そして、ベルトコンベアのように異物を運び、体外に排出します。

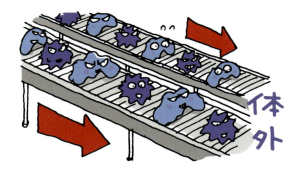

👨 **痰として吐き出したり、無意識に飲み込んで胃酸で殺菌される**のですね。

👩 しかし寒くなると、線毛のはたらきが鈍くなります。しかも肺は、冷たい空気に弱いです。

👩 冬の早朝に、口を開けて歩くと肺が痛くなるのはこのためですね。

👨 そのため鼻腔内にはたくさんの毛細血管があります。

👨 これで加温するのですね。

👩 マフラーで首を温めることも大事ですね。

👩 そう！また、鼻の入り口には、**"キーゼルバッハ"**（Kiesselbach）という毛細血管の多い場所があります。鼻血が出るのは、ここを傷つけた場合が多いです。それにヒトには、上鼻甲介・中鼻甲介・下鼻甲介があります。これらすべて加湿のためです。
　次はクマの頭蓋骨ですが、鼻の中を見てください。

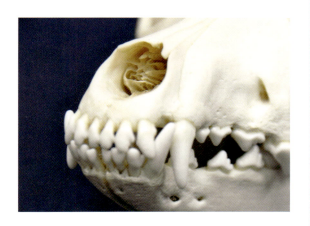

👨 軟骨が複雑に入り組んでいますね。

👨 これでさらに表面積を増やせます。

👩 そういえば、モンゴル相撲の力士は頬骨が張った顔をしています。

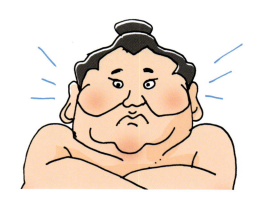

👨 これも上顎洞など副鼻腔の容積を広めて、加温効果を高めています。

👨 寒冷地の気候に適応するためなのか。

👩 でもそこまでの寒さを経験したことがないので、実感が湧きません。

👨 プロスキーヤーの三浦雄一郎さんの経験談を紹介しましょう[2]。

👨 世界七大陸の最高峰からスキーで滑られたことでも有名です。

👩 南極で−50℃の中で滑ったときの話です。
「南極で息が苦しいとき、マスクを外して呼吸した。すると肺の中に針が1,000本くらい入ったようにガーンと痛かった。肺が一瞬凍って、死ぬかと思った。」と述べています。

👨 **ひょっとして口呼吸？**

👨 そう！
「だから、それからは鼻でゆっくり呼吸をします。寒いときは鼻の中をとおると、ちょうどいい温度で肺に入るのです。」とも。

👨 よ〜くわかりました。

👨 ここで鼻に関してクイズです。

QUIZ 3 唾液は1日1〜2L分泌されますが、鼻腔からも水分が分泌されています。どの程度でしょうか？

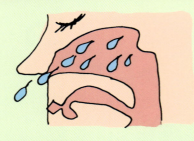

❶ 牛乳ビン1本（200mL）　❷ 牛乳ビン5本（1,000mL）　❸ 牛乳ビン10本（2,000mL）

 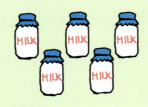 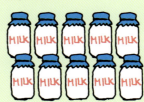

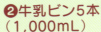 先ほど、かけ離れたのが正解と……。

それじゃ牛乳ビン10本かも……。

それじゃ私も10本！

ここで牛乳ビン10本と想像された方！ 世の中は、そんなに甘くできていません。さすがに牛乳ビン10本は、鼻ジュルジュル状態になります。**正解は、牛乳ビン5本、約1,000mLです。**

それでも多いです。どうして水分が分泌されるのですか？

理由の1つは、嗅覚には水分が必要だからです。

臭い物質が溶けて、脳の嗅球が感じる。

味も、味覚物質が唾液に溶け、味蕾が感じるのでしたね。

もう1つの理由は、肺は乾燥に弱いためです。

どうしてですか？

これはヒトへの進化を考えるとわかりやすい。そもそも、魚類は水中でエラ呼吸をしていました。

エラで酸素を取り入れ、二酸化炭素を出します。

ガス交換ですね。

魚類が陸上に上がるとエラは体内に入っていきます。

それが肺ですね。

つまり、肺は魚類のエラが体内に入ったものと言えます。魚類は、湿度100％の状態で呼吸していました。だからヒトにおいても、湿度100％で楽に呼吸ができます。

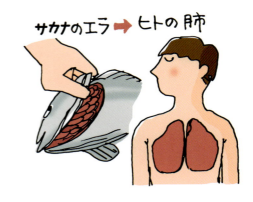

サカナのエラ ➡ ヒトの肺

- 実際、乾燥した空気を吸うと上咽頭で湿度80～85%、下気道では95%になります。
- 冬に吐く息が白く見えるのはこのためですね。
- ちなみに、鼻から分泌される水分の約70%が加湿に使われ、残りは粘液となります。
  さて、インフルエンザは、冬に流行します。
- どうしてですか？
- このウイルスは、乾燥に強く湿気に弱いのです。
- だから湿気の多い夏場には流行しないのですね。
- ウイルスが100いるとすると、気温20℃、湿度60%の状態では6時間後で5%しか生き残れません。
- 95%まで死滅するのですね。
- しかし湿度30%の状態では、約半数が生き残ります。
- つまり、湿度が30%から60%に上がると、ウイルスは1/10になりますね。

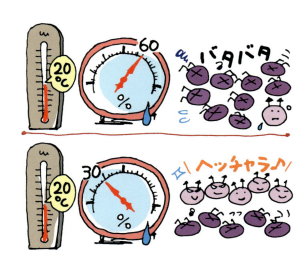

- 口呼吸だと、乾燥した空気が直接喉の奥の粘膜に達します。
- だからインフルエンザに感染しやすい！
- しかし鼻呼吸では、（鼻の中で）湿気のバリアーがはたらきます。
- わかった！ウイルスがダメージを受ける。つまり天然のマスクって"鼻呼吸"のことですね。

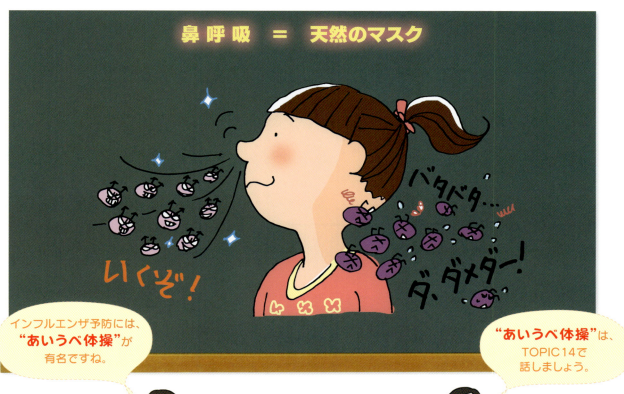

鼻呼吸 ＝ 天然のマスク

インフルエンザ予防には、"あいうべ体操"が有名ですね。

"あいうべ体操"は、TOPIC14で話しましょう。

4　"ぬれマスク法"でインフルエンザ予防?!

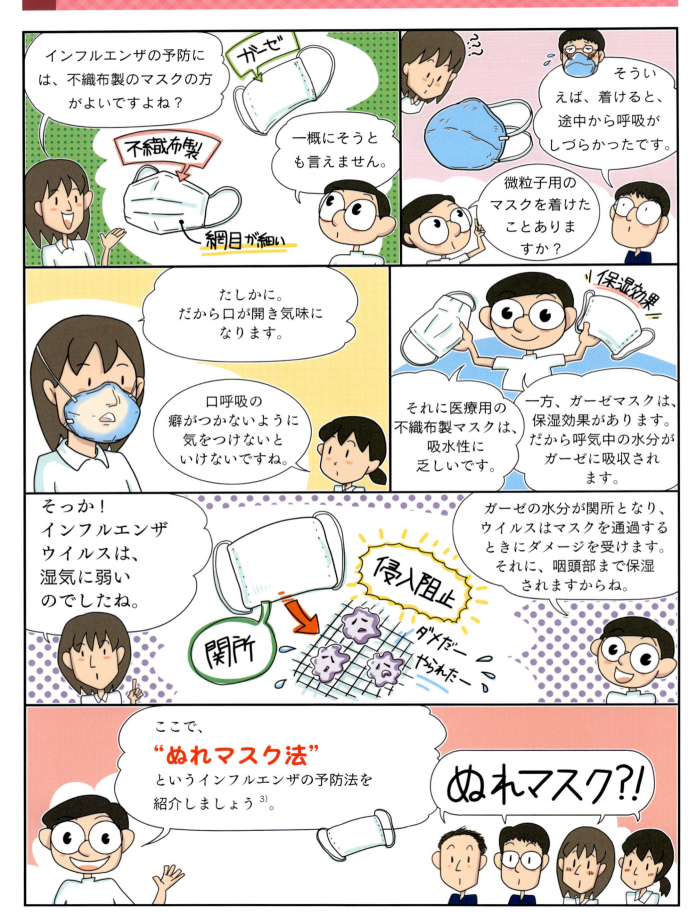

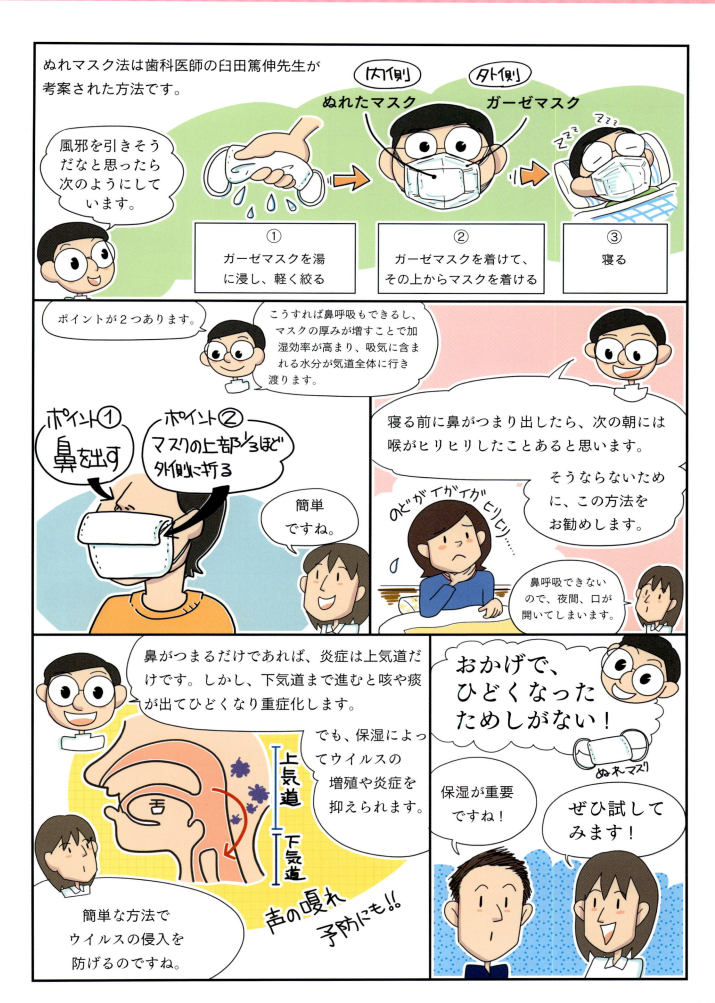

5 "予防嚥下法"でインフルエンザ予防？！

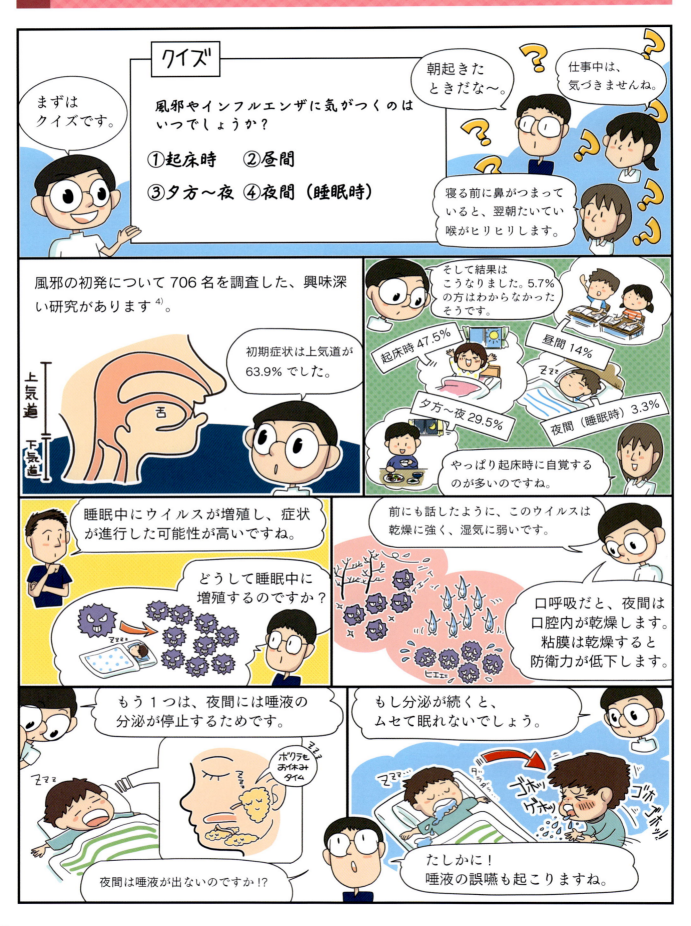

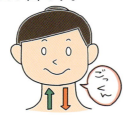
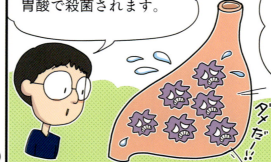

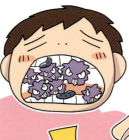
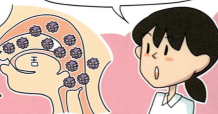
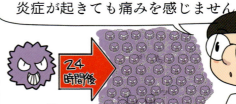
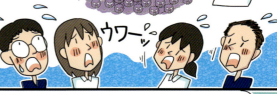
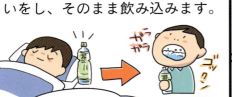
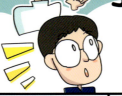

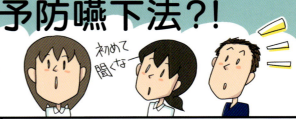
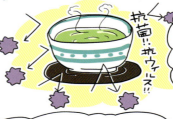
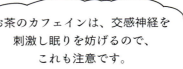

6 "口腔ケア"でインフルエンザ予防?!

先日、ある番組で"口腔ケアがインフルエンザの予防に効果がある"と紹介されていました。

本当ですか!知らなかったです。

それは、口腔ケアと誤嚥性肺炎との関係が証明される前から言われていました。

ずいぶん前からですね。

口腔ケアを行っている施設が、まだ少なかったころです。

そう!在宅の口腔ケアで有名な歯科衛生士・牛山京子さんから聞きました。

当時から口腔ケアを行うくらいだから、他のさまざまな面でも進んだ施設です。だから感染予防などにも配慮され、インフルエンザが少ないと思っていました。

最近、それが実際に証明されました。その調査法は次のとおりです。

口腔ケアとインフルエンザの関係―調査法の概要―

口腔ケア群 平均年齢81.0±8.0歳、98名

在宅療養高齢者を、口腔ケア群と対照群に分け、口腔ケア群は、歯科衛生士による専門的口腔ケアと集団口腔衛生指導を、対照群では本人・介護者による従来の口腔ケアを行った。
そしてインフルエンザの流行する冬季6ヵ月間の発症者を調べた(感染の判定は、37.8℃以上の発熱と咳をする者に対し、インフルエンザ迅速診断キットを利用した)。

・歯科衛生士による専門的口腔ケア
・集団口腔衛生指導

対照群 平均年齢83.5±6.3歳、92名

本人・介護者による従来の口腔ケア

参考文献5より引用

結果は、どうでした?

口腔ケア群が1.0%(1/98名)、対照群が9.8%(9/92名)で、口腔ケア群のインフルエンザの発症者は、対照群の1/10でした(図1)[5]。

へぇ〜!すごい。でもどうして口腔ケアとインフルエンザが関係するのですか?

その前に細菌とウイルスの違いを知っておく必要があります。

細菌とウイルスは、どちらもヒトの体内に入り増殖し感染症を引き起こします。

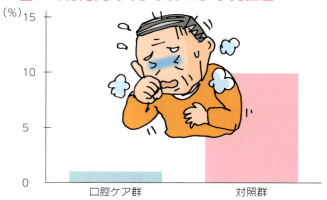

図1 6ヵ月間のインフルエンザ発症者

(インフルエンザワクチンの接種の有無にかかわらず、この結果となった。)

参考文献5より引用

簡単に特徴をまとめてみましょう。

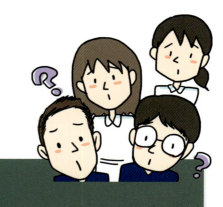

細菌 と ウイルス

細菌
1. 細胞を持つ（原核細胞）
2. 栄養を摂取しエネルギーを作り出す
3. 細胞分裂を繰り返し生存・増殖を行う
4. 大きさが1〜10μm

など

ウイルス
1. 細胞がない
2. 栄養を摂取したり、エネルギーを作り出せない
3. 自力で動くことはできない
4. 自力で増殖できない※
5. 大きさが0.1μm

など

※動植物の細胞に侵入し、自身のコピーを作り出す。ただし、どんな種類の細胞に入り込めるかは種類によって異なる

 インフルエンザウイルスは、ちょうどサボテンのように、周りにたくさんの棘を2種類（HA突起、NA突起）持っています。そして中には、細胞の中でコピーして仲間を増やすRNAが入っています。

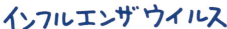
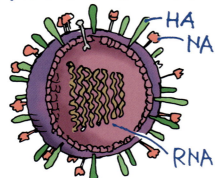

 難しそう！

 わかりやすいように、**このウイルスを注射型の宇宙船に例えてみましょう。**

 まず宇宙船が発進しますよね。そして……。

 しかし残念ながら、ウイルスは自力で動けません。

 どうするのですか？

 インフルエンザに罹った方が、咳やクシャミをします。その中にウイルスは入っています。

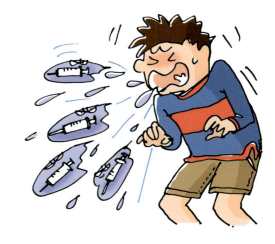

 それを吸い込んだヒトに感染するのですね。

PART2 ● 謎解き唾液学編　171

いやいや、それだけでは感染しません。インフルエンザウイルスは、発症のために2つの武器を持っています。

　1つ目は"ヘマグルチニン"（HA：赤血球凝集素）という、細胞に侵入するための武器。これは、ちょうど注射の針先と思えばよいでしょう。

　2つ目は"ノイラミニダーゼ"（NA）で、細胞内で増えたウイルスを拡散させる武器です。NAは、注射筒の押す部分（プランジャー・押し子）を思い浮かべればわかりやすいです。

　そして"RNA"は注射液にあたります。

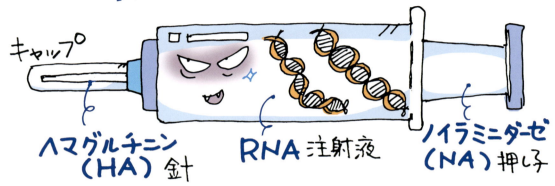

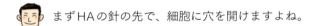まずHAの針の先で、細胞に穴を開けますよね。

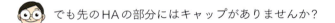でも先のHAの部分にはキャップがありませんか？

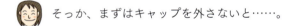そっか、まずはキャップを外さないと……。

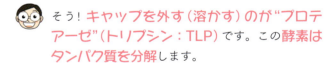そう！**キャップを外す（溶かす）のが"プロテアーゼ"（トリプシン：TLP）です。この酵素はタンパク質を分解**します。

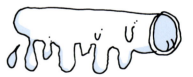

つまり**その酵素がなければ、侵入できない**のですね。

どこにあるのですか？

咽頭や上気道粘膜の細胞です。だから皮膚の表面からウイルスは侵入できません。

なるほど。**インフルエンザが上気道から発症するのはこのため**か……。

他の細菌もこの酵素を作り出すことができます。

どんな細菌ですか？

たとえば、黄色ブドウ球菌、緑膿菌、それに肺炎球菌です。

口腔内にもいますね。

歯周病菌として有名な*P.g.*（*Porphyromonas gingivalis*）なども持っています。

つまり**口腔内が不潔だと、これらの菌のプロテアーゼが針のキャップを溶かして侵入する**のか。

でもどうして細菌がプロテアーゼを作るのですか？

生の肉や魚を、放置したらどうなりますか？

腐ります。

どうして腐るのだろう？

細菌がいるからでしょう。

ボクたちは、肉を食べると、胃からタンパク質分解酵素のペプシンが出て消化します。では、小さな細菌が巨大な肉を食べようとすると……。

食べられません！

だから細菌が消化酵素で肉を溶かして吸収する……。

肉が腐るのは、細菌がプロテアーゼを出すのですね。

他にどんなものが、この酵素を持っていますか？

果物や野菜にも含まれます。パイナップル、キウイ、イチジク、それに玉ネギ、大根、ニンニクなど……。

そういえばパイナップルを食べると、舌苔が取れるのでしたね注5。

舌苔はタンパク質の塊ですからね。

高齢になると、唾液の分泌量が落ち、舌の動きも悪くなります。だから舌苔が付着しやすいです。

味覚異常も起こりますね。

パイナップルを食べると、舌がヒリヒリするのは表面のタンパク質を溶かすからです。

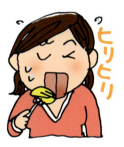

ステーキにパイナップルやニンニク、大根おろしが添えられていたりします。

肉を軟らかくすると同時に、消化をよくするのですね。

この酵素がプラスにはたらくと舌苔が取れるだけでなく、食物の消化吸収を促します。でも、マイナスにはたらくとウイルスの侵入を許す……。

ただパイナップルの酸も歯を溶かすので、口腔ケアが必要です。

注5：舌苔は、睡眠中に口腔内細菌のタンパク質分解酵素がはたらき、口腔粘膜や食物残渣を分解して舌に付着する。これが"卵の腐った臭い""ドブの臭い"などと表現され、口臭の原因（硫化水素やメチルメルカプタン）となる。
注6：細胞が破裂されるまでは症状が出ない（潜伏期）が、破裂後、咳やクシャミとして排出され他人に感染する。そして、ウイルスは上気道（鼻や喉の粘膜）に感染し、下気道（気管）に広がる。さらに、細菌のタンパク質分解酵素が感染を拡大させる。
注7：ウイルスが下気道に感染すると、線毛の排出作用が障害される。そこで、細菌が増殖し細菌性肺炎となる。

さてもう1つの武器のNAは細胞内に侵入したウイルスの拡散に関係します。

注射液を注入する押し子の部分ですね。

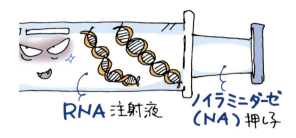

RNAが細胞に入ると、中でウイルスのコピーを作り出します。

そして細胞を乗っ取ります。

でもいつまでも押し子で注入を続けると、細胞はどうなるでしょう？

内圧が高くなって破裂します。

風船の破裂と同じです。

そこでウイルスが飛び散ります注6。

さらに次々と感染が広がる。

タミフルなどの抗インフルエンザ薬は、押し子に作用し注入を止めます。発症後48時間以内であれば、細胞は破裂できません。しかし、それ以上だとウイルスが増殖しきってしまい効き目がなくなります。

この薬剤はウイルスを殺すのではないのですね。

もう一度整理すると、HAは細胞に入るための武器、NAは細胞から拡散させるための武器と言えます。
　このNAは口腔内の細菌が出すため、口腔内が不潔だと感染しやすいです注7。

口腔ケアがインフルエンザ予防につながるのはこのためなのですね。

さて先ほどの研究では、6ヵ月間追跡した後の口腔内細菌や酵素についての基礎的研究もされています。

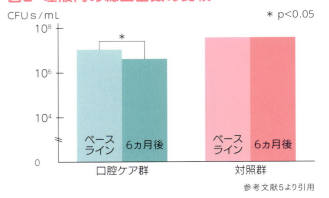

図2 唾液内の総生菌数の比較

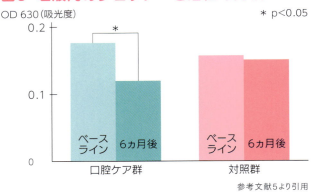

図3 唾液内のプロテアーゼ活性の比較

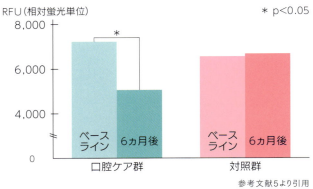

図4 唾液内のノイラミニダーゼ活性の比較

 どうでしたか？

 口腔ケア群は、対照群に比べ唾液内の生菌数が少なかったです（図2）。

 生菌数が少ないとNAやプロテアーゼの酵素のはたらきも減ります[注8]。

 口腔ケア群では、タンパク質分解酵素のプロテアーゼのはたらきが明らかに低下しています（図3）。

 本当だ！

 また**口腔ケア群では、NAのはたらきも低下**しています（図4）。さらに**口腔ケアは、口腔粘膜などを刺激し、唾液分泌も促します**。

 だから口腔ケアがインフルエンザ予防につながるのですね。

 口腔ケアは、寝る前が一番ですね。

 夜間は唾液が出ないから細菌が増殖します。

 だから朝、口が臭うのですね。

 実はもう1つ、裏ワザがあります。朝起きたらすぐにていねいに磨くことです。寝ている間は、細菌が増殖します。同時に細菌はプロテアーゼを作り続けていますから。つまり、口の中の細菌やプロテアーゼは、朝起きたときがもっとも多いはずです。

 だから朝一番ですね！

 口腔ケアで細菌が洗い流されるだけでなく、舌や口が刺激されて唾液が出る。

お口のストレッチになり誤嚥予防にもつながります。

注8：細菌はNA（ノイラミニダーゼ）を持つ。

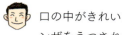
 口の中がきれいだと、満員電車や会社でインフルエンザをうつされにくいはずです。

 ある呼吸器の専門医が、患者さんに朝起きた直後、家族全員でていねいに磨くことを伝え続けました。するとインフルエンザの薬を使うことが劇的に減った[注9]、と言います[6]。

病院や高齢者施設は、免疫力の低下した方が多いので集団感染が発生しやすいです。

 高齢者施設で死者が出たと新聞記事にありました。

 気の毒に……。

 だからこそ、口腔ケアがインフルエンザ予防につながることを、訴える必要がありますね。

今度、介護職員の研修会で話してきます。

 入れ歯は、細菌やタンパク質分解酵素が付着するので洗浄も忘れないように。

注9：効果は予想以上で、2006年まで流行シーズンには5〜10人に抗インフルエンザ薬を処方していた。しかし2007年、2008年とも1例になった。

7 インフルエンザによる咽頭の炎症はどこで起きている？

 風邪を引くと喉が痛み、水を飲み込みにくいです。

 炎症で扁桃が腫れ、咽頭腔が狭くなっているからです。

 うがい薬で喉をよく消毒しています。

 でもうがいは、ピンポイントで痛む場所に届いているのでしょうか？

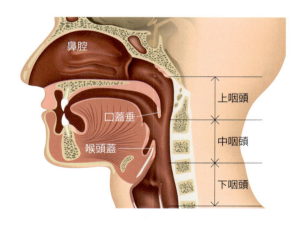

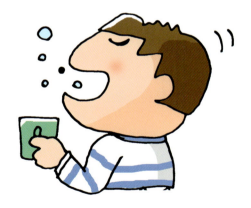

 そういえば、少し違うような……。

 鏡で口の中を見てみましょう。口を開けると、口蓋垂とその両側に口蓋扁桃があります。目で見える部分が中咽頭です。舌根より奥が下咽頭で、舌根部の粘膜下には舌扁桃があります。そして、口蓋垂の裏の部分が上咽頭。

 鼻の奥なので直視できません。

 ここには耳管開口部の周囲に耳管扁桃、そして咽頭後壁の上部には咽頭扁桃があります。これら咽頭の入り口には、ワルダイエルの咽頭輪と呼ばれる扁桃組織があります（次ページ参照）。

 これら4つの扁桃は、口や鼻からの感染防御のため重要ですね。

 アデノイドは、咽頭扁桃のことだね。

 幼児期に肥大しますね。

 これは感染と関係が深いです。幼児は免疫システムが十分ではないので、身体はアデノイドを肥大させ

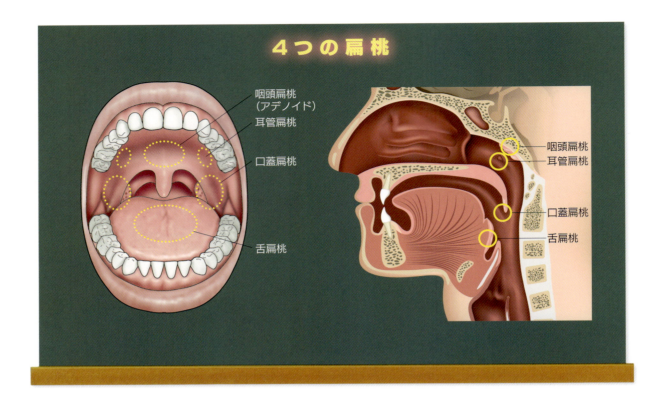

ます。

しかし成長とともに、免疫システムが確立するので小さくなります。

ところで風邪を引くと、中咽頭から下咽頭にかけて痛みを感じますよね。でも耳鼻咽喉科の某医師は、視診による特定は難しく綿棒などで触れても痛みを感じないと言っていました。

どうしてですか？

実際に、喉の痛みは上咽頭に起因することが多いらしいのです。**喉の痛みの90％が上咽頭に原因があり、痛みを感じる中咽頭に炎症があったのはわずか10％に過ぎません。**

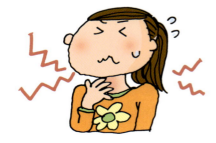

炎症のある部分と、実際に痛みを感じる部分は違うのですか。

でもこれは歯科医師もよく経験します。疼痛の原因は下顎にあるのに、患者さんは上顎の歯が痛いと訴えることがあります。

関連痛だ！心筋梗塞も、左上腕が痛むと言います。

風邪の症状の頭痛や肩こりもその1つと考えられます。喉の痛みは、上咽頭の炎症に起因している可能性が強いのです。

それでは、口で行ううがいの水はどこまで届くのですか？

中咽頭には達するでしょうが、しかし解剖学的にはどう考えても上咽頭まで届くとは考えにくいです。

歯科関係者では、通常、口腔の奥の中咽頭まで目に入ります。

軟口蓋の裏の上咽頭は未知の分野です。

そこで簡単に上咽頭について話しましょう。
　まず、左右の鼻孔から吸い込んだ空気は、鼻中隔の後方で1つに合流します。その奥には咽頭壁が立

ちはだかり、大きく下に向きをかえます。運転に例えると、急カーブで速度を落とす場所と言えます。

つまり、渋滞の発生ポイントですね。

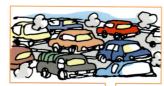

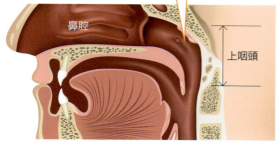

中には、ハンドルを切り損ね、ガードレールに接触する車もあるでしょう。部品が落下するかもしれません。

同じように**上咽頭も、細菌や埃が停滞しやすい**のか……。

鼻腔から上咽頭の粘膜は、デリケートな線毛上皮でできています。

表面からは、ネバネバした粘液が分泌されるのでしたね。

ちなみに口腔や**中・下咽頭から食道は、線毛を持たない重層扁平上皮**でおおわれています。

飲食物の物理的刺激や温度で傷つきやすいので、強靭にできています。

ヒトの体は精巧にできていますね。

上咽頭の防衛システムは強力だが、構造上細菌やウイルスが侵入しやすいのか。

だからここは、**風邪を引いたときに最初に痛くなる場所**です。細菌やウイルスがここで増殖し、喉の痛み・鼻水・咳などの症状が起こります。

なるほど！そこでインフルエンザの簡易迅速検査では、鼻から綿棒を挿入するのですね。

うがいでは上咽頭まで届かないのなら、他によい方法はありませんか？

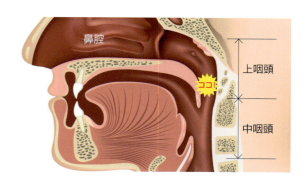

"鼻うがい"をすると上咽頭まで洗浄できます。

耳鼻科医院では"鼻洗浄"をします。

鼻うがいは、世界三大伝統医学のアーユルヴェーダでも行われていました。

昔からの健康法が、見直されているのね。

これで、風邪、インフルエンザ、スギ花粉症などのアルルギーの予防、さらには症状の改善が期待できます。現在、便利なキットがドラッグストア等で販売されています。

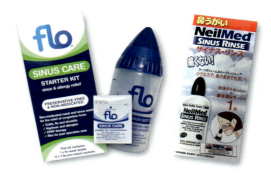

実は、数年前からインフルエンザ予防や花粉症対策として鼻うがいを行ってきました。鼻腔内を洗浄すると、鼻がすっきりします。

鼻うがいで上咽頭まで届くのですか？

"あいうべ体操"で有名な**今井一彰医師**は、内視鏡を使って上咽頭まで届くことを確認しています[注10]。

注10：http://okazaki8020.sakura.ne.jp/cgi-bin/hanaugai.MP4
（みらいクリニック・今井一彰先生提供）

鼻をかんだ後、残った鼻水も洗い流すことができます。それを白い洗面器に受け、流れ出てドロドロした粘液を見ると驚きます。

 でも、鼻がしみて痛むのでは……。

 海水浴のとき、鼻に入ると痛いです。

 これは **浸透圧の問題なので、体液に近い生理食塩水** で洗浄すれば解決できます。濃度0.9％の塩水は簡単に作ることができます。

 どうするのですか？

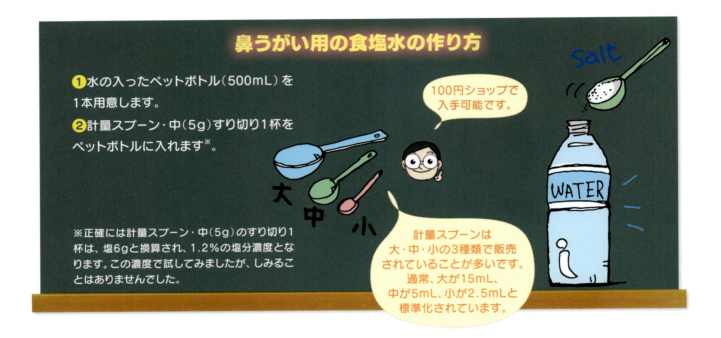

鼻うがい用の食塩水の作り方

❶ 水の入ったペットボトル（500mL）を1本用意します。
❷ 計量スプーン・中（5g）すり切り1杯をペットボトルに入れます※。

※正確には計量スプーン・中（5g）のすり切り1杯は、塩6gと換算され、1.2％の塩分濃度となります。この濃度で試してみましたが、しみることはありませんでした。

100円ショップで入手可能です。

計量スプーンは大・中・小の3種類で販売されていることが多いです。通常、大が15mL、中が5mL、小が2.5mLと標準化されています。

 これで鼻うがいをすれば、しみないのですね。

 余談ですが、これは **外傷による歯の脱臼** でも利用できます。

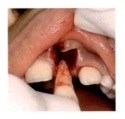

脱臼の場合、再植までの時間が予後に大きく影響します。30分以内に再植すれば成功率90％だが、30〜90分で43％、90分以上だと7％に低下します。

歯根膜は乾燥に弱いのですね。

 水道水に浸けると浸透圧の影響でダメージが大きいです。そこで、牛乳に浸けたり、口に含むなどの方法があります。

 歯の保存液（ティースキーパー）を用意している学校もあります。

 しかし、保存液がなければどうでしょう。そこで簡易型の生理食塩水を利用します。

 砂粒が付着していれば、これで洗い流せばよいですね。

 残った液に浸けて、歯科医院に行くのですね。

 学校の養護教諭には、生理食塩水の作り方を伝えておけば喜ばれるでしょう。

鼻うがいのpointと注意点

point!
頭部の角度などによっては副鼻腔に入り込み、後で下を向いた際に鼻孔から流れ落ちることがあります。

point!
声を出すことで耳への負担が軽くなります。

注意!
強圧をかけると、中耳炎を引き起こす可能性があります。軽く鼻をかむようにします。

① 洗面台や風呂場で、顎を引きやや前傾姿勢をとる。

② 洗浄液の入った容器を鼻腔内に押しあて、容器を押す。

③ 「エ〜」と声を出しながら洗浄液を鼻腔内に入れる。

④ 上記を左右交互に2〜3回行う。

⑤ 洗浄後、軽く鼻をかむ。

注意!
頻繁に行うと、粘膜を保護するムチン層が取れるので、1日1回を目安にします。

point!
洗浄液は鼻中隔後方の上咽頭付近まで達し、反対側の鼻孔や口から出ていきます。このとき飲み込んでも胃酸により無毒化されるので問題ありません。

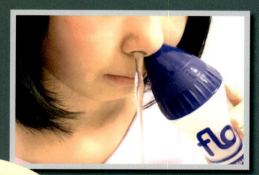

もちろん、耳鼻科疾患の既往がある場合、医師と相談することも必要です。ネバネバした鼻水は、鼻をかんでもすべて除去できません。そんな場合は、食品用の重曹（炭酸水素ナトリウム）を2.5g加えるとよいでしょう。鼻水の粘性を弱め、粘膜刺激を抑える作用があります。

インフルエンザ予防は、予防注射、日常的な手洗い、マスク着用だけでなく、診療後の"鼻うがい"も有効なのですね。

COLUMN ⑤ 災害時に応用したい "簡易型鼻うがい"

- TOPIC13で紹介した"鼻うがい"は災害時でも応用できます。

- どんな場合ですか？

- たとえば、豪雨などによって河川が氾濫すると、その後に乾燥した土砂による粉塵問題が起こります。東北大震災の後も、ヘドロの粉塵を吸って"津波肺"が増えました。

- 初めて聞きました。

- 海底のヘドロには重金属など汚染物質が含まれています。それが押し上げられ"黒い津波"となって襲って来たのです。
  微粒子のため肺に入ると取れないので重い肺炎となります。これが原因で亡くなった方もいました。

- 黒い津波には、重油や化学物質など大量の有害物質が含まれていたのですね。

- **粉塵は、被災者やボランティアの方々の体内に容赦なく侵入します。**某地域の大豪雨災害の1週間後、保健所に医療活動の状況を聞きましたが、喉の痛みが多く抗生物質の投与が行われていました。しかしこれは、対症療法であり原因療法ではありません。

- 粉塵の吸い込みの防止は、まず"あいうべ体操"ですね（TOPIC14参照）。

- しかしそれですべて解決できるわけではありません。アフリカに行ったとき、1日中サファリカーで草原を走りまわりました。鼻呼吸を意識していましたが、細かい砂塵が肺に入り込み、2ヵ月間咳が止まりま

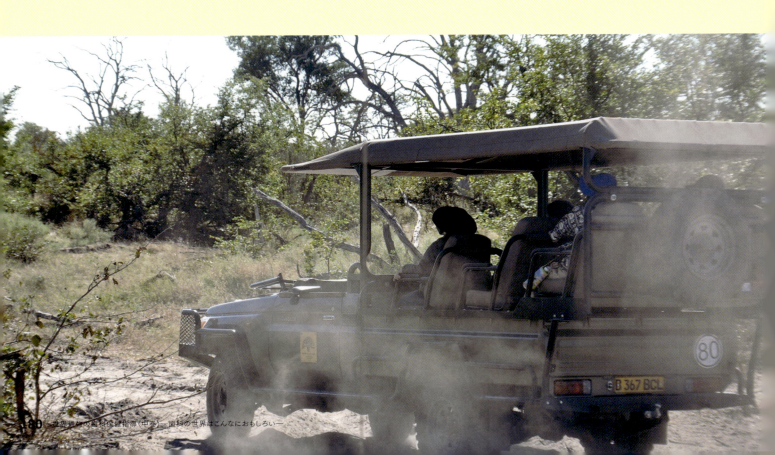

せんでした。モンゴルと中国の国境に広がるゴビ砂漠でも同じ経験をしました。手で砂をすくい指先を硬く閉じても、指の間からこぼれ落ちたほど細い砂です。

 粉塵の吸い込みの防止は、防塵マスクが有効ですね。

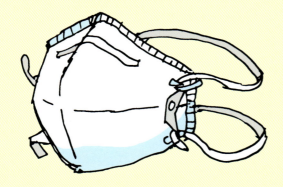

しかし災害時、入手するまでに時間がかかります。まして口呼吸だと、直接肺の奥まで入ってしまいます。
　そこでお勧めしたいのが鼻うがいです！ 実際、被災した友人に、鼻うがいのキットをプレゼントしました。「浸水後、下水の臭いで病気になりそう。塵や埃が鼻の奥につまり、頭がクラクラし何も考えられなかった」と言っていたのが、鼻うがいをすると、「おかげで、驚くほどすっきりした」と言われました。

 鼻うがいのキットの代替品はないのですか？

 100円均一の店に行って、利用できそうなものを探してみました。最初に目にしたのが、**ペットボトル用のキャップ**でした。
　ペットボトルに、生理食塩水を入れ、飲み口を片方の鼻孔にあて洗浄したら、上咽頭まで十分に達しました。

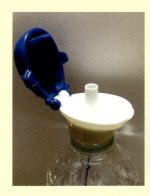 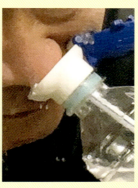

 他にも**ドレッシングや手洗い石鹸用の容器**を試しましたが、ノズルの穴の先が細く鼻孔にフィットしません。

 残念！

 また計量ボトルや液体ハンドソープ用の容器を試してみました。

 どうでしたか？

 ノズルは、鼻孔に入る位のやや太めのものがよいです。

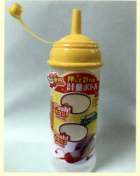 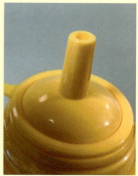

 ノズルの穴が細いと鼻孔にフィットせず、こぼれるだけです。でも**シリコン製のイヤホーンパッドを、ノズルの先につける**と使えました。

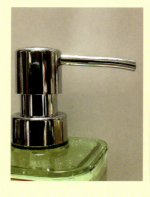 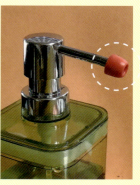

 ボクも100円均一の店で探してみます。

 どこで大災害が起こるかわからないから、代替品を考えておくとよいでしょう。

 "簡易型鼻うがい"は、インフルエンザ予防や防塵対策の支援情報に入れたらよいですね。

PART2 謎解き唾液学 編

TOPIC 14
あいうべ体操

1 口は食べ物の、鼻は空気の"関所"

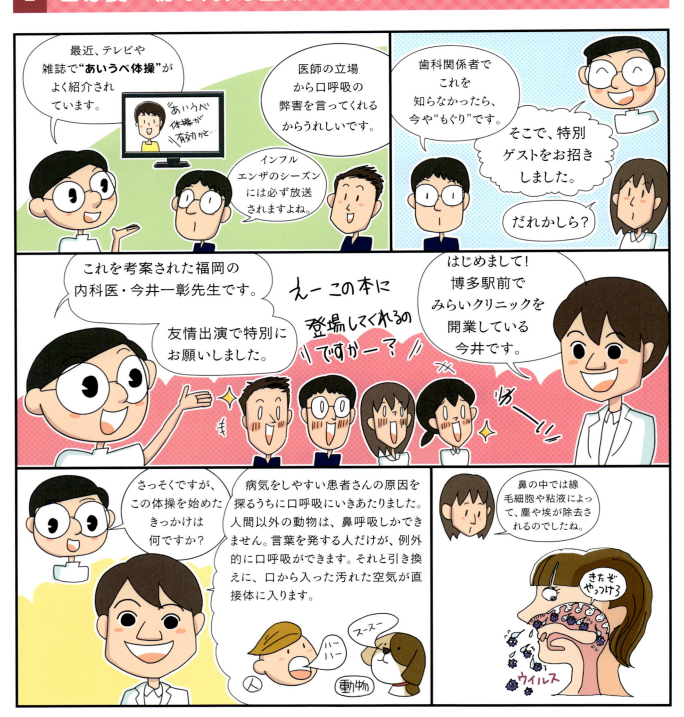

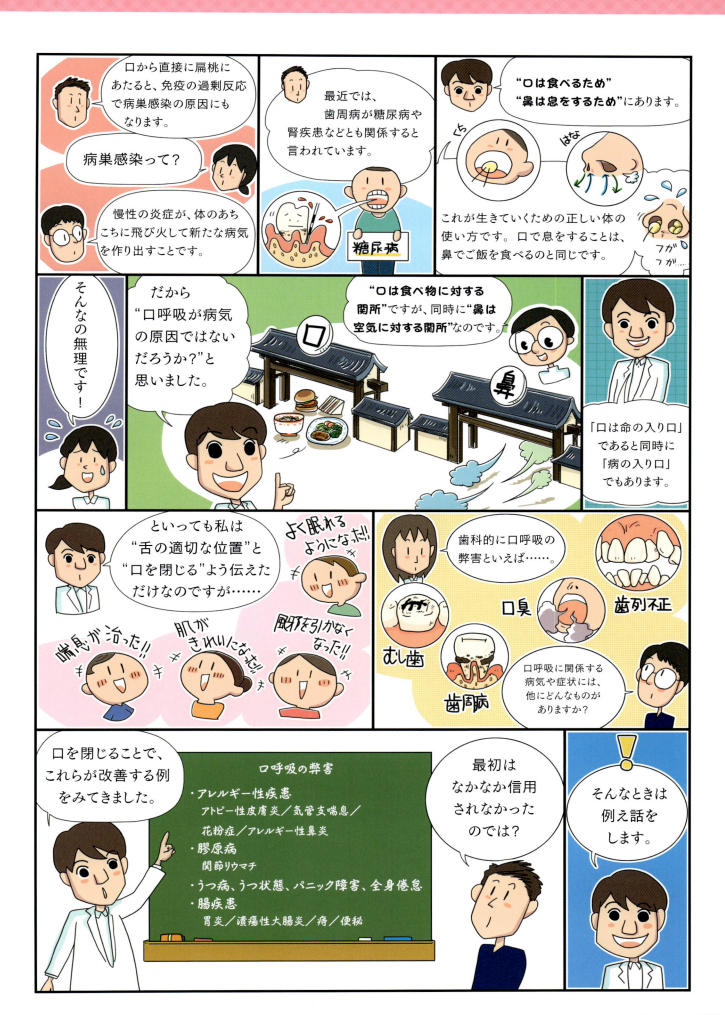

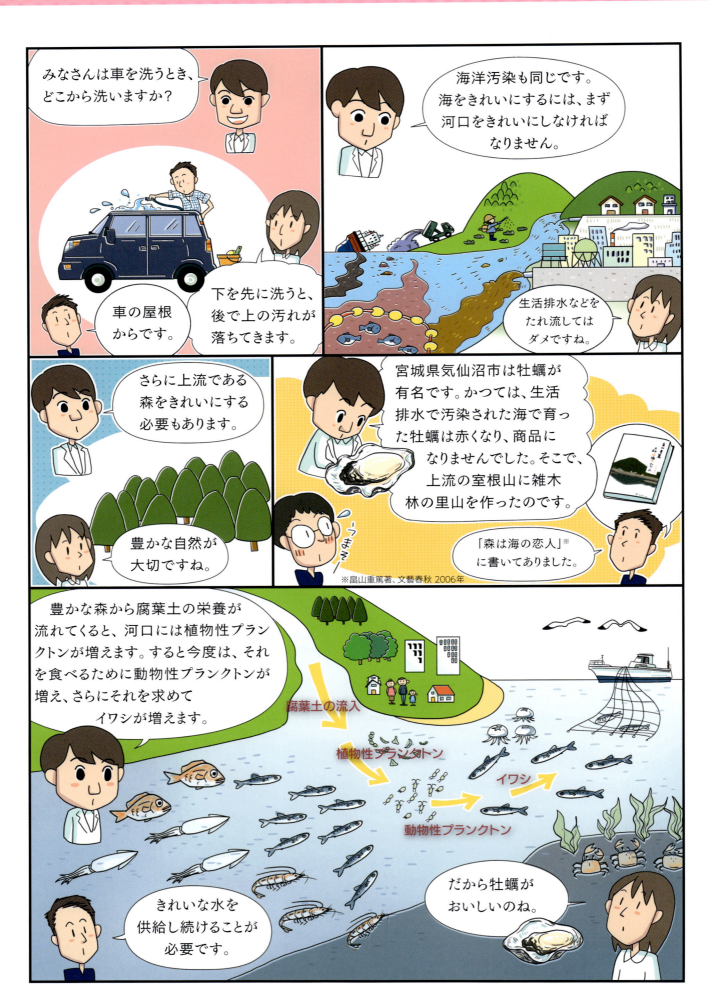

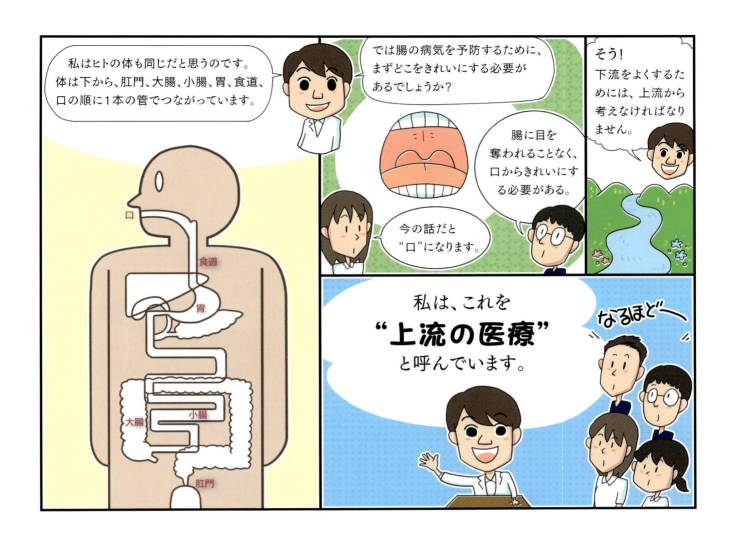

2 あいうべ体操は、"体感"せずして語れない

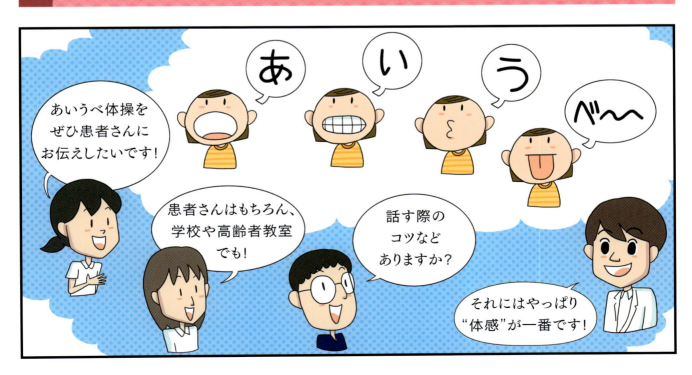

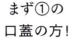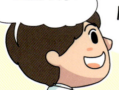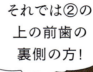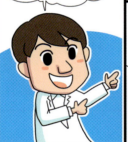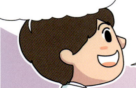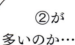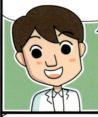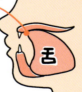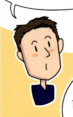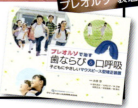

（写真提供：大塚 淳先生・大塚矯正歯科クリニック）　注1：ムーシールド®やパナシールド®、プレオルソ®など。

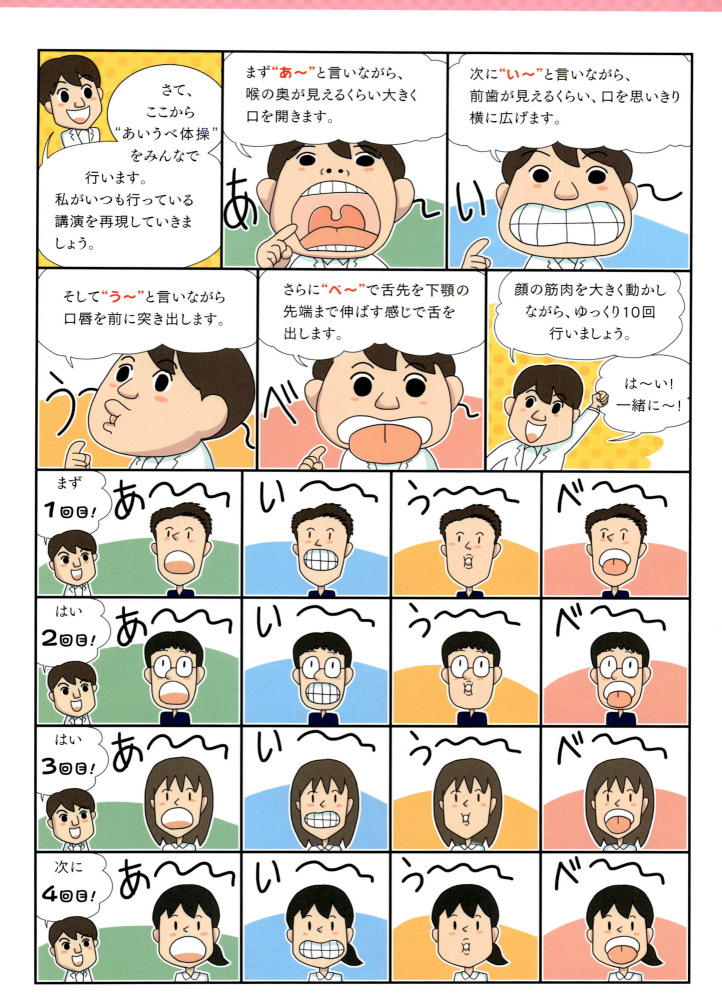

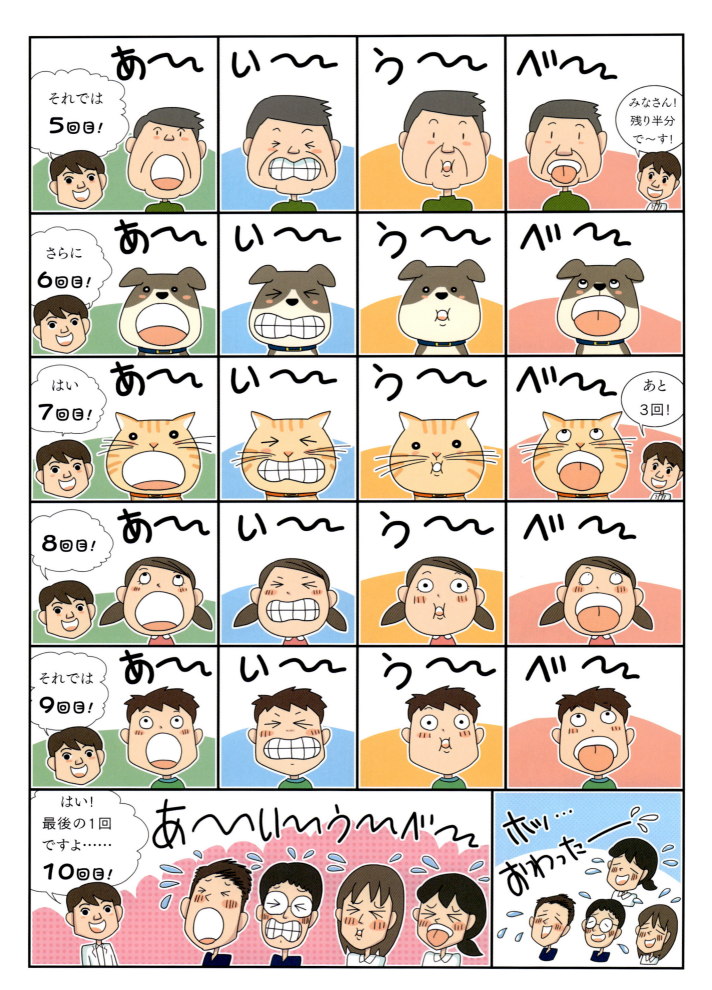

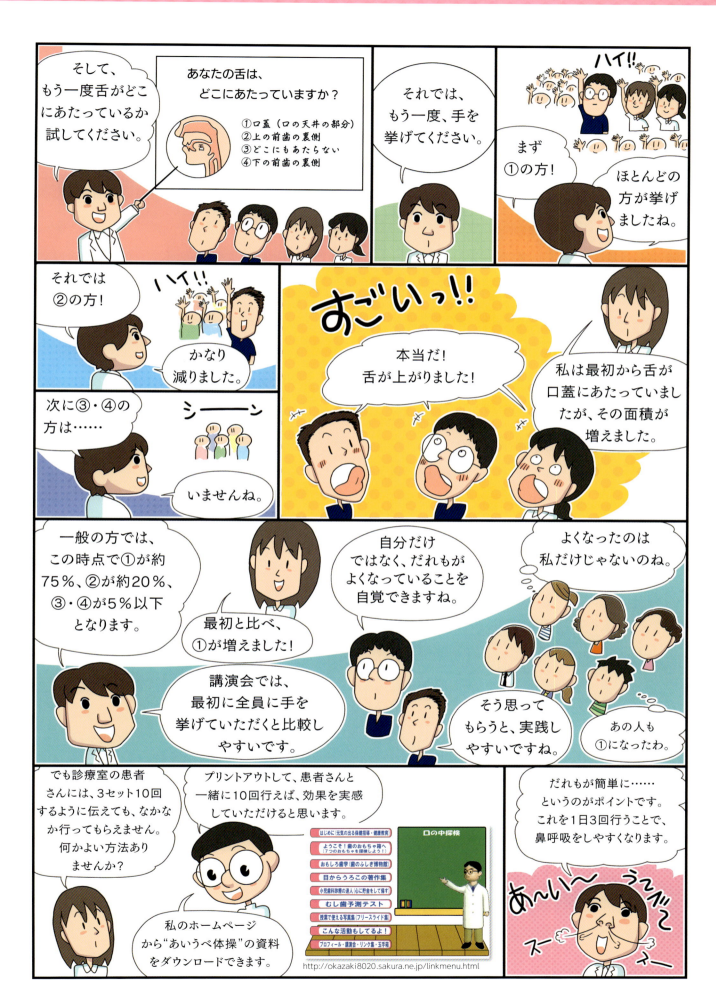

3　あいうべ体操の効果

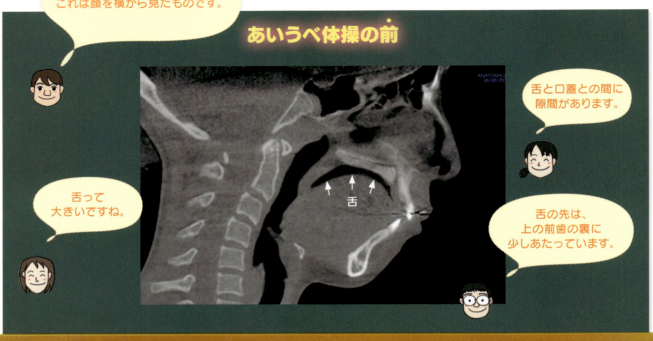

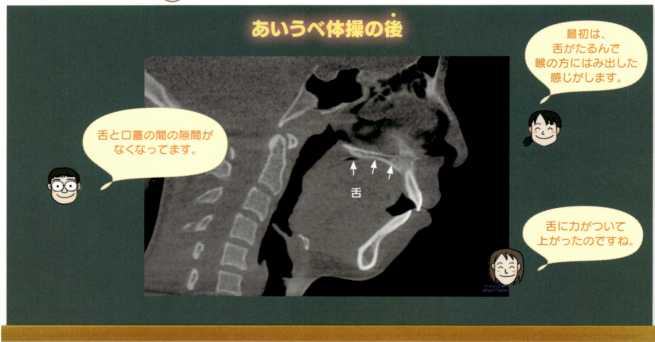

（写真提供：花田真也先生・はなだ歯科クリニック）

この舌があたるわずか1cmの差が、健康に大きくかかわります。

 舌が口蓋にあたると、鼻呼吸しかできません。

 でも体操をすると、どうして舌が上がるのですか?

 そのままの状態から、少しずつ舌を下げてください。

 あれっ!口が開いてきました。

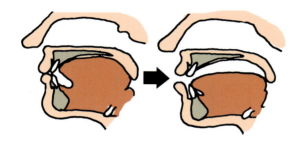

 開くと、口から空気が入ってきます。

 あいうべ体操で、口の周りや舌の筋力がアップすることがわかります。

 この体操で鼻呼吸になると、風邪やインフルエンザの予防になるのですよね。どうしてこれほど有名になったのですか?

 口呼吸は、インフルエンザに罹りやすいことは知っていますね。

 TOPIC 13で勉強しました。

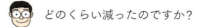 最初は、診療室に来院する患者さんにあいうべ体操の方法を伝えていました。ところがある日、小学校の養護教諭が来て、「**3年生に行ったら、その学年だけがインフルエンザが少なかった**」と言われたのです。その後全学年で行ったら、全校で減ったので本当に驚きました。

 どのくらい減ったのですか?

 図1は、その学校の変化です。あいうべ体操を行う前の年は、罹患率が37.52%でした。

 始めたら激減している!

 3年目には、6.68%!

 私も最初は信じられませんでした。患者さんが風邪やインフルエンザに罹らないという経験はしていました。しかし、学校で行うという発想はありませんでした。

 でも始める前年は流行して、3年目は流行しなかった年とも考えられます。

 図2は3年目の近隣の学校との比較です。

 Eの小学校だけ圧倒的に低い!

 他の学校では学級閉鎖が相次ぎました。この学校でも数名は罹りましたが、程度は軽かったようです。

学校ではいつ行っているのですか?

図1 あいうべ体操を導入したE小学校のインフルエンザ罹患率の推移

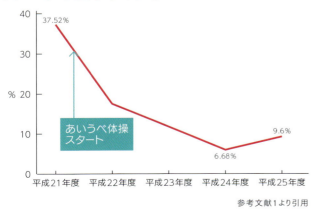

参考文献1より引用

図2 近隣小学校でのインフルエンザ罹患者率の比較

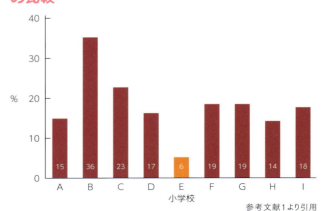

参考文献1より引用

始業時と終業時、そして家ではお風呂の中です。1日3回行っています。

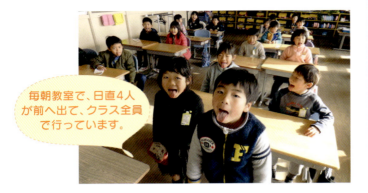

毎朝教室で、日直4人が前へ出て、クラス全員で行っています。

　1日3セット行うのですね。

　歯科医院でも行っています。インフルエンザをワクチンで予防する方法もありますが、"教育こそ最大のワクチン"だと思います。

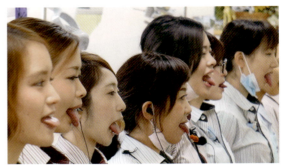

（写真提供：柿崎陽介先生・矯正・小児ひまわり歯科）

　なるほど！

　下の写真はある小学校の子どもたちの取り組みです。

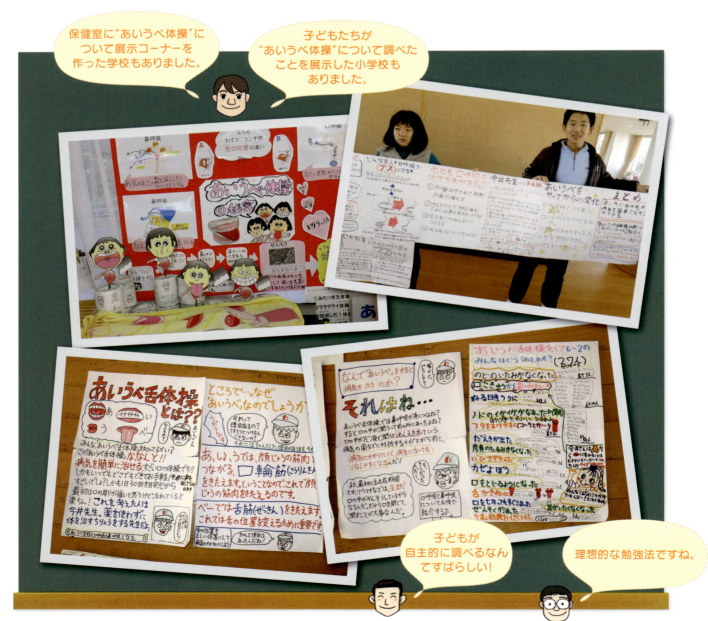

保健室に"あいうべ体操"について展示コーナーを作った学校もありました。

子どもたちが"あいうべ体操"について調べたことを展示した小学校もありました。

子どもが自主的に調べるなんてすばらしい！

理想的な勉強法ですね。

それが西日本新聞の記事やブックレットで取り上げられました。
　また、東日本大震災のときに、ボランティアの方々にも広めていただきました。

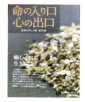

津波の後、ヘドロ等が乾燥した塵や埃が舞い上がり漂っていました。

口呼吸の方は、直接肺に入るので、喘息などの原因になります。

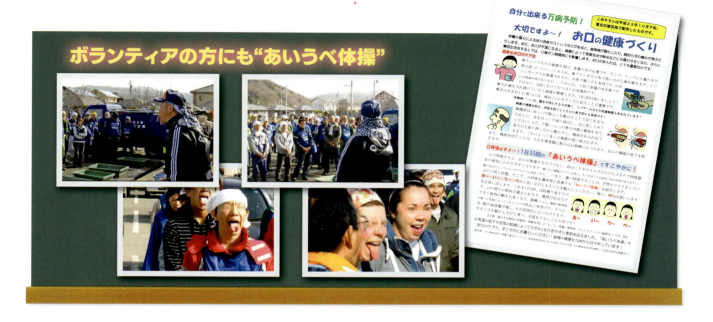

こうして全国に広がっていったのですね。

他にどのような効用がありますか？

就寝時にイビキをかかなくなったという方もいます。

寝ているときに、口が開かなくなったのですね。

開くと舌が喉の奥に落ちて、イビキにつながります。

ひどくなると閉塞性の睡眠時無呼吸にもなる。

食事前に行うと、飲み込みがよくなり、むせが減ったと喜ばれています。

舌は喉頭蓋の動きと連動してます。

喘息の発作がピタリと止まったとか、二重顎が解消され、筋肉が引き締まり小顔になったとか……。

すてき！

舌が動くことで、内臓の蠕動運動が促され、便通がよくなったと患者さんから言われました。

力まなくてすむので、痔も改善されるのですね。

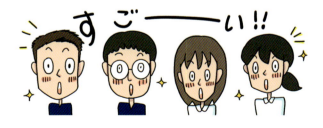

iOS(iPhone, iPad)

Android

みらいクリニックのホームページ（https://mirai-iryou.com/）では、"あいうべ体操カード"や"あいうべ体操アプリ"のダウンロードも可能です。どうぞご利用ください。

"あいうべ体操"は、簡単でどこでもできます。しかも"タダ"なのです。

PART2 ● 謎解き唾液学編　193

(池田動物園・岡山市)

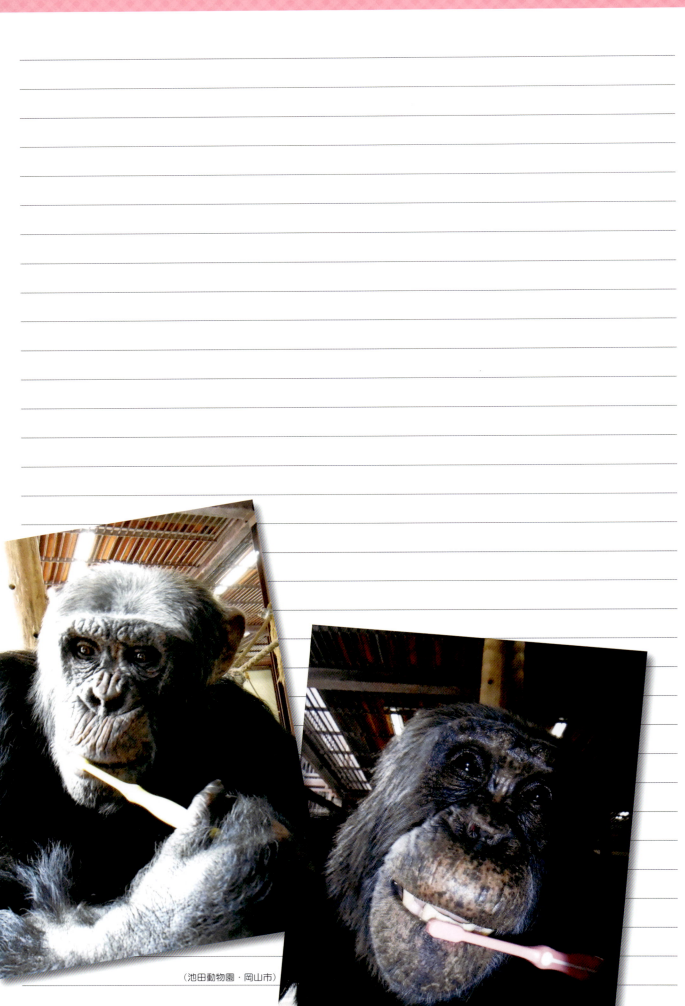

PART3

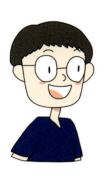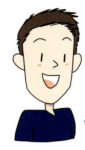

歯にまつわる"おもしろ"ウラ話 編

TOPIC 15	ようこそ！宇宙授業へ―宇宙飛行士も歯を磨く？―	196
TOPIC 16	雛人形に学ぶ食生活と顔の変化	209
TOPIC 17	砂糖のたどってきた道	222
TOPIC 18	歯科医師から見た学校給食	237

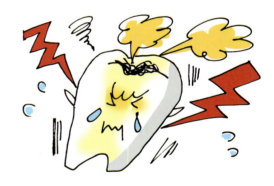

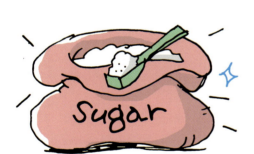

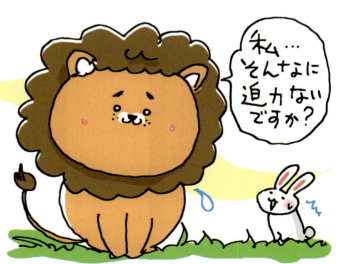

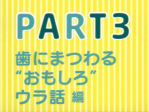

PART3
歯にまつわる"おもしろ"ウラ話 編

TOPIC 15
ようこそ！宇宙授業へ
― 宇宙飛行士も歯を磨く？―

背景写真：みちびき（準天頂衛星システム）がとらえた地球（写真提供：JAXA）

🧑 2011年、人類史上最大の**国際宇宙ステーション（ISS）**が完成しました。これはアメリカ、ロシア、それに日本などが参加している地球規模の大プロジェクトです。地上約400kmの上空を時速約2,800kmで飛行しています。大きさはサッカー場くらいで、わずか90分で地球を1周、1日で16周します。この宇宙基地では、さまざまな実験や研究、観測が行われ、科学技術の発展に貢献しています。

😊 ISSを実際に見ることはできるのですか？

🧑 明るい光がゆっくり移動しています。見る場所や時間は、**JAXA（宇宙航空研究開発機構）**のホームページを探せばすぐわかります。
（http://kibo.tksc.jaxa.jp/#visible）

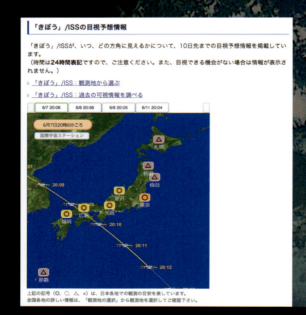

🧑 宇宙での生活の様子を、子どもたちに伝える**"宇宙授業"**は最高です！

🧑 どうして宇宙から授業を行うのですか？

🧑 宇宙開発には、莫大な費用がかかります。その費用は、どこから捻出されているでしょう？

😊 税金……ですね。

🧑 宇宙開発に対し、国民からの支持が得られなければどうですか？

🧑 宇宙開発は、中止の危機にさらされてしまいます。

🧑 現在、子どもたちの科学離れが進んでいます。そこで科学のおもしろさを伝えるため、子どもたちに授業を通じてメッセージを送っています。

🧑 なるほど〜！

🧑 そこで今回は、**歯や口の健康にまつわる宇宙授業をしましょう！**

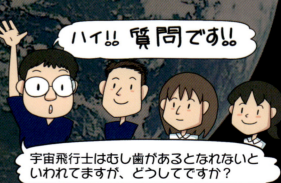

宇宙飛行士はむし歯があるとなれないといわれてますが、どうしてですか？

😊 聞いたことあります……。

🧑 **宇宙では、むし歯があると痛くなりやすい**そうですね……。

🧑 歯が痛くなったら、任務に差し支えます。

1　なぜ宇宙では、むし歯が痛くなりやすい？

 ではまずは、むし歯の話から始めましょう。
宇宙で歯が痛くなりやすいのは、気圧の影響です。

 どうしてですか？

 歯も圧力の影響で痛みを感じます。

 そうか！むし歯が進み炎症を起こすと、ガスが出て歯の中の圧力が上がる。

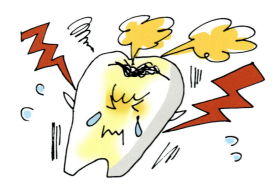

化膿性歯髄炎や壊疽性歯髄炎だ！それに歯肉に膿瘍ができても痛みが出ます。

だから歯科用タービンで歯髄の天蓋の除去をしたり、粘膜の切開をして圧力を下げるのですね。

宇宙船内は気圧が低いです。そのためむし歯があると歯髄内の圧力は、外側の圧力より高くなります。

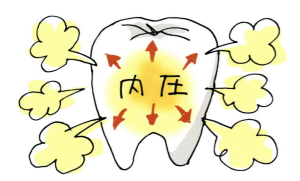

相対的に**歯髄の圧力が高くなる、だから歯が痛む**のか……。

 歯の痛みは、飛行機でも起こると聞いたことがあります。

 飛行機やエレベーターに乗ると耳がツーンとします。

 鼓膜の内側と外側の気圧の違いですね。

 唾を飲み込んだり、あくびをすると治ります。

 地上の気圧は1,013hpa、飛行機が水平飛行になるとだいたい810hpaとなります。

 約20％気圧が低くなりますね。

 ある航空会社に問い合わせたら、地上で歯が少し痛むと上空ではかなり痛くなるそうです。そこで国際線で長時間搭乗するパイロットやキャビンアテンダントは、仕事を代わってもらうこともあるそうです。

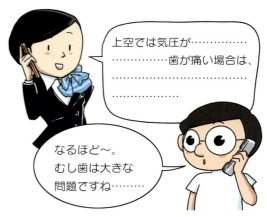

 だからパイロットやキャビンアテンダントは、むし歯があるとダメなのか……。

 飛行機内では、スナック菓子の袋が膨れるのも圧力の関係です。

 スキューバダイビングで海に潜るときも、水圧の影響で歯が痛くなるそうですね。

歯科治療でセメントに気泡が混入すると痛みが出るらしい……。

 日本初のスペースシャトル搭乗者の毛利 衛さんは、4本のむし歯を完璧に治療し、NASAではよい歯をしていると太鼓判を押されました。

そういえば、元軍医からこんな話も聞いたことがあります。

戦争中、九州の特攻隊の基地で働いていました。
特攻機は、たくさんの爆弾をかかえて飛び立って行きました。しかし、一機だけ戻ってきた飛行機がありました。むし歯が痛くなり戻ってきたのです。仕方がないから歯を抜いて、再び飛び立って行きました。しかし、二度と戻っては来ませんでした……。

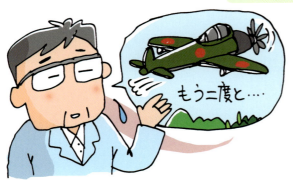

 かわいそうに……。

 悲惨な戦争は、二度と起こしてはダメです。

 質問で〜す！ **宇宙飛行士は、むし歯があるとなれない**のでしょう。それでは、**総入れ歯**ではどうですか？

 よい質問です。そこでクイズです。

 QUIZ 1 総入れ歯でも、宇宙飛行士になれるでしょうか？

❶宇宙飛行士になれる　　❷宇宙飛行士になれない

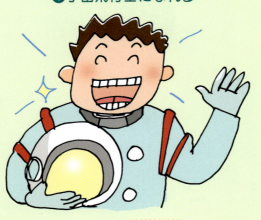
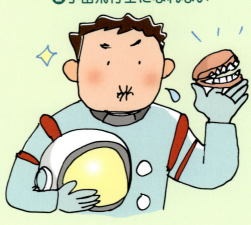

歯がなければ、むし歯で痛むはずはないし……。

でもさすがに総入れ歯では……。

 アメリカの選考基準では"**なれません**"。総入れ歯が壊れたら、食事ができないし、明確な発音ができません。また歯周病が、中等度以上進んでいてもダメだそうです。

 歯周病でも痛くなることがあるからな……。

 では**親知らず（第三大臼歯）は？** あったら痛むかも？

 これもよい質問！そこで……次のクイズです。

QUIZ 2 宇宙で歯が痛くなったらどうするのでしょうか？

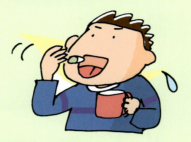
❶痛み止めの薬を飲む　　❷痛い歯をカメラで写して地球に送る

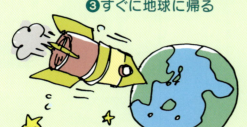
❸すぐに地球に帰る　　❹他の宇宙飛行士が歯を抜く

えっ〜！これは難しい。
"すぐに地球に帰る"かな？

それでは、"カメラで写す"！

とりあえず、
"痛み止めの薬を飲む"。

"歯を抜く"なんて
ありえないです。

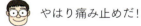
まず、**痛み止めを飲みます。**

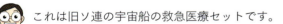
やはり痛み止めだ！

でも……また痛くなったら？？

これは旧ソ連の宇宙船の救急医療セットです。

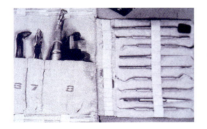

（写真提供：若居〔田中〕亘氏・宇宙開発ジャーナリスト）

あれっ！抜歯鉗子が入っている！

そう！**痛み止めが効かない場合は歯を抜く**のです。宇宙で歯が痛くなったときのために、宇宙飛行士は歯を抜く訓練をしています。実際、旧ソ連のミールに乗っていたブルガリア人宇宙飛行士は、痛みを我慢できず、むし歯を十数本抜いたそうです。

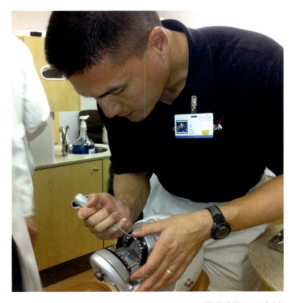

（写真提供：NASA）

PART3 ● 歯にまつわる"おもしろ"ウラ話編　**199**

正解は、❶と❹ですね。

 このように宇宙飛行士は、さまざまな治療の訓練を受けています。**大きな怪我をしたら、写真で撮影し地上の指示を仰ぎます。**そのため、骨折の治療や傷口の縫合などの訓練が必要です。さらに、応急治療用に気管切開の器具なども用意されています。必要に応じて**地球に帰る**こともありえます。

 自衛隊の船にも、歯の治療室があるそうですね。

 南極観測隊に同行した医師から聞いたのですが、日本で抜髄の練習をして行ったそうです。

 どんな事故が起こるかわからないから、あらゆる場合を想定して計画するのですね。

 そこで、この写真です。

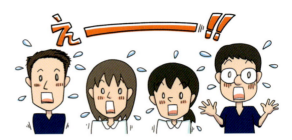

ジャ〜〜〜〜ン！

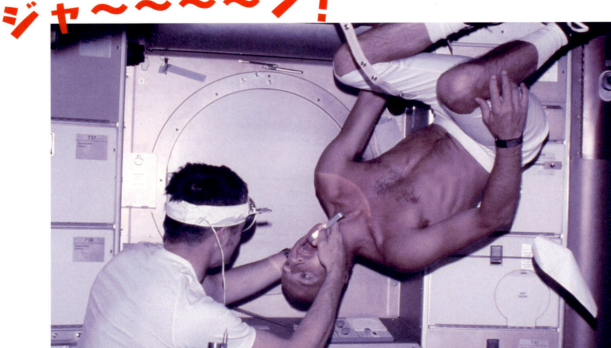

（写真提供：JAXA/NASA）

 すごい！**宇宙で歯科健診を**しています！

 ピンポーン！宇宙空間でどのように、歯や歯肉が変化するかをチェックしています。もちろん心臓など循環器、呼吸、筋肉の変化についても、詳細に調べられています。

 現在、国際宇宙ステーションで生活できるのは、このような研究のおかげなのですね。

2 宇宙では何を食べる?

そういえば、最初の宇宙食ってチューブだったそうですね。

宇宙空間に飛び散らないようにアルミのチューブに入っていました。

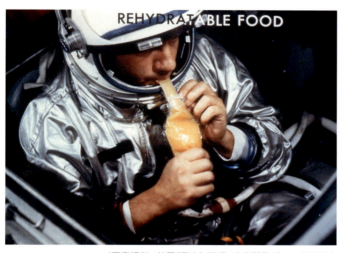
(写真提供:若居〔田中〕亘氏・宇宙開発ジャーナリスト)

まるで絵の具みたい。

子どもたちは、栄養満点だし、噛む必要がないから便利だと思っています。

でもチューブ食は、評判が悪かったそうです。

そこでクイズです。

QUIZ 3 "チューブ食"に関して、本当にあった宇宙飛行士の話はどれでしょう?

❶ まるで接着剤か靴ズミを食べているようだった

❷ 「食べるくらいなら宇宙へ行きたくない」と言った

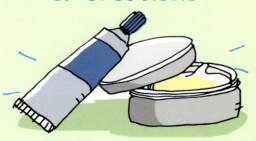

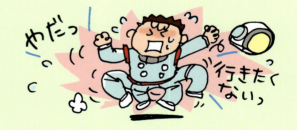

❸ 訓練中に砂漠で食べたヘビやトカゲより、まずかった

❹ 宇宙船の中でサンドイッチを食べた

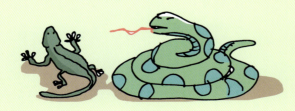

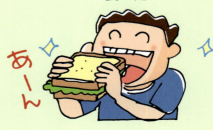

- "接着剤か靴ズミを食べているような感じ"だな。
- 宇宙での最大の楽しみは食べることよ。
- それじゃ"サンドイッチ"にしようかな……。
- **全部正解**です。
- 全部本当の話なんだ！
- チューブ食は、噛みごたえがなくまずかったのね！
- **最大の楽しみは、食事をすること**だと宇宙飛行士が口をそろえて言います。
- **栄養が十分でも、自分の歯で噛んで食べることが大切**です。
- 「宇宙へ行きたくない」と言った宇宙飛行士は、ロシアに実在します。
- どうしてヘビやトカゲまで食べたのかな……。
- かつての宇宙船は、地球のどこに帰ってくるかわかりませんでした。そこで海や砂漠の真ん中に不時着したことを想定します。救援隊が来るまでの生き残る訓練としてヘビやトカゲを食べていました。
- 気持ち悪い……。
- 宇宙飛行士のジョン・ヤング氏は、宇宙船にサンドイッチを持ち込みました。そして宇宙船で、あることを言ったのです。船長も驚きましたが、それを聞いていたNASAの管制官も驚きました。
- 何て言ったのですか？

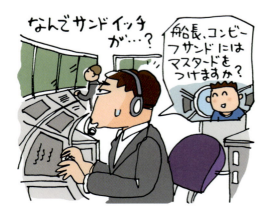

- それは驚きますよ。
- 最初管制官は、これは悪い冗談か嫌味に違いないと思っていました。ところが地球に帰ってきて宇宙船を調べると、パンクズが残っていたので大問題になったそうです。
- パンクズで……？
- 宇宙船では、パンを食べてはいけないことになっていました。無重力状態で浮遊したパンクズが、機械系統に入り、誤動作を起こして地球に帰れないかもしれなかったからです。
- へぇ～！
- 実はもう1つ、大問題になった理由がありました。
- なになに？！
- 宇宙船にサンドイッチを持ち込む際、ポケットに入れていました。そもそも宇宙飛行士は、宇宙船に乗り込む前に厳重なチェックを受けます。ところが、そのチェックをかいくぐったのですから、これはアメリカの機密防衛上、由々しき問題だったのです。

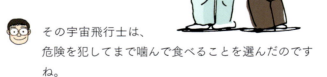

- その宇宙飛行士は、危険を犯してまで噛んで食べることを選んだのですね。
- やはり**栄養が十分だけではダメ**ですね。
- この事件のおかげで食べることの重要性が認められ、宇宙食が改善されました。
- おいしく食べられるように工夫しているのですね。
- せっかくだから宇宙食について教えてください。
- アメリカの有人宇宙計画は、1950年代おわりから始まりました。**マーキュリー計画**（1958～1963年）では、アルミニウムのチューブに入った

クリームスープやペースト状にしたビーフなどでした。
　次の**ジェミニ計画**（1962〜1966年）では、軽く中身を絞りやすいプラスチック製のチューブや、袋に入った乾燥食が増えました。そしてウォーターガンが登場し水を加えて食べていました。

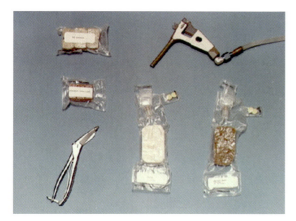

（写真提供：JAXA/NASA）

アポロ計画（1963〜1972年）では、味つけがよくなり、水で戻して食べるライスピラフなどが加わりました。

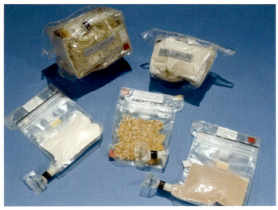

（写真提供：JAXA/NASA）

 人類が最初に月に行ったのはアポロ計画でしたね。

 でもどうして、乾燥食にするのですか？

 水は重いので、打ち上げ時に余分な燃料が必要になります。

 わざと水を取り除いて、後で戻すのですね。

 水はトイレなど生活をするうえでも必要です。

 水は貴重品なんだ。

スカイラブ計画（1973〜1974年）では、地上の食事に近いものが増え、蓋つきのアルミ缶になり、加熱用のトレイに乗せ温かくして食べました。また給湯装置や冷凍冷蔵庫なども搭載されました。

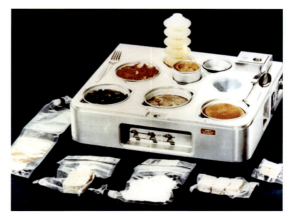

（写真提供：JAXA/NASA）

 そして**スペースシャトル**（1981年〜現在）や**国際宇宙ステーション計画**（1998年〜現在）では、レトルト食品、フリーズドライ食品、半乾燥食品（乾燥フルーツ、乾燥牛肉）、自然形態食（クッキー）、新鮮果物・野菜などになりました。現在、約300種類のメニューが用意され、日の丸弁当に味噌汁、カレーやラーメンなど、日本人が好きな食べ物もあります。

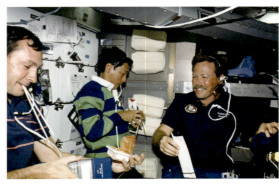

（写真提供：NASA）

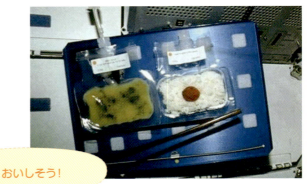

（写真提供：JAXA/NASA）

おいしそう！

PART3 ● 歯にまつわる"おもしろ"ウラ話編　**203**

3 宇宙飛行士は、歯磨きしているの?

さて、食事が終わったら歯磨きタイムです。

そこでクイズです。

宇宙飛行士は歯磨きをしているのかしら……。

QUIZ 4 宇宙空間でも歯磨きができるのでしょうか?

❶できる　　❷できない

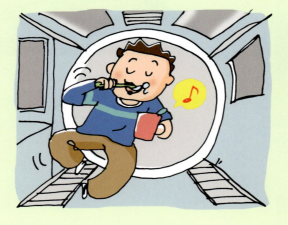
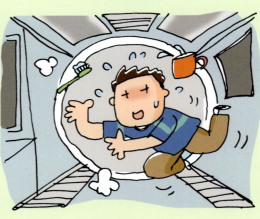

体がフワフワ浮き、歯を磨きにくいそうです。歯ブラシを動かすと、体がまわってしまう。だから体を固定して、歯ブラシを小さく動かして磨く必要があります。

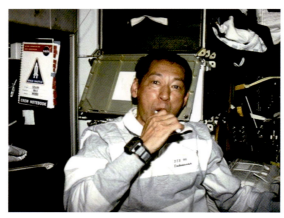
(歯磨きをする毛利宇宙飛行士　写真提供:JAXA/NASA)

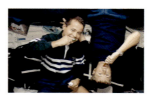
(写真提供:NASA)

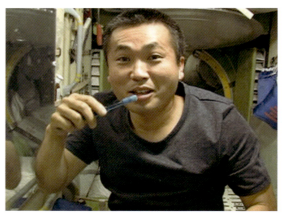
(若田宇宙飛行士「ISSでの日常生活の様子」写真提供:JAXA/NASA)

つまり……バス法ですね。

続いてクイズです。

QUIZ 5 宇宙では、歯磨き後のうがいは、どうするのでしょうか？

❶ ブクブクうがい　　　　　　　　　❷ ガラガラうがい

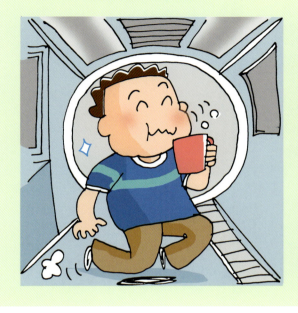
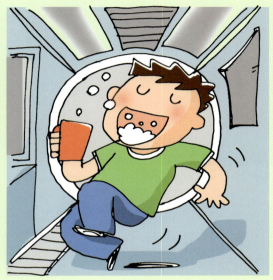

- 宇宙ではガラガラうがいができないと思います。
- ガラガラうがいをすると水が飛び散って、水滴が宇宙船内にフワフワ浮いてしまいます。
- **ブクブクうがい**しかできないですね。
- それじゃ、後の水はどうするのですか？
- 吐き出せないから飲み込みます。
- 気持ち悪い〜！
- そこで、飲み込んでもよい歯磨剤があります。どうしても飲むのが嫌な宇宙飛行士は、ティッシュペーパーに吸わせてから捨てるらしいです。
- 私だったらそうするわ。
- ある宇宙飛行士は、**歯を磨いた後、指先で歯ぐきのマッサージ**をするそうです。
- マッサージまでするの……。

- 宇宙では、歯が浮くのです。
- どうしてですか？
- 地上では重力の影響で血液等の体液が下に下がっています。
- 宇宙では上に移動します。
- 顔や頭に血が上るのですね。
- そのため、ある宇宙飛行士は、太ももが3cmも細くなりました。
- うらやましい！
- しかも身長は、平均4〜5cmも伸びます。
- 私も宇宙飛行士になりたい！
- では、宇宙での宇宙飛行士の顔を見たことありますか？

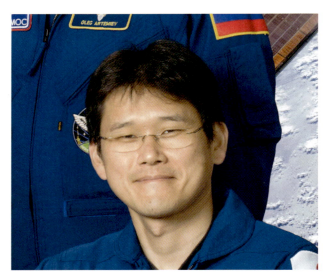 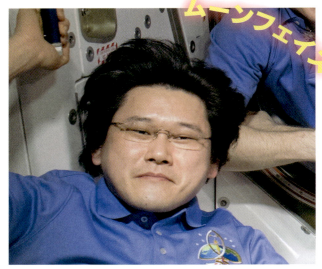

国際宇宙ステーション滞在前（左）と滞在中（右）の金井宇宙飛行士　　　　　　　　　　　　　　　（写真提供：JAXA/NASA）

 お月さんのように顔が丸くなる"ムーンフェイス"でした。

 そして首周りが4cm太くなりました。上半身の血液が約30％増加します。

 そんなのダメ！

 顔だけでなく、歯ぐきまでむくむんだ！

 歯が浮くので、歯ぐきのマッサージが必要です。

 やはり**宇宙でも、歯磨きは必要**ですね。

宇宙飛行士の中には
フロスをしている方もいます。

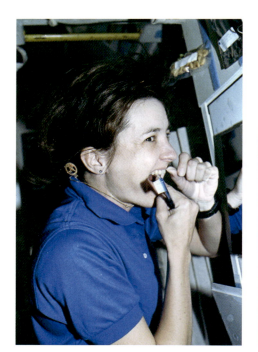 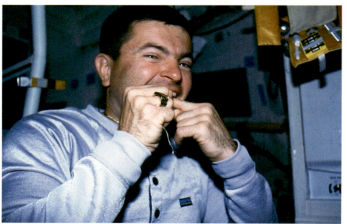

（写真提供：若居〔田中〕亘氏・宇宙開発ジャーナリスト）

COLUMN ⑥
人相学からみた歯

QUIZ 1　人相学は、中国3000年の歴史があります。人相学では、額・目から鼻・口元のそれぞれは、人生の"ある年代の運勢"を表しています。そこでクイズです。口元は、次のどの時代を表しているのでしょうか？

❶初年運　❷中年運　❸晩年運

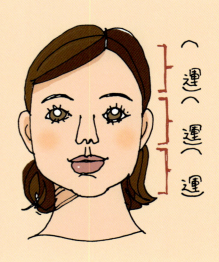

あなたの考えは？

- 人相学では、「額は"初年運"を表す」と言われています。「おでこの広い子どもは、将来賢くなる」と言います。

- 聞いたことがあります。

- 次に、目から鼻は"中年運"を表します。人生において一番仕事ができるときは目が輝いているのでしょう。

- 「君の瞳は10000ボルト」という歌詞がありました。

- さて残った"晩年運"を表すのが口元です。高齢になっても、歯があり顎がしっかりしていれば、老いてますます意気盛ん……ということでしょう。

- 硬い食べ物を食べていた古代人にとっては、まさに"歯が命"だったのですね。

- でもすでに歯を失ってしまった方は、晩年に問題が起こる、ということになってしまいます。

- そこで「現在では、入れ歯を装着して口元が豊かになれば、晩年運はOK」と伝えます。

- 義歯でもよいのですね。

- 古代中国ですから、歯がなければ何も食べることができなかったのでしょうね。

- メソポタミア文明のハンムラビ法典に"目には目を、歯には歯を"という言葉があります。

- 有名な一節です。

- これは"旧約聖書"にも書かれてあります。さらに興味深い一文があります。

図1 ジョージ・ワシントンの義歯

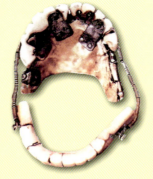

（写真提供：大野粛英先生・大野矯正クリニック）

図2 ジョージ・ワシントンが描かれた1ドル札

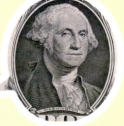

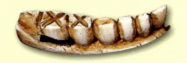

 言われてみると、たしかにロ元が不自然ですね。

「もし奴隷の目をつぶせば、その奴隷は自由にせねばならない」
「もし奴隷の歯をつぶせば、その奴隷は自由にせねばならない」

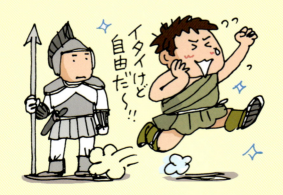

 そこまでは知りませんでした！

目と歯は、同レベルだったんだ！

 エジプトやメソポタミア文明のころでも、歯は人が生きていくための武器だったのですね。

 アメリカの初代大統領であるジョージ・ワシントンの義歯が、アメリカやイギリスの博物館に展示されています(図1)。
　大統領に就任したときには、下顎が1本しか残っていませんでした。1ドル札に描かれたワシントンの肖像画ですが、口元が少し不自然です(図2)。

 本当ですね。

 口元を豊かにみせるために綿を含んで描いたと言われています。また、バネつきの義歯であるため注意しないと口から飛び出します。それで口に力を入れているので不自然に見えるとも言われます。

 口元が寂しかったら1ドル札が別の人物になっていたかもしれませんね。

PART3
歯にまつわる
"おもしろ"
ウラ話 編

TOPIC 16
雛人形に学ぶ食生活と顔の変化

1 口元でわかる"天然アユ"と"養殖アユ"

昨日、アユ釣りに行ってきました。

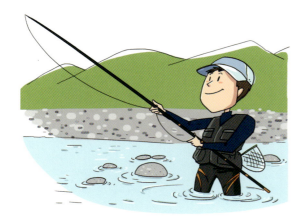

初夏はアユ釣りの季節ですね。

夏の日差しを浴び、川のせせらぎを聞きながらの釣りは最高だ！

天然アユを食べながら、ビールをグビグビッ……。至福の組み合わせですね。

アユは高級魚だから養殖物も多いですね。

どのようにして見分けるのですか？

そこでクイズです。

 QUIZ 1 この2匹のアユ、おいしいのはどちらでしょうか？

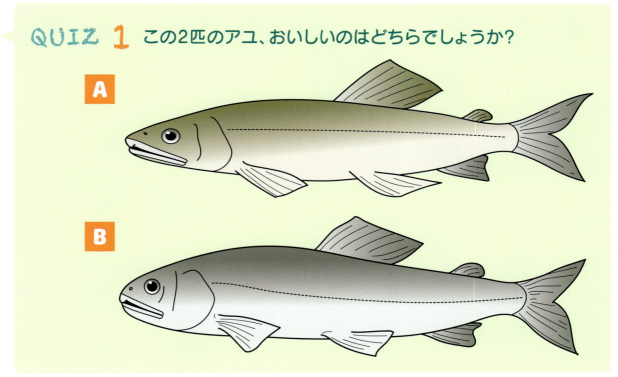

A

B

PART3 ● 歯にまつわる"おもしろ"ウラ話編 **209**

Bは、体が丸くて油がのっておいしそう!

Aは、やせて身が硬そう!

食べなくても、わかるのですか?

そう!形でわかります。Aは天然、Bは養殖のアユです。違いをよく見比べてください。

Aは、背ビレが大きいですね。

Bは、顔が丸いわね……。

養殖は、全体的に体が丸い感じがしますが、天然物は身が引き締まっています。

どうしてですか?

天然アユは秋に河口で生まれ、冬は海でプランクトンを食べます。そして春になると群れを作り、生まれた川を遡上します。だからヒレが大きくなり、筋肉もついて引き締まるのです。

何を食べて育つのですか?

天然のアユは、6月ごろから川底の岩につくコケを食べます。

天然アユは、かすかにスイカの味がするよ。

そのため清流では、天然のアユが"なわばり"を作ります。他のアユが侵入したら、体あたりして追い払います。

この習性を利用して、アユを釣ります。これは「友釣り」と呼ばれます。

ここで、友釣りについて紹介します。

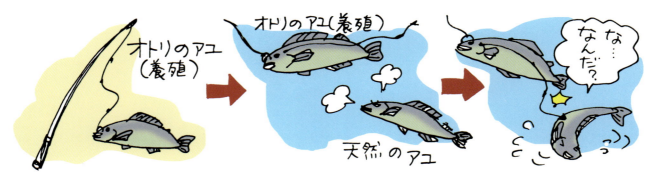

❶糸にオトリのアユ(養殖)をつける。　❷その後ろに何もつけない針をつけ、天然のアユのいそうな石場に放つ。　❸天然のアユは怒ってオトリのアユに体あたりする。すると針に引っかかる仕組み。

なるほど〜。うまい仕組みですね。

これがアユの友釣りか。

本当は"喧嘩釣り"だ。

アユは、川底の石についたコケを"ヤスリ状の歯"で、こそげ取るようにして食べます。

コケを食べた後、石に残された傷を"はみあと"

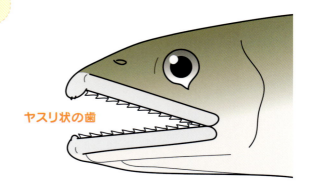

ヤスリ状の歯

と言います。

- だから天然のアユは口元が尖っています。
- ……ということは **A** が天然のアユですね。
- **A** の天然アユの方がおいしいんだ。
- ちなみに"はむ"という言葉は"歯"に由来しています。
- 釣るときには、アユの残した"はみあと"を探します。それがアユ釣りのポイントです。
- それでは養殖は?

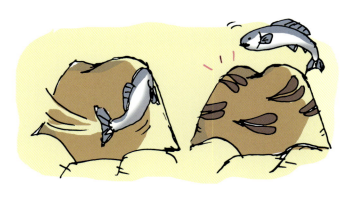

- 養殖は、岩についたコケをこそぎ取る必要がありません。だから口が尖らない。それに、縄張り争いをする必要もないから、動きも鈍いです。
- へぇ〜。アユの見方がかわりました。

2　鳥のクチバシと食べ物の違い

- 食べ物によって顔の形がかわるのですね。
- アユ以外にも同じような例はありますか?
- 鳥は、食べる獲物に応じて"くちびる"を"クチバシ"に進化させました。
- へぇ〜。"クチバシ"は"くちびる"だったのですね。
- [上巻]でシギとサギについてお伝えしたように、一口にクチバシといっても、鳥によってさまざまなクチバシの形や役割があります。
  たとえば、キツツキは、硬く鋭く尖ったクチバシで、木の幹に穴を開け、舌を長く伸ばし、奥の昆虫を捕まえます。また、巣穴を作るときも利用します。

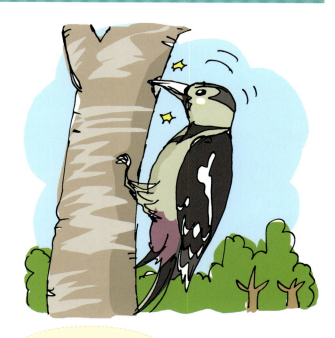

> 道具に例えると、**ノミ**ですね。

> ここでクイズです。

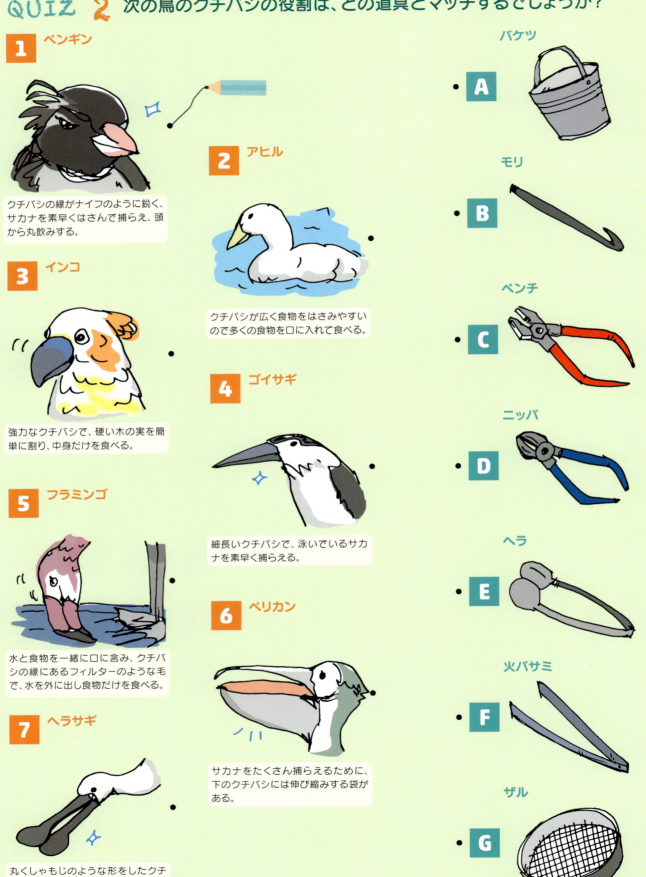

へぇ〜、おもしろい！

 せっかくなので**クチバシネタ**をもう1つ。

QUIZ 3 カラスは、クチバシの太さによって"ハシブトカラス"と"ハシボソカラス"に分けられます。それぞれのカラスとマッチする食べ物はどれでしょうか？

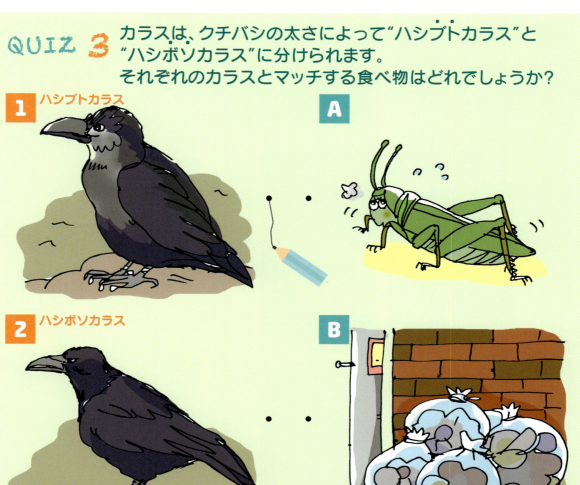

 あなたの考えは？

 大都会に住み、ゴミをあさるカラスはハシブトカラス。名前のとおりクチバシが太いです。太いクチバシで、ゴミ袋を引き裂いて残飯をあさります。
　一方、**スマートなクチバシをもつハシボソカラスは森に住み、昆虫を捕らえ丸飲みします。**

 食物で、カラスもクチバシがかわるのですね。

 ついでに鳴き声で見分けることもできます。**ハシブトカラスは、歌の音階でいえばテノールで"カアーカアー"と鳴き、ハシボソカラスは、"グァーグァー"とバスの音階で鳴くのです。**

 へぇ〜！クチバシの容積で、鳴き声の振動数に差が出るのですね。

3 食べ物と動物の顔の形

次は、**動物**で
みていきましょう。

QUIZ 4　この頭の骨は、イノシシとブタです。
それぞれを線で結びましょう。

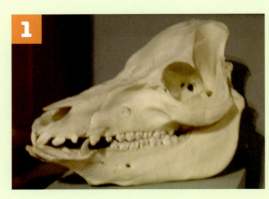
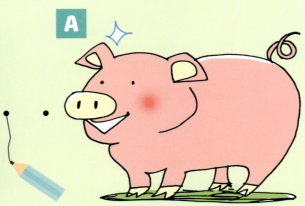
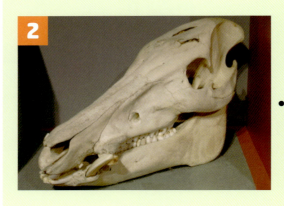
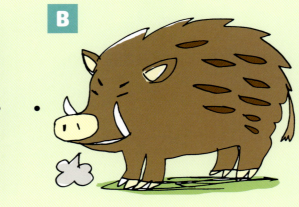

あなたの考えは？

 これは簡単だ！

 きっと顔の短くて丸い **1** がブタですよ。

 野生のイノシシは攻撃的で嗅覚も鋭いです。それに牙や鼻を利用してイモを掘ったり、小型の"ほ乳類"を捕まえたりしてエサを手に入れます。外敵から身を守る道具にもなります。

 それではブタは？

 人間は、肉を食べるためにイノシシを飼い慣らしました。イノシシはエサを探す必要がないので牙が小さくなりました。また嗅覚も必要ないので、鼻の容積が減り短くなります。

QUIZ2の答え：**1**→D、**2**→F、**3**→C、**4**→B、**5**→G、**6**→A、**7**→E

> 同じことは、オオカミとイヌの関係でも言えます。

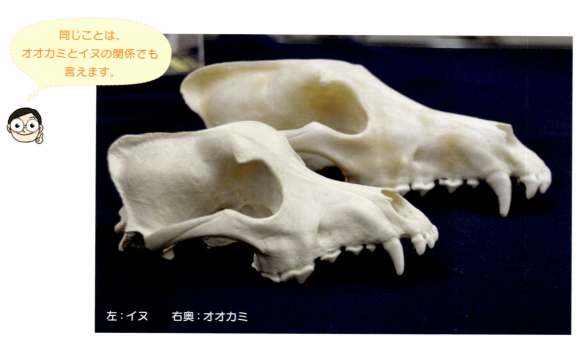

左：イヌ　右奥：オオカミ

（写真提供：北村清一郎先生・森ノ宮医療大学教授、徳島大学名誉教授）

- イノシシは飼い慣らされたので鼻が短くなり、顔も丸いブタになったのですね。

- そういえばオオカミとイヌは似ています……。

- 最初は、人間が食べ残した肉を求めてオオカミが近づいてきました。人間は、オオカミの優れた嗅覚に着目し、外敵への警報機とするため、エサを与え飼い慣らしたのがイヌです。

- イヌは人なつっこいので、ペットとして家で飼うようになったのか。

- ネコもペットにしますが、その性格は反対です。

- ネコは人づき合いが苦手だなあ。

- イヌは尻尾を振って来ますが、ネコは来ようとしません。

- 渋谷駅に"忠犬ハチ公"の像はあるが、"忠猫ニャン公"なんてない……。

- 獲物の捕え方も違います。イヌは徒党を組んで、一匹の獲物を捕らえようとしますが、ネコはひっそりと獲物に近づきます。

- どうしてイヌは人間に従順なのですか？

- イヌを飼い慣らし始めたのは約37000年前。それに比べ、ネコはわずか4000〜6000年のつき合いです。

- ネコとの関係は短いのですね。

- エジプト文明のころ、ナイル川流域で収穫された穀物は、ネズミにより食い荒らされていました。そこでネコを飼い始めました。だから、人間とイヌとの関係は、ネコより30000年も長いのです。

- 人間とイヌは幼なじみだから、言うことをきくのか……。

- 考古学では、オオカミと初期の家イヌ[注1]を見分ける方法があります。

- どこで見分けるのですか？

- **歯と顎の骨を比べる**のです。**人間からエサを与えられ飼育されると噛む回数が減ります。**

- 食べ物が小さく軟らかくなるのだな。

- 人間と一緒ですね。

- するとわずか数代で横顔が短くなります。さらに、歯が小さくなり、歯と歯の隙間も狭くなります。

注1：初期の家イヌとは、人間によって飼育され始めたイヌのこと。

オオカミは硬い食べ物を食べていたから、顎の骨が大きく、隙間も広いのか……。

 イヌの嗅覚は、ヒトの数万倍発達しており、警察犬はそれを利用して防犯に役立てています。しかし、獲物を捕る必要がなくなると、嗅覚が退化します。すると上顎骨が小さくなり、顔が丸く見えます。

 ところで、イヌの品評会には歯並びのチェックがあるそうですね。

 シェパードなどの大型犬の品評会では、下顎前突などの問題があれば減点されます。そこでイヌ好きの飼い主は、毎日指で歯を押し直そうとします。

 ヘェ〜！矯正ですか……。

 でも下顎前突が正常咬合のイヌもいます。たとえば、シーズーやペキニーズなどの愛玩犬です。代々軟らかいエサを与えられ続けてきたので、嗅覚が退化し、家の近所でも迷い子になるそうです。

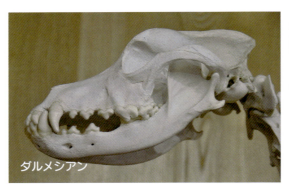
ダルメシアン

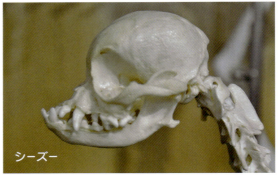
シーズー

（写真提供：日本大学生物資源科学部博物館）

 人間が与えるエサで、動物の顔がかわるのか……。

4　食べ物とヒトの顔の形

 さぁ、次はいよいよ、**ヒト**のお話です！

QUIZ 5　現代の若者は、どちらが多いでしょうか？

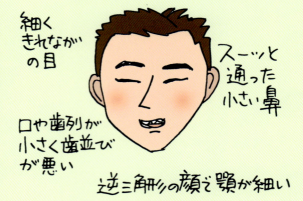

QUIZ4の答え：1→A、2→B

2 の若者が多いですね。

イケ面は、顎がスーッとした細い顔です。

顎が発達してエラの張った顔は減りましたね。

軟らかい食物の増加による影響ですか？

食生活がかわると、顔の形もかわるのですか？

ここで"こめかみ"を触りながら、顎を動かしてみてください。
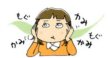

"こめかみ"が動きます。**側頭筋**ですね。

TOPIC4で話したように"こめかみ"は、米を噛むと動くことから、名づけられています。もう1つは、耳の前の頬骨の下を触って動かしてみると……。

咬筋が動きますね。

両方とも噛むときにはたらく、**咀嚼筋**ですね。

よく噛むと、咀嚼筋が発達します。 その力に応じて骨も厚くなり、がっちりした顎になります。一方、軟らかい食べ物では、筋肉が発達する必要がないので、骨のカルシウムなど無機質の沈着が少なく、薄く華奢になります（**図1**）。下顎骨では、骨端の長軸方向の発達が促進されます。

下顎が前下方に伸びるのですね。

すると面長な顔になる。

これが現在の若者の特徴的な顔ですね。

たとえば、腕の骨が折れたらギブスで固定します。しかし、ギブスを外すと腕が細くなっています。筋肉の繊維は1日動かさないと約3％細くなると言われていますが、これは腕の筋肉が落ちると、骨からカルシウムが溶け出すためです。

よく噛むことは、ギブスと反対のことが起こるのですね。

よく噛むことで筋肉が発達し、ヒトも顔の形がかわるんだ……。

図1 よく噛むことで発達する側頭筋と咬筋

	よく噛む	あまり噛まない
側頭筋		
咬筋		

5　徳川家で見る顔の変化

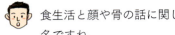

食生活と顔や骨の話に関しては、徳川将軍の例が有名ですね。

初代将軍の家康は、肖像画にも描かれているように四角い顔をしています。ところが将軍家の食物が軟らかくなるにつれ、歴代の将軍の顔が変化していきました。12代将軍の家慶の顔は、家康と大きく違っています。

面長で華奢な顔になっています。

次の写真は徳川家慶の大臼歯です。

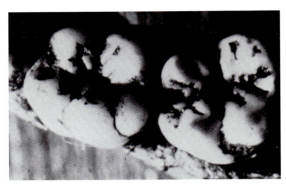

出典：鈴木 尚．骨は語る 徳川将軍・大名家の人びと．東京：東京大学出版会，1985．

まったく咬耗がみられません。

ちなみに家慶は60歳で亡くなりました。

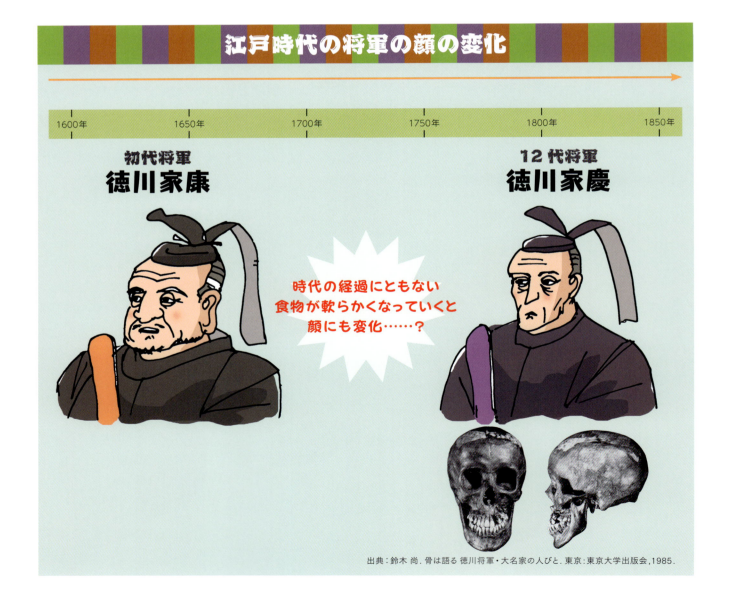

出典：鈴木 尚．骨は語る 徳川将軍・大名家の人びと．東京：東京大学出版会，1985．

萌出直後の歯とかわりませんね。

 将軍がいかに軟らかい食べ物を食べていたかがよくわかります。

 食べ物が軟らかいと、咬耗がないばかりでなく歯槽骨も薄いはずです。歯槽骨が薄いということは……？

 つまり**歯周病になると、早く歯が抜ける**！

 現在は、むし歯が減っているが……。

 今の状態が続くと、**歯周病で早く歯を失う可能性が高い**のですね。

 歯周病予防のためには、歯槽骨を厚くすることも重要ですね。

 そのためにも**よく噛む**必要があるのね。

 ちなみに、次の写真は江戸時代の一般的な庶民男性の頭蓋骨です。

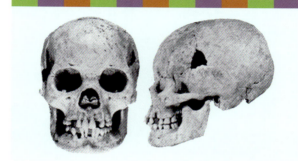

出典：鈴木 尚．骨は語る 徳川将軍・大名家の人びと．東京：東京大学出版会，1985．

 家康の顔の形とよく似ています。

 これは将軍家だけではなく、仙台の伊達藩、秋田の佐竹藩などの代々の藩主の肖像画でも見られます。

 大名でも食生活の変化による顔の変化があったのか。

 公家は、どうだったのでしょう？

 それが知りたいので、雛人形を見に全国をめぐっています。

 どうして雛人形なのですか？

 雛祭りは、平安時代、宮中の"しいな祭り"として始まりました。だから雛人形の顔は、公家の顔を表しているのかもしれないのです。

 公家の食生活の変化が、人形の顔に表れていると考えられるのですね。

 雛人形は、江戸時代の寛永・元禄・享保の各時代に流行しました。寛永は三代将軍の家光、元禄は綱吉、享保は吉宗の時代です。

 雛人形が流行したのは、次の3つの時代です。

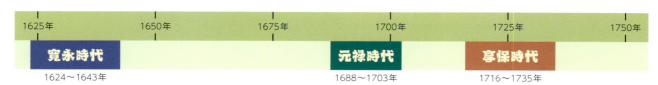

QUIZ 6 元禄時代と享保時代の雛人形です。それぞれどちらの時代のものでしょうか

1　　　　**2**

- 元禄雛は顔が丸く、享保雛は大型で面長なのが特徴です。元禄の終わりから享保時代にかけて10数年しか経ていません。しかし、この間に雛人形の顔がかわることは、何を意味しているのでしょう？

- この時代に大きく食生活がかわったのですか？

- 元禄時代は、町民文化が栄えたことで有名です。

- 井原西鶴や松尾芭蕉を始め、歌舞伎や絵画のみならず食生活も大きく変化した時代です。

- それまで1日2回食だったのが、3回食になり、庶民の口に砂糖が入り始めました。また、箱根の峠を越えると"江戸患い"と言われる奇病が流行しました。玄米から精製米を食べ始めたことでビタミンB_1が不足し脚気になったのです。

- このような食生活の変化が、享保雛の顔に影響を与えたのかもしれないのか……。

- ここで唾を口にためてください。そして指につけ、眉毛にそ〜っと。

- また"眉唾もの"ですか……。

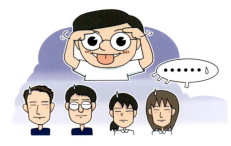

- もちろん、人形の顔には流行があり、そのまま食生活の変化とは言えるわけではありません。でも、このような目で雛人形を眺めると、楽しみが増えます。

- イノシシやオオカミは、よく噛まないので顔が丸くなってブタやイヌになるのに、人間は逆三角形の顔になります（**図2**）。これは逆だと思うのですが……。

図2　よく噛まないことで変化する顔

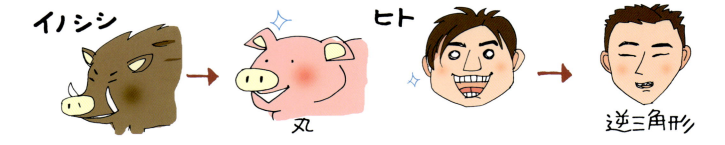

いい質問です！人間の頭部は、脳を守る脳頭蓋、鼻や顎骨など顔面頭蓋からできています。人間は、脳が発達しているから脳頭蓋は大きいです。だから顎骨の発達が悪いと、口元が細く逆三角形の顔に見えます。

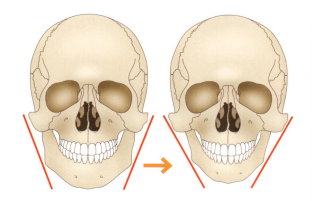

 人間は脳が発達しているからか……。ではイノシシやオオカミは？

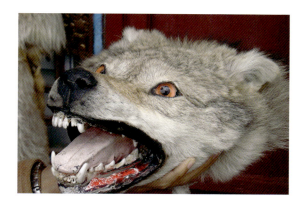

 他の動物の脳頭蓋は小さいですが、獲物を捕り硬いものを食べるので顔面頭蓋の割合が大きくなります。しかし軟らかいものを食べると、顔面頭蓋の発達が悪くなり全体として顔が丸く見えるのです。

 頭と顔の骨の大きさのバランスの問題ですね。

 そこで動物園によっては、大きな骨を与えてかじらせることで、顔が丸くならないよう工夫しています。

 ライオンが丸顔では、迫力ありませんね。

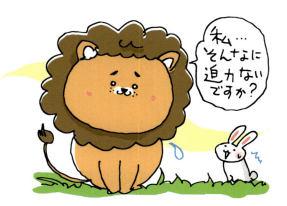

 このように食物が軟らかくなると、将来の人間はどのような顔になるでしょう？

 脳が発達し、顎が小さくなる……。しかも運動不足で手足の骨も細く長くなります。

 空想で描かれた宇宙人の姿ですね。

 だれかがタイムマシーンに乗り未来の人間を見たのが、宇宙人かもしれないです。

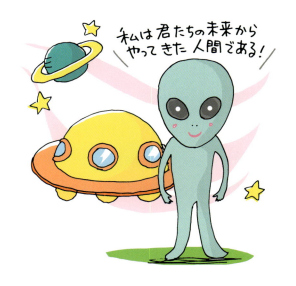

QUIZ6の答え：**1**→元禄時代、**2**→享保時代

PART3 歯にまつわる"おもしろ"ウラ話 編

TOPIC 17 砂糖のたどってきた道

1 砂糖のよいところ？

砂糖は、むし歯や肥満の原因になるため悪者にされがちです。でもこのTOPICでは、まったく逆の観点から砂糖を考えてみましょう！

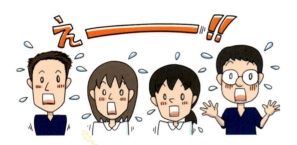

砂糖のよい点？？？

まず質問です。明治維新以来、日本が発展してきた理由は何だと思います？

日本人はまじめで勤勉です。

長い間、平和が続きました。

教育レベルが高いです。

技術力があり物作りに優れています。車や電化製品などを作って輸出し貿易黒字で豊かになりました。

日本製は、故障が少ないので信用があります。

これからも新しい製品を作り続けねば……。

今や、モンゴルの大草原でも携帯電話が通じるし、遊牧民は"ゲル"という移動式のテントでテレビを見ることができる時代です。

大草原から日本に携帯電話がかけられるのですか……。

通信技術が発達して、世界が狭くなりました。

IT（情報通信技術）産業が花盛りです。

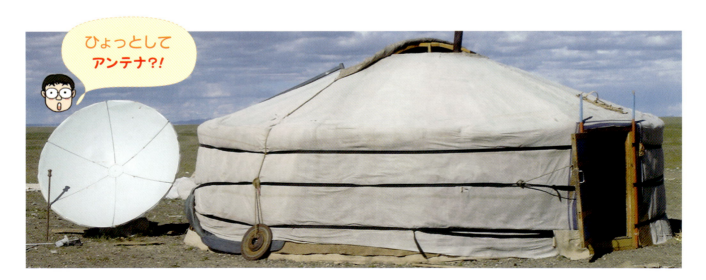

ひょっとしてアンテナ?!

各国が新製品の開発競争をしています。

 このように世界中の人々がほしがり、売れるものを"世界商品"と言います。
ここでクイズです。

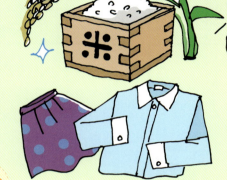

QUIZ 1 "最初の世界商品"は何でしょうか？

❶ 米
❷ 衣服
❸ 砂糖
❹ お金

お腹を満たすためには"米"が必要です。

寒いと困るから衣服ですね。

やっぱりお金よ！

でも、今回は**砂糖**の話では……。

 そう！ **砂糖**は、世界中のだれもがほしがる**"世界商品"**だったのです。

 米ではなく、パンを食べる地域もあります。

 気候により、衣類の種類がかわりますね。

 お金があっても、買う物がなければ……。

 でもどうして砂糖が世界商品になったのですか？ どこでも手に入りますよ。

 かつて甘い味の食べ物は、非常に珍しかったのです。しかも中世の時代、砂糖は万能薬とされていました。当時、イスラム医学は世界でもっとも進んでおり、結核の治療など10種以上の効能があるとされていました。

 どうして薬だったのですか？

砂糖は、優れたエネルギー源です。つい最近まで、だれもが慢性的な栄養不足でした。しかし砂糖を摂ると血糖値が上がって元気になります。

 だから薬と考えられていたのですね。

 疲れたとき、甘いキャラメルを食べると元気になります。

 昔、"一粒300メートル"という宣伝がありました！

 でも食べたら、300メートル走らないと太ってしまいます。ダイエット、ダイエット！

 むし歯だけではなく、美容の問題もありますね。

 しかし今でも、世界では9人に1人が飢餓で苦しみ、1分に17人が亡くなっています。

 飢餓で苦しんでいる人々には、考えられないことです。

そこで、砂糖の歴史についてマンガで見ていきましょう。

PART3 ● 歯にまつわる"おもしろ"ウラ話編　**223**

2　砂糖の歴史　第一幕

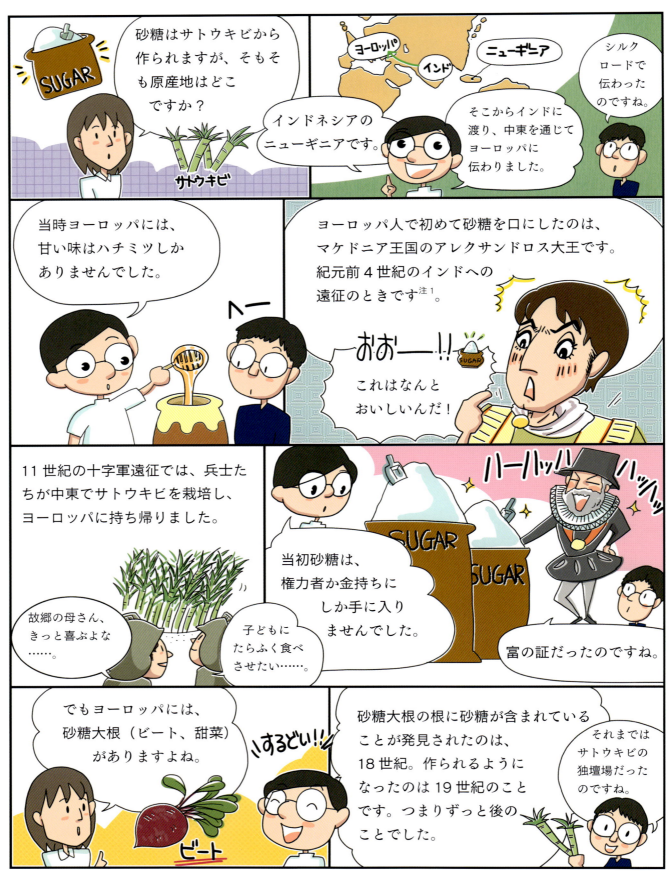

注1：マケドニア王国は、東ヨーロッパのバルカン半島にあった共和国。

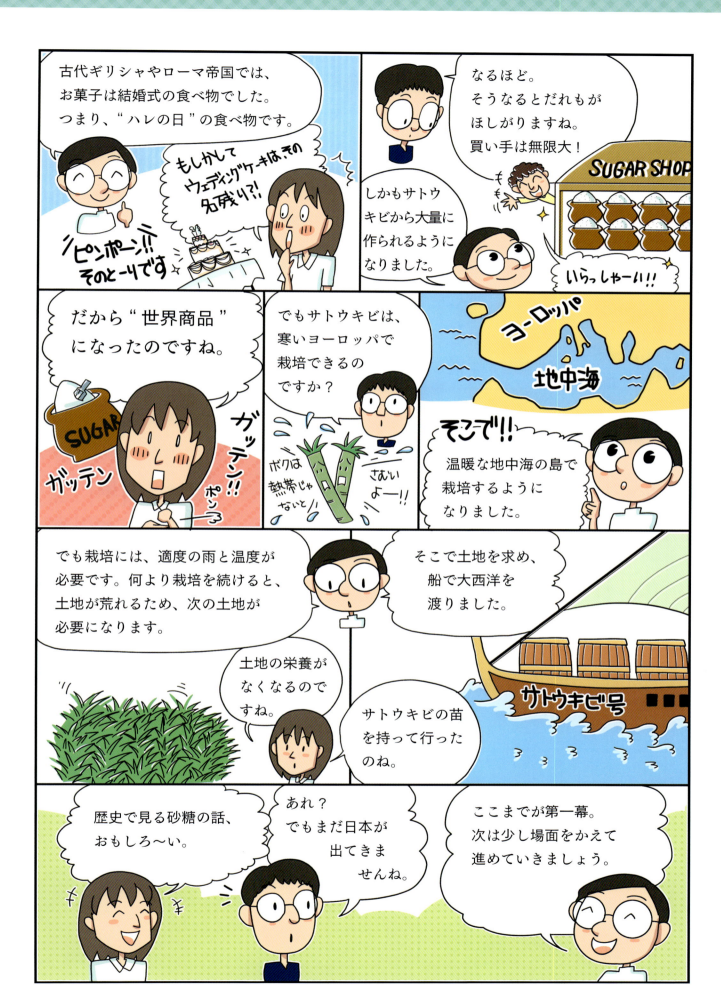

3　砂糖の歴史　第二幕

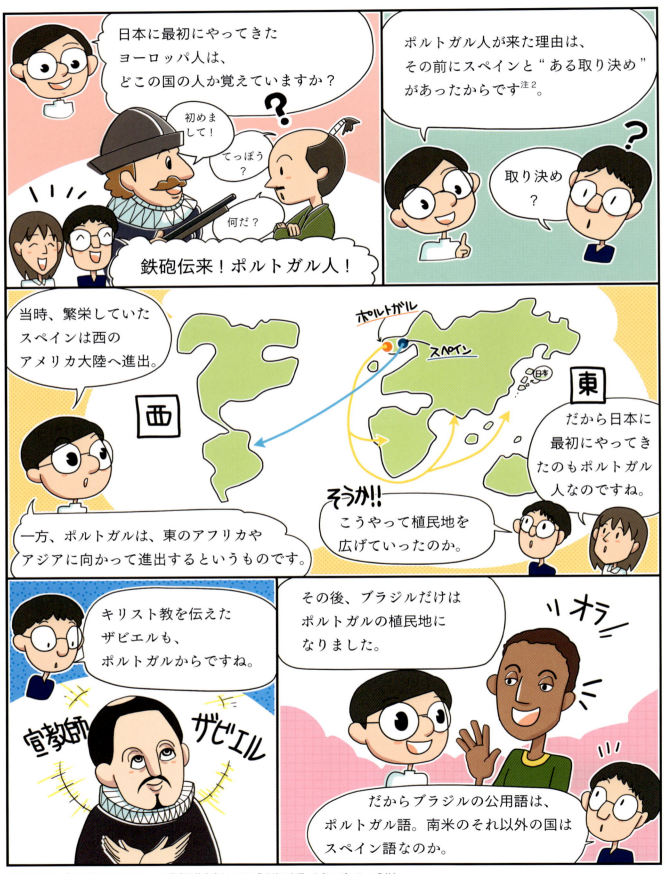

注2：1494年、ポルトガルはスペインとローマ教皇を仲介者としてこの取り決めを行った（トルデシリャス条約）。

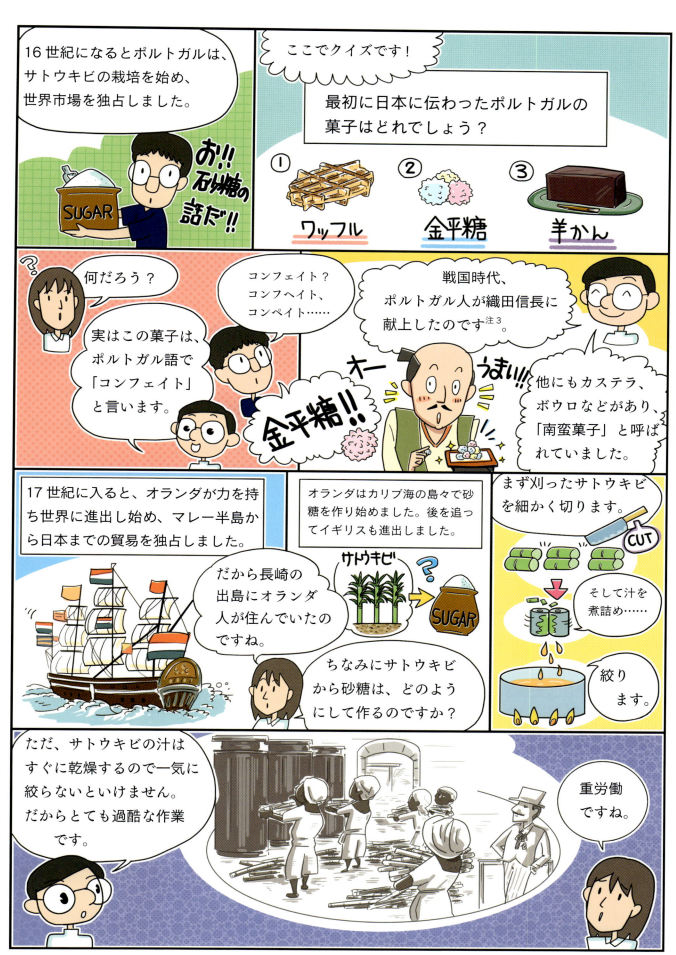

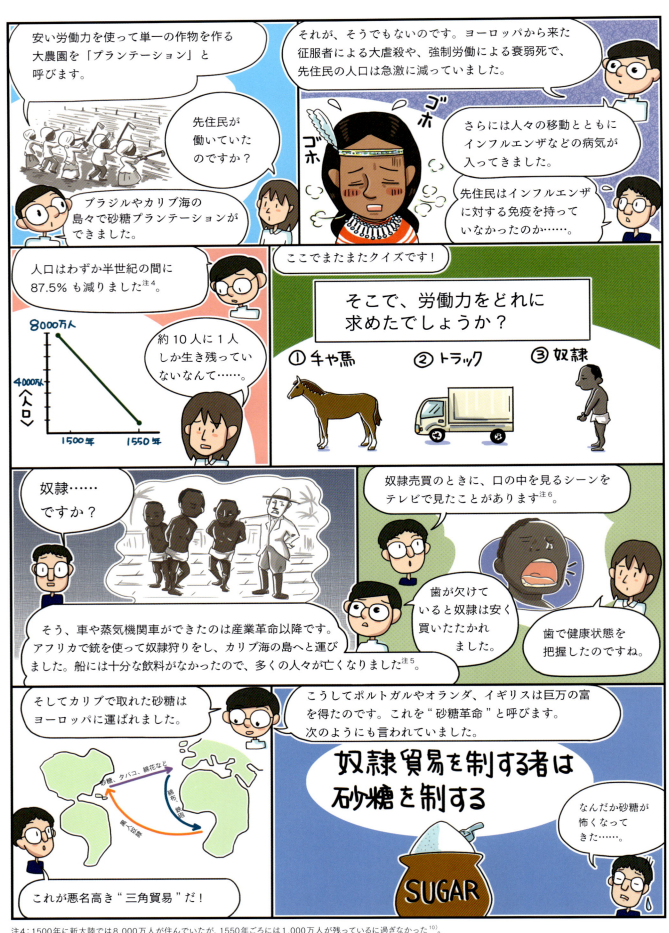

注4：1500年に新大陸では8,000万人が住んでいたが、1550年ごろには1,000万人が残っているに過ぎなかった[10]。
注5：1694年、700名の奴隷を積んだハンニバル号では、航海中に320名が死亡した。
注6：黒人奴隷を描いたアメリカのテレビドラマ『ルーツ/ROOTS』。

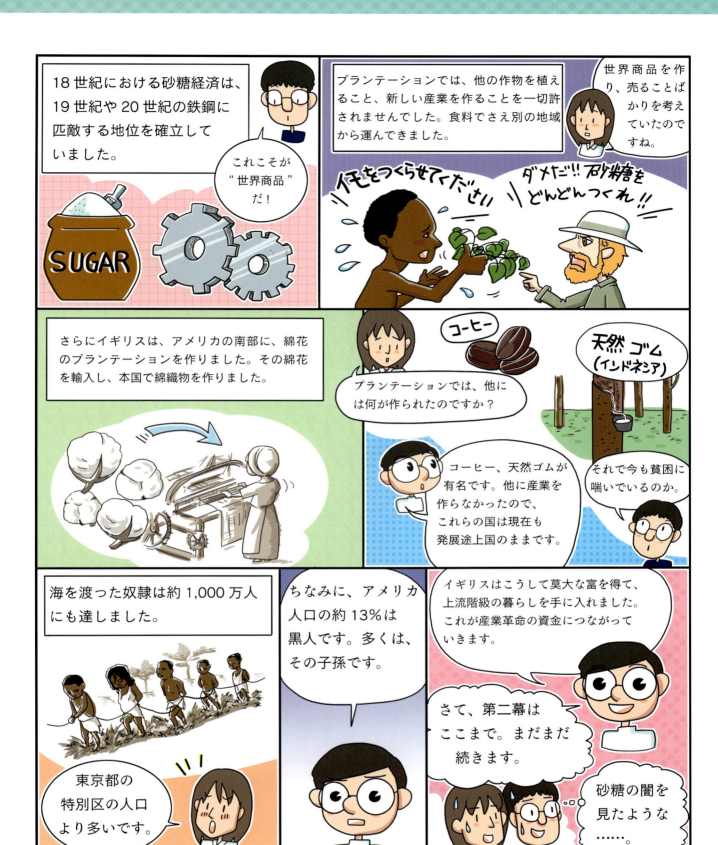

4 砂糖の歴史 第三幕

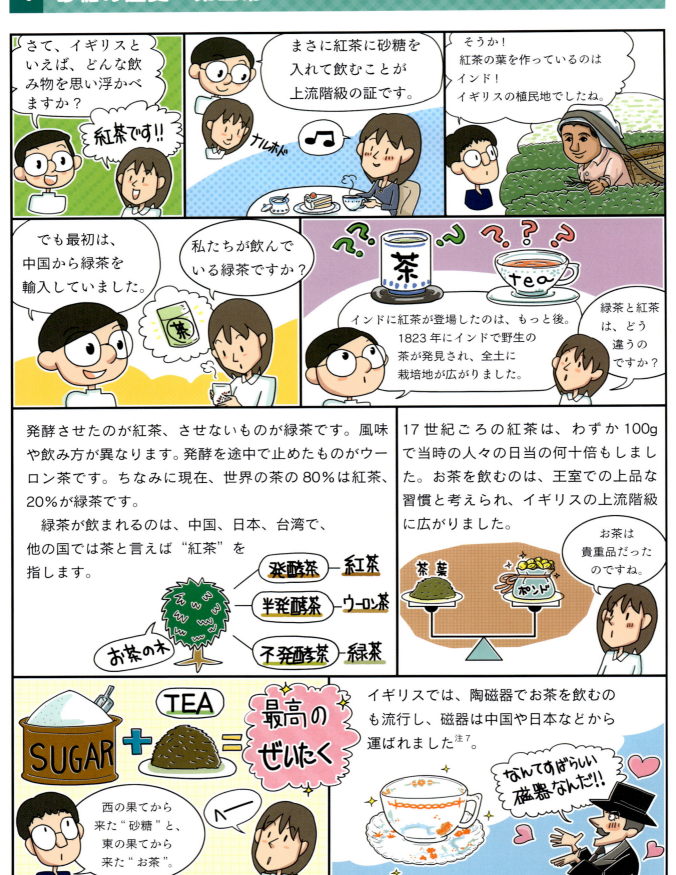

注7：有田焼の磁器や柿右衛門の赤絵磁器なども大量にヨーロッパに輸出された。イギリスの陶磁器のティーポットはこれを真似たものである。

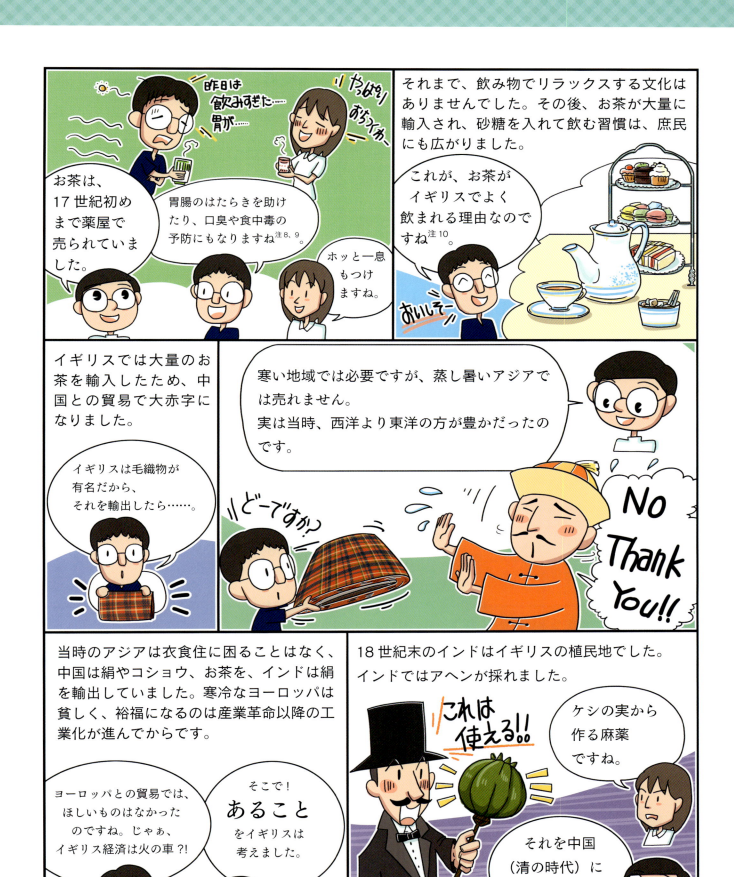

注8：1641年発刊の『医学論』(オランダ、ニコラス・ディルクス著)では、「茶を用いるものは、その作用によってすべての病気を免れ、とても長生きができる。茶は偉大な活力をもたらすばかりでなく、頭痛や喘息、胃腸病にも罹らない」などと述べている[2]。

注9：現在、緑茶の効能として発癌作用抑制効果、食中毒予防、動脈硬化・脳卒中予防、血圧降下、血糖値低下、老化予防、胃腸のはたらきを助ける、口臭抑制、老化防止などがある。

注10：イギリスでコーヒーを飲む習慣がないのは、植民地で栽培していなかったこともある。一方、フランスは、イギリスが紅茶を独占していたため、コーヒー(カフェ)が中心となった。

PART3 ● 歯にまつわる"おもしろ"ウラ話編　231

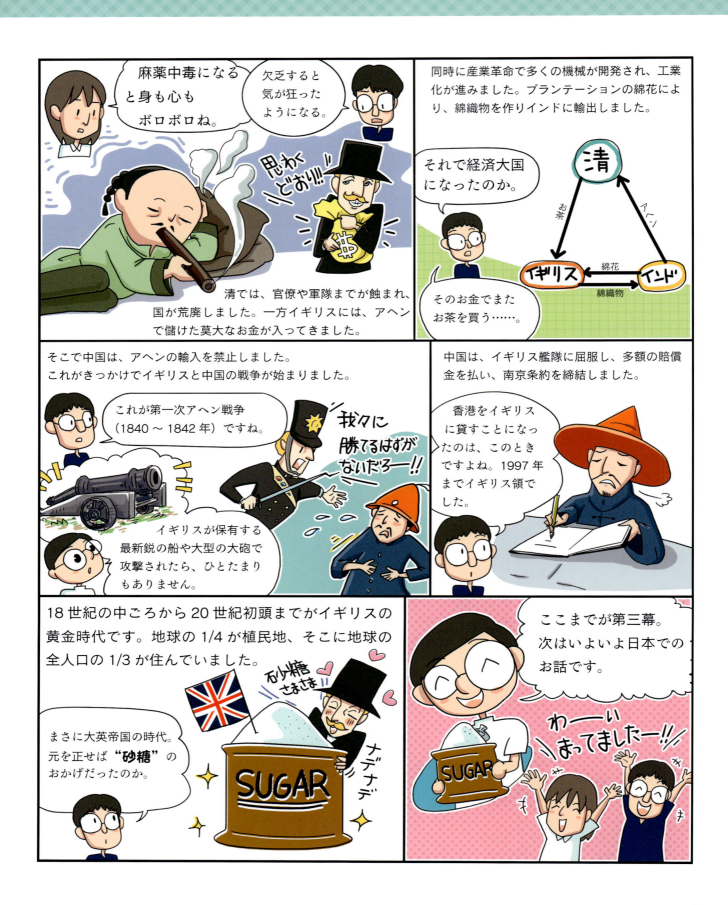

5　砂糖が日本を救った？

さて、当時日本は幕末の混乱期。アヘン戦争の様子を見ていた日本人がいました。**高杉晋作**です。
1862年、徳川の使節団として桂小五郎、五代友厚らとともに上海に行き、植民地になった中国の荒廃を見ていました。

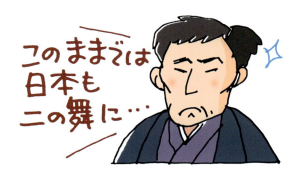

これが砂糖と、どう関係するのですか？

日本でも、かつては"甘味"といえば"甘茶"しかありませんでした注11。奈良時代に遣唐使により日本に伝わった**サトウキビは、1610年ごろから奄美大島で栽培**されていました注12。

薩摩藩の領地ですね。

奄美群島は沖縄（琉球）に属していましたが、後に薩摩の一部になりました。薩摩藩は、奄美の砂糖をすべて買い上げ、他の者に売ることを許可しなかったのです。奄美の人々の生活必需品は、砂糖と交換していました。

砂糖がお金のかわりだったのですね。

砂糖を大阪の堺に持って行けば、10倍の値段で売れます。

幕府に内緒の"密貿易"です。

当時、江戸でも**砂糖は最大の贅沢品**でした。徳川家14代将軍の**徳川家茂**は、21歳で亡くなりましたがその骨が残っています（次ページ図1）。

むし歯は、どうですか……？

31本の歯のうち、30本がむし歯でした（次ページ図1）。下顎の第一大臼歯と第二大臼歯、それに上顎の第一大臼歯は、歯髄まで達していました注13。

きっと痛かったでしょうね。

天下の大将軍も歯の治療を受けられなかったのか……。

それでは奄美の人々も、むし歯が多かったのでは？

昔の人々の歯の状態を調べに行ったことがあります。

どのようにして、昔の人々の歯を見られるのですか？

昔、奄美諸島には風葬の習慣がありました。

風葬って？

人が亡くなった後、土に埋葬し5年後に掘り出し、海の水で洗ってきれいにして洞窟に祭る習慣です。現在でも一部に風葬跡があります。奄美諸島の某郷土史家に同行したことがあります。明治から昭和初期の何十もの一般庶民の頭蓋骨を見ましたが、むし歯はなく非常にきれいな歯をしていました。

歯周病はどうでした？ でも頭蓋骨に歯がないと、わからないか……。

頭蓋骨に歯槽窩があれば、亡くなった後、何かのはずみで歯が抜けたと考えられます。生前に抜けたら歯槽窩が吸収しているはずです。

なるほど～！

すべての歯に歯槽窩がありました。

注11：甘茶とは、アマチャの若い葉を蒸して揉み、乾燥させたものを煎じて飲料にしたもの。釈迦の誕生日（花祭り）に、仏像に注ぎかける習慣がある。
注12：江戸時代末期には四国の讃岐でも砂糖を作っていた。しかし明治時代に入り、西洋から輸入が始まると衰退した。現在、香川県・徳島県で製造されている和三盆糖は、その名残である。
注13：徳川家茂は21歳で没した。ひどいむし歯で、たいへんな甘党であった。これがもとで体力が低下し、脚気も悪化し、脚気衝心で没したと考えられている[11]。

図1　徳川家茂の頭蓋骨、上下顎

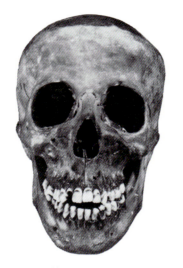

家茂の頭蓋。
出典：鈴木 尚. 骨は語る 徳川将軍・大名家の人びと. 東京:東京大学出版会,1985.

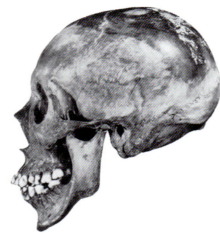

へ〜これが家茂???

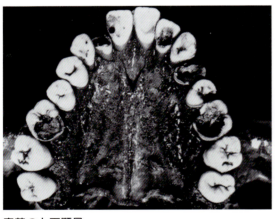

家茂の上下顎骨。
出典：鈴木 尚. 骨は語る 徳川将軍・大名家の人びと. 東京:東京大学出版会,1985.

あら〜、これはむし歯が
ひどい！

 つまり歯周病はなかったのですね……。

 歯石もまったくついていませんでした。

 サトウキビを作っていたのに、ふしぎですね？

 当時は、もしそれを食べているのがわかると、獄門はりつけの刑になったそうです。

 砂糖を作っても、口に入らない。

 それでむし歯がなかったのですね。

 明治維新まで、食べることはありませんでした。薩摩藩の財力の半分は、なんとサトウキビから得ていたのです。

QUIZ 2　薩摩藩は、サトウキビで得たお金をどのように使っていたでしょう？

❶軍艦や大砲を買った
❷近代的な工場を建てた
❸藩士を欧米へ留学させた

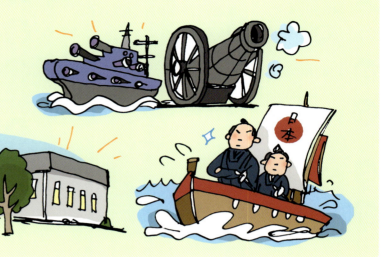

 軍艦では……。

 工場を建てたのでは……。

 留学じゃないかしら……。

 実は、すべて正解です。

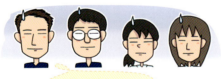

そうですか……。

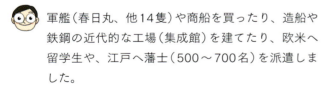 軍艦（春日丸、他14隻）や商船を買ったり、造船や鉄鋼の近代的な工場（集成館）を建てたり、欧米へ留学生や、江戸へ藩士（500〜700名）を派遣しました。

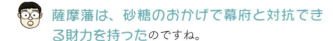 **薩摩藩は、砂糖のおかげで幕府と対抗できる財力を持った**のですね。

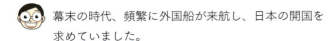 幕末の時代、頻繁に外国船が来航し、日本の開国を求めていました。

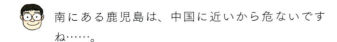 南にある鹿児島は、中国に近いから危ないですね……。

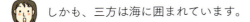 しかも、三方は海に囲まれています。

 薩摩藩主の島津斉彬は、軍事の強化が必要と考えていました。そこで敵に備え錦江湾（鹿児島湾）に85台の大砲を設置していました。

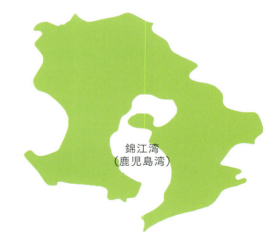

錦江湾（鹿児島湾）

 奄美の砂糖のおかげですね。

その後、薩摩藩はイギリスと"ある事件"を起こしました。ウマに乗ったイギリス人が、島津久光の行列に遭遇し、イギリス人が切られました。

PART3 ● 歯にまつわる"おもしろ"ウラ話編　**235**

1862年に神奈川の生麦村で起こった"生麦事件"ですね。

怒ったイギリスは、軍艦で鹿児島の錦江湾に攻め入り、薩摩藩の船を拿捕しました。

1863年の薩英戦争です。

薩摩藩も中国と同じように降参するだろうと思われていました。

違う……のですか？

薩摩藩は、大砲で軍艦に反撃しました。イギリスはそれを予測していませんでした。あわてて応戦したのも後のまつり。軍艦に命中し2名の指揮官を失いました。その結果、薩摩藩は勝利したのです。
　しかし薩摩藩は、世界最新の兵器の威力を見せつけられました。一方、イギリスも薩摩藩を見直し、以後協力するようになりました注14。

イギリスは、薩摩藩が中国と同じようにはいかないことを認識したのですね。

甘く見ていたのですね。

こうして日本は植民地にならずにすんだのか……。

昔の人ってえらい！

これがきっかけで、日本は明治維新への道を歩み始めました。

薩摩藩が大砲を持っていなければ、どうなったかわかりません。

幕末のころ、世界の列強国は日本を植民地にしようとしていました。しかし、それを免れた理由の1つに"奄美の砂糖"があったのです。

"砂糖"を通じて世界史や地理を考えると、こんなにおもしろい話になるのですね。

もっと他の食物でも、世界史や地理を合わせた話を聞きたいです！

注14：薩摩藩は薩英戦争に勝利したが、イギリス艦隊の最新式のアームストロング砲の威力を知り、攘夷（外敵を排除する）の考えを捨て、開国への道を歩み始めた。すなわち明治維新に向かった。

PART3 歯にまつわる "おもしろ" ウラ話 編

TOPIC 18 歯科医師から見た学校給食

1 2つの学校給食

　この写真は、"ある施設"の食事を撮影し、右半分を隠したものです。

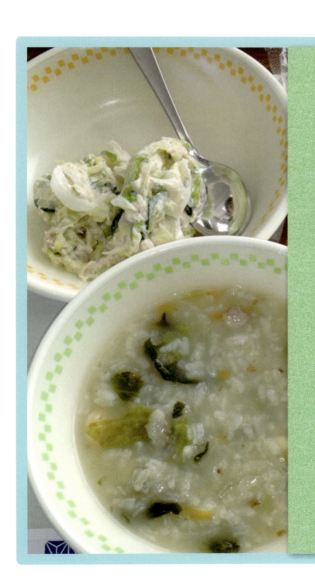

次の施設のうちのどれでしょう？

1. 高齢者施設
2. 病院
3. 保育園
4. 小学校

ヒントです。
次の写真は全体
のものです。

237

ジャ〜〜〜〜〜ン！

噛まなくてもよい食事

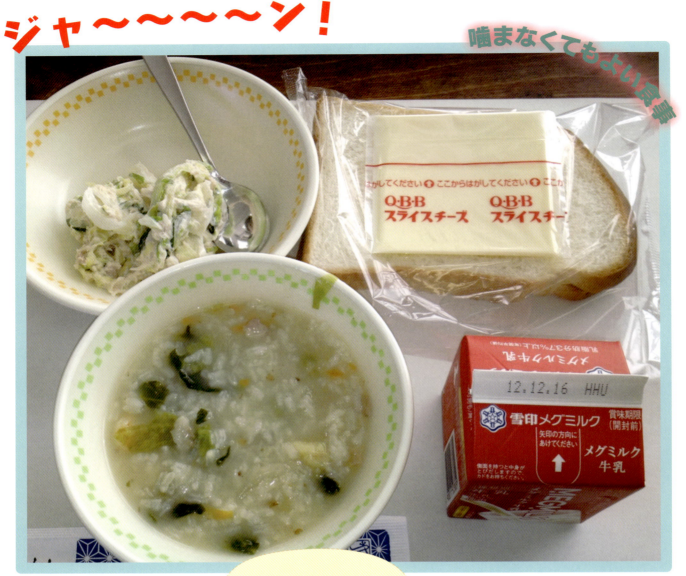

えっ〜！
ひょっとして
学校給食!!

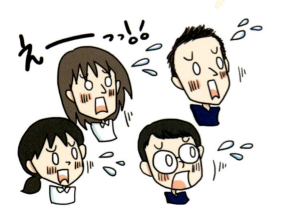

ピンポーン！
最近、学校で児童生徒や教職員を対象に話す機会が多くなりました。午前中に話が終わると、たいてい給食を勧められます。よほどのことがない限り、いただくことにしています。子どもたちが、どのような給食を食べているのか興味があるからです。その中の1つが、この学校の給食でした。

ちょっとこれは、ひどいです。

 左上のサラダも、小さく切られています。

 左下は、雑炊ですか？

 献立表を見ると「リゾット」と書かれていました。

 書き様があるものですね……。

 水分が多いから噛む必要がありません。

 だから"流し込み食べ"になります。

 TOPIC12で詳しく述べましたが、"流し込み食べ"をしていると高齢になって唾液が出なくなりやすいです。

 流し込むと、体は唾液を出す必要がないからでした。

 味覚異常の原因にもなります。

 総義歯は唾液の表面張力で維持するから、唾液がないと難症例になります。

 それに義歯がこすれて疼痛の原因になります。

 そう！オーラルフレイルに一歩近づきます。発達期の子どもたちを診る場合は、将来どのような問題が出るかを、"時間軸"から考えておく必要があります。

 どこの給食も、こんなにひどいのですか？

 そんなことはないです。先ほどのは特別です。先日行った某小学校。ここの給食はすばらしかった！

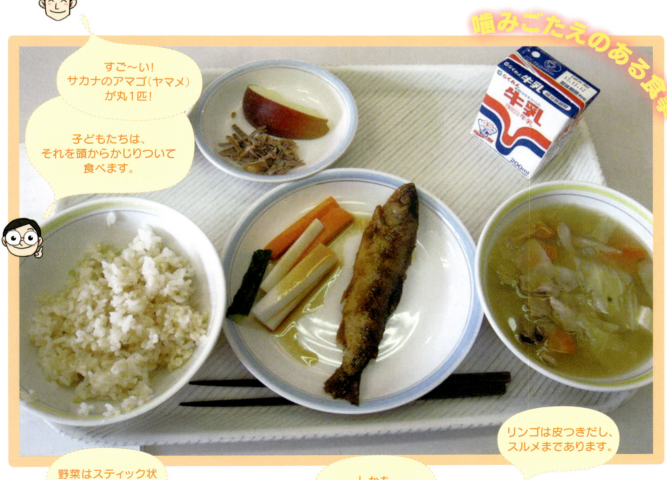

噛みごたえのある食事

すご〜い！サカナのアマゴ（ヤマメ）が丸1匹！

子どもたちは、それを頭からかじりついて食べます。

野菜はスティック状ですね。

しかも、汁物は具だくさん！

リンゴは皮つきだし、スルメまであります。

しかも地産地消の食材ばかりでした。

子どもたちは喜ぶでしょうね。

歯科医師としても大歓迎！

よく噛んで食べるように工夫されています。

給食を作る調理師さんも、きっと誇りを持って仕事をされているのでしょう。

ところである小学校の校長先生と話をしていたら、こんなことを言われました。

> 夏休みが終わると、やせて登校してくる子どもたちがいます。夏休み中は、家庭でろくなものを食べさせてもらっていないのです。

かわいそう！

そのような子どもたちにとって、学校給食が"食"の最後の砦なのですね。

最初の給食は、たまたまなのかもしれません。もちろん給食の現場からの意見もあります。硬い食材を入れると残飯が増加すると言われます。

噛めない子に合わすか、普通の子に合わすかという問題ですね。

給食は、だれに合わせて調理すべきなのでしょう？

> ここでわれわれ歯科関係者がこのような給食に対して歯止めをかけなければ、普通の子の口の機能まで低下する危険性があります！

「教育現場では、だれに合わせて教育をしているの？」と言いたくなります。

実際、学校では給食の残飯率が高くて困っているそうです……。

食べ物に対する感謝の心がないのですね。

もちろんすばらしい先生もいます。友人のT先生から、興味深い話を聞きました。

> 授業中、騒ぐ、いじめなど……荒れたクラスほど給食の残飯率が高いです。

なんとなく、わかる気がします。

でもそれだけではありません。さらに話は続きます。

> "嫌いなものは食べない"は、"嫌なことはしなくていい""嫌な人とはつき合わなくていい"ということと根底ではつながっています。

なるほど〜！

深い話だ！

> 子どもたちにとって、給食は作ってもらえてあたりまえのものです。その給食の食材を生産した人の顔、集荷場で働く人の顔、それを運んだ人の顔、さらには調理をしている人の顔が見えないのです。

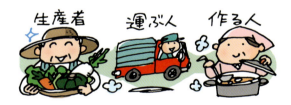

給食ができるまでに、汗を流した人のことを知らないのですね。

こうもT先生は言っています。

> "給食の向こう側"が見えないのです。

ではT先生はどんな取り組みをされているのですか？

> まず給食の残飯を集めコンポスト（生ごみ処理器）で肥料を作りました。そして学校のそばの空き地で、子どもたちと一緒に苗を植え、野菜を育てることにしました。

- 収穫して、みんなで食べるのですね。
- そうすれば、食べ物のありがたさがわかります。
- 自分で作ると給食を残さなくなるのですね。
- ではこの2つの給食、みなさんはどちらを食べたいと思いますか？もし子どもがいれば、どちらの学校に通学させたいでしょうか？あるいは歯科医療従事者の立場から、どちらが好ましいでしょうか？

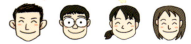
噛みごたえのある食事！

- 両者とも栄養学的には充足されています。でも、どちらを食べている子どもたちが、より健康になるでしょうか？

もちろん "噛みごたえのある食事" です！

- 学校給食法では、給食は "子どもの健康のために実施されなければならない" と書かれています。そこで学校給食は、文部科学省で栄養所要量が決まっており、カロリーや栄養素（タンパク質、脂肪、カルシウム、鉄、ビタミン、他）の基準量が決められています。
- それに基づき、献立が決められているのですね。
- しかしこの点に目を奪われると、紙上の栄養価になってしまいます。
- その結果、おいしい給食から遠ざかるのか。
- [上巻]で "フレッセン" と "エッセン" の話がありましたね。ドイツ語の "食べる" という2つの動詞について……。

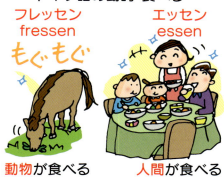
ドイツ語の動詞 "食べる"
フレッセン fressen　もぐもぐ　動物が食べる
エッセン essen　人間が食べる

- "フレッセン" は "動物が食べること" に対して、"エッセン" は "人間が食べること"、つまり "おいしく、楽しく食べる" の意味でした。
- "動物が食べる" と "人間が食べる" は違うのです。
- 言いかえれば、"栄養学的観点" から捉えたのが "フレッセン"、そこに "心の要素" が加わると "エッセン" となります。
- 本来の栄養所要量は、口に入ってからカウントされるべきものですから、残飯が多ければ意味がありません。
- 給食には "見た目のよさ" や "おいしさ" が不可欠ですね。

2　病院食三悪

- ここでおもしろい話を紹介しましょう。かつての病院食は、フレッセンとしての意味合いが強くありました。そのため "病院食三悪" という言葉までありました。
- どんな意味ですか？

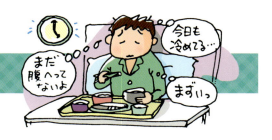

- "三悪" は、"冷たい" "夕食が早すぎる" "まずい" を意味する言葉です。"配膳に時間がかかり、味噌汁などが冷めてしまう" "5時に夕食を配膳される"、しかも "まずい" という問題でした。

患者としては困りますね。

病院食は"治療食"という意味があります。

つまり、治すことが優先され、味は二の次だったのですね。

入院患者さんに病院の評価を聞くと、"看護師さんが親切だったか""食事がおいしかったか"が大きな関心事だそうです。

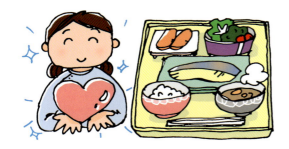

また退院した人で不平の第一位として挙げるのが"食事をする気が起らなかった"だそうです。

まずい食事は食べたくないな……。

"治療食"という名のもとにまずくて冷めた食事を1日3回、4時間おきにおしつけて、「食べないと回復しないからね」と患者さんに説教していた病院さえありました。

ひどい！

"治療食"は、口に入った栄養素やカロリーを把握することで、初めて目的を達成します。

栄養は、口に入ってからカウントすべきものですよね。

そのためにも、おいしそうな食事を出さなければ……。

これはだれでも同じです。たとえば、風邪を引いたとします。食欲が湧かないうちは風邪は治ったと思いません。しかし、一口食べて"おいしい"と思ったらどうでしょう……。

この風邪は治ると実感できます。

そんな思いは入院中や高齢の方ほど強いでしょうね。

だから、"口に入る前の病院食"と"口に入った後の病院食"は違うのです。

でも現在、"病院食三悪"という言葉を聞きません。どのように改善されてきたのですか？

そこに大きな風穴を開けたのは、長野県にある篠ノ井総合病院です。当時の院長・新村 明先生の指示のもと、"患者本位の病院改革"を目指しました。その取り組みが有名になったのは、1985年の朝日新聞の記事でした。

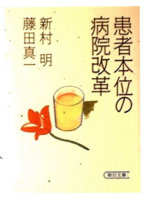

どんな取り組みをしたのですか？

この記事をきっかけに、全国各地から病院関係者が見学におしかけたそうです。当初視察者は、「夕食を午後4時でなく6時にするなんて嘘だろう」「低い保険点数の中でできるわけがない」などと否定的な意見がほとんどでした。しかし視察後は、だれもが感動して帰ったそうです。この取り組みは、すぐに全国に広がり、その後世間では、午後4時に配膳する病院を"時代遅れ""レベルが低い"と見るようになったのです。

具体的に、どのようにして改善したのですか？

まず"早い"の問題。当時、夕食が早かったのは、患者さんではなく職員の都合に合わせたものでした。夕食が遅くなると、食器洗いや消毒も遅くなり、時間外労働が問題となります。午後5時なら日勤と準夜勤の看護師がいて人手が助かるなどの理由です。そこで看護師の勤務時間の調整や、食器の数を増やし翌日に消毒することで解決しました。

"まずい"の問題は？

給食責任者の栄養課長は通常管理栄養士でしたが、調理師に変更しました。しかもその調理師は、東京の一流料亭から引き抜いたそうです。調理師なら、まず"食べていただくこと"を優先します。料理の基本は、見た目が美しく、おいしそうで食欲がそそられることです。

もちろん栄養価も重要ですね。

管理栄養士は、最初の2年は調理の現場をみっちり経験したうえで、本採用になり栄養指導に加わります。栄養学的に充足されていても食べてもらえなければ意味がありません。

これを理解してもらうために、管理栄養士に調理から勉強してもらったのですね。

さらに一般食のメニューを増やし、好みに合った食事を提供します。食器は合成樹脂ではなく陶器を使い、季節感を演出するため行事食なども提供します。

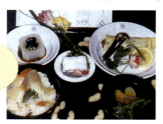

写真は篠ノ井総合病院の行事食・節分料理です。（当時の病院便りより）

"冷たい"の問題はどうしたのですか？

配膳に時間がかかると、温かい料理が冷めてしまいます。そこでベルトコンベアを利用し流れ作業方式にし、手間のかかる盛りつけは受付など事務系の職員が応援に加わりました。おかげで配膳に30分以上かかっていたのが、10分以内に短縮されたそうです。

すごいですね！

この病院では、これらの努力で残飯量が激減したそうです。当時、ボクも見学に行きました。そのときの病院長の言葉は鮮明に覚えています。

よく食べていただけるので、患者さんは早く退院されます。だからベッドの稼働率もよくなると同時に、噂が広がり、多くの患者さんが来院されるようになりました。

おいしい食事の提供は、病院経営も安定させるのですね。

現在の病院食がよくなったのは、このような背景があったのですね。

産科の病院では、退院前に"フランス料理"なども出るそうね。

いいな！そんな病院で出産したいです。

出生率が低下している中での、病院の経営努力の一環ですね。

ただ、今でも消化器などの外科手術を機に、義歯を外したままになる病院が多いそうです。

せっかく、おいしいそうな食事を提供しても、噛める歯がなければ……。

患者さんがかわいそう……。アレッ！ 病院食の話がいつのまにか歯の話になりました。

歯は、おいしく食事をするために生えてくるのですからね。

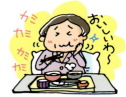

3　学校給食会のホームページを見てみよう！

ところで学校給食は、どうしてこれだけの差があるのですか？

そこでクイズです。

QUIZ 1 2つの学校給食の差は何でしょうか？
❶給食費の差　　❷自治体（市町村）の差

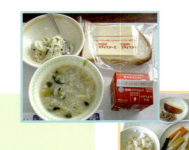

きっと、給食費です。

 保護者は、給食費を学校に支払います。その金額は自治体によって多少差がありますがほぼ一定です。小学校では約4,343円/月、中学校では約4,941円/月の負担です[3]。

 小学校では一食あたり約250円、中学校では約290円になります。

 安いですね。

 実は、"学校給食法"で食材費は保護者が負担するものと決められています。

 つまり徴収したお金は、食材費にしか使えない……。

 天候不順で野菜が高騰したらたいへんですね。

 それに給食費未納の問題は、食材費に跳ね返ります。

 周りの人が、迷惑しますね。

 だから収入によって補助が出る仕組みになっています。

 では自治体の差とは、どういう意味ですか?

 その他の人件費・光熱費・施設整備の費用は、自治体（区市町村）の負担となっています。これが、自治体にもよりますが一食あたり約400円。

 厳しい財源で、給食に予算をまわすことはたいへんですね。

 それで民間業者に委託しているのか……。

 ときどき民間委託のトラブルの記事がありますね。

 ただ、冒頭の給食はあまりにもひどいと言わざるを得ません。自治体の"食育"に対する姿勢がみて取れます。

 調理員の方々も、"低予算"と"おいしい食事提供"との間で困っているでしょう。

 歯科医療従事者の立場から学校給食をよくする方法はありませんか?

 読者にもぜひお願いしたいことがあります。

 何ですか?

 学校歯科検診の機会があれば、給食を食べてきていただきたいです。そして、歯科的な問題があれば、改善をお願いしてほしいのです。

 "よく噛んで食べる"ようにと伝えるのですね。

 もっと具体的な方法を提示します。食材の形

図1 噛む回数を調べると、食材の形態でこれだけ違う!

にんじん
（20g）

みじん切り：240回

千切り：297回

スティック：489回

スティックでは、噛む回数が**約2倍**に増えますね。

茶碗一杯
のご飯
（100g）

白米：353回

雑穀米：526回

炊き込みご飯：660回

これは残念!

ちなみに、飲みながら食べると……

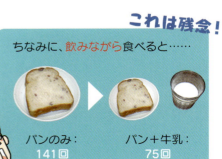

パンのみ：141回　パン＋牛乳：75回

態や調理方法をかえてもらいます。たとえば[上巻]で紹介した、ニンジンの形態です**(図1)**。

同じ食材でも形態により噛む回数がかわるのでしたよね。

前歯は包丁の役割をするので、包丁で小さく切れば噛む回数は減ります。だからカレーのジャガイモなどは、"大きいまま"与えます。キャベツやトンカツも同じです。みそ汁の具も大きくすると噛む回数が増えます。

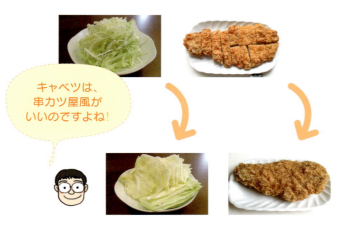

キャベツは、串カツ屋風がいいのですよね！

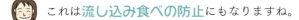

これは流し込み食べの防止にもなりますね。

自分でご飯をカウントしたら、茶碗一杯の白米（100g）では**353回**でした。しかし雑穀米では**526回**（約1.5倍）、炊き込みご飯では**660回**（約1.85倍）と噛む回数が増えました。

「よく噛んで食べなさい！」「30回噛みなさい！」と言うより、雑穀を少し加えるなどして、調理法によって噛む回数をかえるのですよね。

リンゴも皮つきにすると、皮なしより噛む回数が2倍増えます。サンドイッチも同じです。パンのミミを切ってしまえば噛む回数は**130回**ですが、ミミつきにすると**202回**（約1.5倍）になります。では、ミミを切ったパンが余っていたので焼いてみました。すると、噛む回数はどうなったと思います？**(図2)**

ミミつきより噛む回数は少ないのでは……。

焼いた方が**236回**（約1.8倍）と多かったのです！

どうしてですか？

噛む回数が増えたのは、焼いたことでパンに含まれる水分の量が減ったためです。食べ物を飲み込むときには、唾液が必要です。水分が減ったので、無意識によく噛まなければ飲み込めないのです。

なるほど〜！つまり、丸干しイワシなど乾燥した食物は、よく噛むことで唾液の量を増やす食材ですね。

サンドイッチは、ミミつきで焼くと噛む回数が**260回**（約2倍）とさらに増えますね。

さて学校給食は、自分の学校で作る"自校方式"と、数校に供給する"給食センター"方式があります。

図2 サンドイッチもリンゴも噛む回数をかえられる！

リンゴ（60g）

皮なし：120回

皮つき：222回

ハム・玉子入り（一切れ）

ミミなし：130回　ミミつき：202回

焼く：236回　ミミつきで焼く：260回

焼くとミミなしの**1.8倍！**ミミつきであれば**2倍！**

PART3 ● 歯にまつわる"おもしろ"ウラ話編　**245**

- 自校方式では学校に直接言えますが、センター方式ではどうすればよいのですか？

- これは、歯科医師会などの団体から教育委員会に要請するべき問題です。冒頭の写真のような、流し込み食べを助長する給食の弊害については、教育委員会も把握していないと思います。だからこそ歯科医師の立場から提言する必要があると思います。

- 質問です！小学校で話をした後、教室で給食を食べました。「よく噛んで食べよう」と言ったのに、"牛乳による流し込み食べ" や "パンを牛乳に浸ける" などの食べ方が目立ちました。流し込み食べを防ぐ方法はありませんか？

- "牛乳は、給食の最初と最後に飲む" ことにすればどうでしょう。

- "最初" と "最後" に飲む？

- まず "いただきます！" と言った後、牛乳を一口だけ飲んで口を潤し、封を閉めます。そして、給食を食べます(図3)。すべてを食べ終わった後、残りの牛乳を飲むというルールを作ります。これだけで、よく噛んで食べるようになります。

- 飲み物は、食事の最初と最後に飲むのですね。

図3 流し込み食べを防ぐ方法

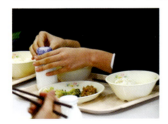

「いただきます」の後、牛乳のキャップを開け一口だけ飲み、口を潤します。

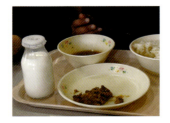

そしてキャップを閉じ、食べ終わるまでキャップを開けません。

- 学校では、食材の形態や牛乳の飲み方の話をすればよいのですね。

- ここまでの話を聞いたら、子どもを持つ親として学校でどんな給食を食べているか知りたいです。

- ホームページで学校給食を紹介している自治体や学校もあります。まず居住している "地域名（区市町村）" と "学校給食" をパソコンで検索してください。簡単に "○△学校給食会" のホームページにいきあたります。

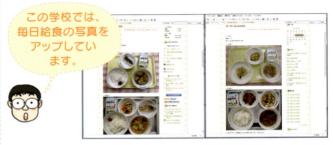

この学校では、毎日給食の写真をアップしています。

（箕面市の給食のホームページより）

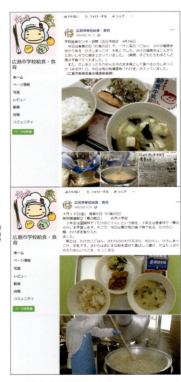

この市が学校給食に力を入れていることがわかります。

それにFacebookでも。

（広島市学校給食・食育のFacebookより）

- 今日だけでなく、この1週間の給食も把握できます。しかも、コメントつき！

- 1ヵ月単位で、手の込んだ給食が並んでいる学校もありますね。

- これを見ると顔がほころびます。

- ホームページの向こう側に、栄養教諭や調理師さんの顔が見えそうです。

- 自信を持って提供しているからこそ、ホームページにもアップできるのですね。

- 関係者は、誇りを持って給食を作っているに違いありません。

- どうやら学校給食のレベルは、ホームページで把握できそうですね。

- 残念ながらすべての自治体がアップしているわけではありません。まだまだ、アップしているのは少数派です。

- そんな自治体や学校が、これからも増えるとよいですね。

- ところで東京都足立区は"日本一おいしい給食を目指す"と宣言しています。区内の小中学生の90％以上が、学校給食を楽しみにしているらしいです。区役所のレストラン『メヒコ』では給食が食べられますが、すぐ売り切れるとのこと。

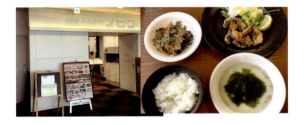

- そこで"足立区・学校給食"で検索してみました。すると"おいしい給食"のタイトルのホームページが出てきました。

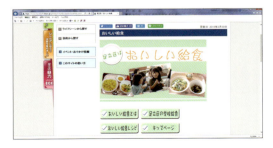

（足立区のホームページより）

- リンクページには"おいしい給食レシピ集"などがあり、どれも栄養のバランスがとれていておいしそうです。

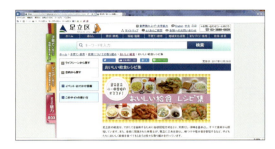

（足立区のホームページより）

- それが『東京・足立区の給食室』（「足立区の給食室」製作委員会・編）として書籍化もされたようです。

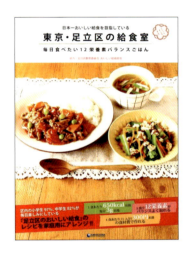

- 住民は、このような自治体を誇りに思うでしょう。

- "住みたくなる街づくり"にもつながります。

- このような取り組みは全国各地にあります。そこで学校などに毎日の給食をホームページにアップするようお願いしています。

- カメラ1つあれば簡単にできますね。

- 他の地域で行っているのに、できないはずがない。

- そんな**ホームページが増えれば、お互いに競争し学校給食の質向上につながります。それが子どもたちの健康にもつながる**ように思います。

参考文献

まえがき─歯科の仕事を憧れの職業ナンバー1に!─

1. https://money.usnews.com/money/careers/articles/2015/01/13/the-best-jobs-of-2015(2019年4月2日アクセス).
2. https://money.usnews.com/careers/best-jobs/rankings/the-100-best-jobs(2019年4月2日アクセス).

PART1

1. 後藤仁敏, 大泰司紀之(編). 歯の比較解剖学. 東京:医歯薬出版, 1986.
2. 大泰司紀之. 十二歯考──歯が語る十二支の動物誌. 東京:医歯薬出版, 1993.
3. 福田史夫. 頭骨コレクション──骨が語る動物の暮らし. 東京:築地書館, 2010.
4. 吉田賢治(監著). 学べる! 頭骨図鑑. 東京:双葉社, 2014.
5. König HE, Liebich HE, カラーアトラス獣医解剖学編集委員会(監訳). カラーアトラス獣医解剖学 上巻. 東京:チクサン出版社, 2008.
6. König HE, Liebich HE, カラーアトラス獣医解剖学編集委員会(監訳). カラーアトラス獣医解剖学 下巻. 東京:チクサン出版社, 2008.
7. Panafieu JB. 骨から見る生物の進化. 東京:河出書房新社, 2011.

TOPIC2 入れ歯を入れたロバ

1. 石上健次. ロバ「一文字号」の義歯の試作について. 日補綴歯会誌 1965;9(1):98-103.
2. 遠藤悟朗. ロバ「一文字号」の今むかし. どうぶつと動物園 1964;2:32-33.
3. 今西祐行. いればをしたロバの話. 東京:金の星社, 1971.
4. 市来英雄. ロバに入れ歯を贈った歯医者さん. 東京:クインテッセンス出版, 1999.

TOPIC3 ─なぜヒトの歯は一度しか生えかわらないのか─サメの歯のヒミツ

1. Scammon RE. The measurement of the body in childhood. In Harris JA, Jackson CM, Paterson DG, Scammon RE(Eds). The Measurement of Man. Minneapolis: University of Minnesota Press, 1930.
2. Proffit WR(著), 高田健治(訳). プロフィットの現代歯科矯正学. 東京:クインテッセンス出版, 2004.
3. Abzhanov A. The old and new faces of morphology: the legacy of D'Arcy Thompson's 'theory of transformations' and 'laws of growth'. Development 2017;144(23):4284-4297.
4. 仲谷一宏. サメのおちんちんはふたつ──ふしぎなサメの世界. 東京:築地書館, 2003.
5. 仲谷一宏. サメ 海の王者たち. 東京:ブックマン社, 2011.
6. 仲谷一宏. 世界の美しいサメ図鑑. 東京:宝島社, 2015.
7. Springer VG, Gold JP(著), 仲谷一宏(訳). サメ・ウォッチング. 東京:平凡社, 1992.

TOPIC4 ダンゴを食べていたゾウの"はな子"

1. 鶴見佳史, 多田和美. 歯のない"はな子"の特別メニュー. どうぶつと動物園 1993;5:23.
2. 堀 秀正, 宮脇良一. アジアゾウ"はな子"の食生活. どうぶつと動物園 2016;春号(702):60-64.
3. 根本 進. クリちゃんの動物園さんぽ. 東京:東京動物園協会, 1998.
4. 山川宏治. 父が愛したゾウのはな子. 東京:現代書林, 2006.

TOPIC5 イルカの歯周病

1. 村山 司, 祖一 誠, 内田詮三(編著). 海獣水族館─飼育と展示の生物学─. 神奈川県:東海大学出版部, 2010.
2. 村山 司. イルカ──生態, 六感, 人との関わり. 東京:中公新書, 2009.
3. ネイチャー・プロ編集室(編), 宮崎信之(監修). 100問100答 クジラの謎・イルカの秘密. 東京:河出書房新社, 1998.
4. 水口博也. クジラ・イルカのなぞ99. 東京:偕成社, 2012.
5. 岩堀修明. 図解・感覚器の進化─原始動物からヒトへ水中から陸上へ. 東京:講談社, 2011.

TOPIC6 アザラシの感染根管治療?!

1. 村山 司, 祖一 誠, 内田詮三(編著). 海獣水族館─飼育と展示の生物学─. 神奈川県:東海大学出版部, 2010.

TOPIC8 ─種の栄養学─話のタネ

1. 石川 純. 人間はなぜ歯を磨くか. 東京:医歯薬出版, 1986.
2. 盛口 満. ドングリの謎─拾って, 食べて, 考えた. 東京:どうぶつ社, 2001.
3. 田中 修. タネのふしぎ─タネは光の色を見分けるか?「不老長寿の秘薬」と呼ばれるタネは? 東京:SBクリエイティブ, 2012.

TOPIC9 動物の歯とウンチで健康教育

1. 小菅正夫(監修), 岡崎好秀(著). 動物おもしろカミカミうんち学. 東京:少年写真新聞社, 2012.
2. 三村 耕(編著). 家畜行動学. 東京:養賢堂, 1997.

●COLUMN③ ウンチこぼれ話②─奈良公園のシカのウンチ─

1. 奈良の鹿愛護会. 奈良公園の鹿生息頭数調査. https://naradeer.com/learning/number.html(2019年6月5日アクセス).

PART2

TOPIC10 謎解き唾液学

1. 西岡 一. 咀嚼とがん予防─唾液による活性酸素消去の研究から─. 日咀嚼会誌 1991;1(1):25-32.
2. Hutson JM, Niall M, Evans D, Fowler R. Effect of salivary glands on wound contraction in mice. Nature 1979;279(5716):793-735.
3. 岡崎好秀. カミカミおもしろだ液学:だ液は健康を守る"まほうの水". 東京:少年写真新聞社, 2016.
4. 山口昌樹, 高井規安. 唾液は語る. 東京:工業調査会, 1999.

TOPIC11 サラサラ唾液とヌルヌル唾液

1. 中山義之, 小鹿真理, 林 弘之, 鎌田 仁, 黒豆照雄. 歯科口腔領域のやさしい唾液腺のはなし. 東京:書林, 1985.
2. 押鐘 篤, 覚道幸男. 唾液のはなし. 東京:口腔保健協会, 1983.

TOPIC12 おもしろ唾液学

1. 平成11年度歯科疾患実態調査報告書.
2. 平成28年度歯科疾患実態調査報告書.
3. Stephan RM. Intra-oral hydrogen-ion concentrations associated with dental caries activity. J Dent Res 1944;23:257-266.
4. Watanabe S, Dawes C. The effects of different foods and concentrations of citric acid on the flow rate of whole saliva in man. Arch Oral Biol 1988;33(1):1-5.
5. Watanabe S, Ohnishi M, Imai K, Kawano E, Igarashi S. Estimation of the total saliva volume produced per day in five-year-old children. Arch Oral Biol 1995;40(8):781-782.

6. 岡崎好秀, 東 知宏, 村上 知, 山岡瑞佳, 岡本安広, 松村誠士, 下野 勉. 新しい唾液緩衝能テストに関する研究 第1報 幼稚園児におけるCAT21Bufテストと齲蝕罹患状態との関係. 小児歯誌 2001；39(1):91-96.

7. 岡崎好秀, 東 知宏, 田中浩二, 岡本安広, 村上 知, 宮城 淳, 井上哲圭, 福島康祐, 松村誠士, 下野 勉. 中学生における唾液緩衝能テストと齲蝕罹患状態の関係について. 小児歯誌 2000；38(3):615-621.

8. 岡崎好秀, 岡本安広, 村上 知, 東 知宏, 山岡瑞佳, 田中浩二, 紀 瑩, 松村誠士, Rodis O, Ulamnemekh H, Bazar O, 下野 勉. 中学生における唾液緩衝能テストの齲蝕の増加予測について. 小児歯誌 2002；40(2):348.

9. 牧平清超, 二川浩樹, 卜部史恵, 古畑真佐美, 岡崎好秀, 石田和寛, 西村春樹, 下野 勉, 浜田泰三. CAT21 bufを用いた安静時唾液の緩衝能検査に関する研究. 広島県歯科医学雑誌 2001；29:29-33.

10. 菊地賢司, 三木真弓, 宮本幸子, 有田憲司, 西野瑞穂. 咀嚼が唾液腺の発達に及ぼす影響について. 小児歯誌 1989；27(2):427-435.

11. 岡本安広, 岡崎好秀, 山岡瑞佳, 東 知宏, 田中浩二, 日野香苗, 森 裕佳子, 松村誠士, 下野 勉. 唾液緩衝能テスト(CAT21Buf)の判定結果の改善方法に関する研究 ガムによる咀嚼訓練の効果について. 口腔衛会誌 2002；52(4):328-329.

12. 咀嚼回数ガイド. http://www.chewing-gum.org/sosyaku/（2019年2月25日アクセス）.

13. 河野正司（監訳）. 唾液 歯と口腔の健康. 東京：医歯薬出版, 1997.

14. 植田耕一郎. 長生きは「唾液」で決まる！「口」ストレッチで全身が健康になる. 東京：講談社, 2014.

TOPIC13 鼻呼吸と口腔ケアでインフルエンザ予防

1. 厚生労働省. 新型インフルエンザ専門家会議. 新型インフルエンザ流行時の日常生活におけるマスク使用の考え方（2008年9月22日）. https://www.mhlw.go.jp/shingi/2008/09/dl/s0922-7b.pdf（2019年2月14日アクセス）.

2. NHK Eテレ. 仕事学のすすめ. 三浦雄一郎 冒険（ベンチャー）スピリットが扉を開く 第3回「79歳・驚異のアンチエイジング術」（2012年9月24日放送）.

3. 臼田篤伸. こんなに効くぞぬれマスク. 風邪の減らない「予防学」を科学する 花粉症・アトピー・ぜんそくにも効く. 東京：農山漁村文化協会, 1999.

4. 臼田篤伸. かぜ症候群における咀嚼と嚥下の役割. プライマリ・ケア 1998；21(1):82-88.

5. 阿部 修, 石原和幸, 奥田克爾, 米山武義. 健康な心と身体は口腔から：高齢者呼吸器感染予防の口腔ケア. 日歯医学会誌 2006;25(3):27-33.

6. 川合 満, 朝, 起きてすぐの歯みがきが, あなたを守る. 東京：メディアファクトリー, 2009.

7. 杉田麟也. 上咽頭炎の診断方法と治療：細胞診による病態の把握. 口腔・咽頭科 2010；23(1):23-35.

8. 岡崎好秀（著）, 下野 勉（監修）. 謎解き口腔機能学—すべては口から始まった. 東京：クインテッセンス出版, 2003.

9. 黄川田 徹. こんなに怖い鼻づまり！—睡眠障害・いびきの原因は鼻にあり. 東京：筑摩書房, 2013.

●COLUMN⑤ 災害時に応用したい"簡易型鼻うがい"

1. 堀田 修. よくわかる最新療法 病気が治る鼻うがい健康法 体の不調は慢性上咽頭炎がつくる. 東京：角川マガジンズ, 2011.

2. 今井一彰. 口腔と全身のミッシングリンクを探して. 福岡：不知火書房, 2016.

TOPIC14 あいうべ体操

1. 今井一彰. 健康でいたければ鼻呼吸にしなさい：あいうべ体操と口テープでカラダがよみがえる！東京：河出書房新社, 2015.

2. 今井一彰. 免疫を高めて病気を治す口の体操「あいうべ」—リウマチ, アトピー, 潰瘍性大腸炎にも効いた！東京：マキノ出版, 2008.

3. 今井一彰, 岡崎好秀. 口を閉じれば病気にならない 健康は呼吸で決まる. 東京：家の光協会, 2012.

PART3

TOPIC15 ようこそ！宇宙授業へ—宇宙飛行士も歯を磨く？—

1. 若居 亘. 宇宙で食べるレタスの味. 東京：同文書院, 1987.

2. Pogue WR（著）, 楠田枝里子（編訳）. 宇宙でトイレにはいる法. 東京：筑摩書房, 1987.

3. 毛利 衛. 毛利衛, ふわっと宇宙へ. 東京：朝日新聞, 1994.

4. 中富信夫. 宇宙旅行に行ったとき困らない77の知恵 役に立つ宇宙科学の最新情報. 東京：ロングセラーズ, 1993.

5. 中富信夫. 宇宙生活への招待状. 東京：TOTO出版, 1991.

TOPIC16 雛人形に学ぶ食生活と顔の変化

1. 成田令博. 人にとって顔とは. 東京：口腔保健協会, 1997.

2. 香原志勢. 顔の本—顔はさまざまなことを語ろうとしている. 東京：講談社, 1985.

3. 西原克成. 顔の科学—生命進化を顔で見る. 東京：日本教文社, 1996.

4. 埴原和郎. 日本人の顔—小顔・美人顔は進化なのか. 東京：講談社, 1999.

5. 埴原和郎. 人類進化学入門. 東京：中央公論社, 1972.

6. 鈴木 尚, 馬場悠男. 骨が語る日本史. 東京：学生社, 2009.

7. 馬場悠男, 金沢英作（編集）. 顔を科学する！—多角度から迫る顔の神秘. 東京：ニュートンプレス, 1999.

TOPIC17 砂糖のたどってきた道

1. 安藤孝久. 砂糖の知識. 東京：口腔保健協会, 1983.

2. 角山 栄. 茶の世界史—緑茶の文化と紅茶の社会. 東京：中央公論新社, 1980.

3. 川北 稔. 砂糖の世界史. 東京：岩波書店, 1996.

4. 辻原康夫. 食の歴史を世界地図から読む方法 料理や食材の意外なルーツがわかる. 東京：河出書房新社, 2008.

5. 武光 誠. 食の進化から日本の歴史を読む方法 食文化と日本史のオモシロ関係がわかる. 東京：河出書房新社, 2009.

6. 大江修造. 明治維新のカギは奄美の砂糖にあり 薩摩藩 隠された金脈. 東京：アスキー・メディアワークス, 2010.

7. 玉木俊明. 先生も知らない世界史. 東京：日本経済新聞出版社, 2016.

8. 祝田秀全. 銀の世界史. 東京：筑摩書房, 2016.

9. 西悦 夫. 新説・明治維新 西悦夫講演録. 大阪：ダイレクト出版, 2016.

10. 山内 昶. 「食」の歴史人類学—比較文化論の地平. 京都：人文書院, 1994.

11. 鈴木 尚. 骨は語る 徳川将軍・大名家の人びと. 東京：東京大学出版会, 1985.

TOPIC18 歯科医師から見た学校給食

1. 藤田真一, 新村 明. 患者本位の病院改革. 東京：朝日新聞出版, 1990.

2. 藤田真一. 患者本位のこんな病院. 東京：朝日新聞出版, 1986.

3. 文部科学省. 学校給食実施状況等調査-平成30年度結果. http://www.mext.go.jp/b_menu/toukei/chousa05/kyuushoku/kekka/k_detail/__icsFiles/afieldfile/2019/02/26/1413836_001_002.pdf（2019年5月29日アクセス）.

"はっぴーえんど"な あとがき

　私の友人にマンガ家がいる。魚戸おさむ先生だ。代表作には『家栽の人』『玄米せんせいの弁当箱』『ひよっこ料理人』などがある。『ビッグコミック』誌などで連載しておられるので、ご存知の方も多いだろう。

　先生は、食に関する話題を描きながら、読者が健康になるストーリーを展開している。読んで健康になるマンガを指向されているのは、世界広しといえども、おそらく魚戸先生ぐらいのものであろう。

　先生のマンガには、"歯や口の健康"や"噛むこと"にまつわる話が多い。最初に衝撃を受けたのは、『玄米せんせいの弁当箱』。4歳児が誕生日のケーキを食べるとき、ろうそくの火を吹き消すことができなかったのだ。

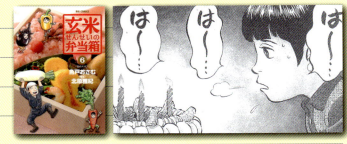

©『玄米せんせいの弁当箱』（魚戸おさむ・小学館）

　今でこそ、小児の口腔機能の低下が大きな社会問題になっている。しかし、それを10年以上前に調べ上げ、描かれている。その慧眼には驚きを隠せない。

　また『ひよっこ料理人』では、主人公の父親を歯科医師として登場させている。その強面の歯科医師が、

　——しっかり食べることが、しっかり生きるということだ。

　——歯は"歯車"と一緒で、一本欠けただけで時計が狂うようにうまく動かない。

　——現代は"口に入る前の栄養学"が主流だが、"口に入った後の栄養学"という発想
　　　が抜けている。それが"噛む"ということだ。

　さらには「歯周病と糖尿病の関係」についても述べている。まさに、歯科界が訴えたいことを代弁してくださっているのだ。しかも、専門誌ではなく一般の方々が読まれるコミック誌を通じての発信なので、その影響力は計り知れない。

　そういえば、こんなシーンもあった。

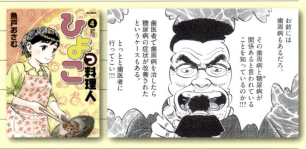

©『ひよっこ料理人』（魚戸おさむ・小学館）

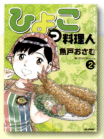
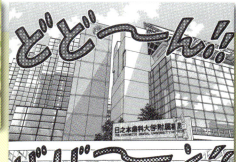

© 『ひよっこ料理人』
(魚戸おさむ・小学館)

主人公の父親が、歯科治療のために大学病院に行った。その建物には"日之本歯科大学附属病院"の看板が掲げられていた。この建物、某歯科大学病院とそっくりではないか。思わず笑いが込みあげる。きっと大学まで写真を撮りに行かれたに違いない。そんなこともあり、先生と知り合って久しい。

さて、ここからが本題。

現在、先生は『ビッグコミック』誌で『はっぴーえんど』を連載中である。主人公は、在宅医療を専門とする医師。函館を舞台として、終末期を迎えた患者や家族、それに携わる医療従事者の心の葛藤が見事に描かれている。しかし、ここに歯科の話題が登場しないのを残念に

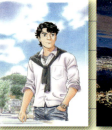
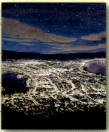

© 『はっぴーえんど』
(魚戸おさむ・小学館)

思っていた。そこで昨年の寒い日、東京池袋の居酒屋で杯を交わしたとき、思い切って歯科の話題も描いてほしいとお願いした。

「おもしろいシナリオがあれば描きますよ」と先生。そこで筆者がお伝えしたのが、次の実体験である。

25年前のこと。父親の葬儀で霊柩車に乗ったとき、運転をしていた葬儀社の方から質問を受けた。

「歯医者さんですか？」

「はい」と答えると……、葬儀社の方はこう続けた。

「亡くなった後で、残された入れ歯を入れてほしいという方が多いのです。しかし、無理に入れるとお体に傷をつけそうで……。何かよい方法はありませんか？」

亡くなると顔の皮膚の柔軟さが奪われ、無理をすると口に傷が残るという意味らしい。義歯の有無で顔の表情は大きく変わる。すると大往生したように見える……。

そんなことに気がついた。

それから数年後、長野県の友人の歯科医師からこんな話を聞いた。寝たきりの患者さんのお宅を往診し、苦労して義歯を入れたが残念ながら、数日後に亡くなられてしまった。

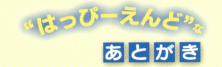

"はっぴーえんど"なあとがき

そしてお参りの際にご家族に、「せっかく入れ歯が入り、これから何でも食べてお元気になられると思っていましたが……」と、お悔やみの言葉を伝えたところ、思いもかけない言葉がかえってきたというのだ。

「いいえ。私は間に合ってよかったと思っております。お陰様で、あの世に持っていくことができました。」

なるほど！ それまで義歯は、食べるための道具だと思っていた。しかし、現世だけでなく、あの世の生活を楽しむ道具でもあるのだ。

筆者の母親がホスピスで亡くなったとき、義歯は実家にあった。そこで急いで取りに帰り、戻ってきたのが30分後。看護師は、病室でエンゼルケアをしていたが、なかなか出てこない。このままでは体が硬くなり、義歯が入らなくなると思い病室に入った。しかし、すでに硬くなり始め、口が開かない。とっさに周りを見渡したが、適当な道具がなかった。

ズボンのポケットに手を入れると、車の鍵が触れた。それで口をこじ開け、なんとか義歯を入れることができた。母親の口を鍵で開けるなど、親不孝も甚だしい。しかし義歯を入れると、母親の顔は大きく変わっていた。そして通夜・葬儀を迎えた。最後のお別れのとき、参列者の誰もが、"安らかな顔をされている"と言っていただいた。

筆者も、この義歯のおかげで、数日前の苦しそうな顔をまったく思い出すことができない。今も胸に残るのは、元気なころの母の顔だけだ。義歯は、残された家族に笑顔を届けるものでもあるのだ。

魚戸先生は、この実体験をさらに膨らませて描かれた。『はっぴーえんど』第4集には、この話が登場する。

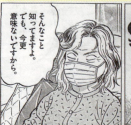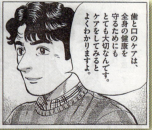

©『はっぴーえんど』（魚戸おさむ・小学館）

患者は、末期の胆のう癌の女性。主人公の医師が、口腔ケアを勧めるが応じない。しかも義歯が合わないため、つねにマスクをしていた。そこで登場する歯科医師が往診でリベースを行った。

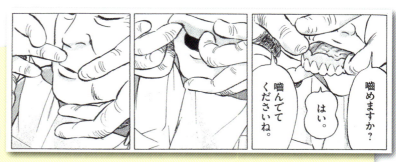

© 『はっぴーえんど』
（魚戸おすむ・小学館）

　その手つきの描写は、"お見事！"と言うしかない。魚戸先生は、実際の動画を見て描いたらしい。

　そして患者は、久しぶりのせんべいをおいしそうに食べる。さらには、「今となっては、入れ歯は命と同じくらいに大切です」とまで言い出す。

　歯科医療従事者には、この上ない喜びの言葉である。このまま、末期癌が治るのではと錯覚させられる。しかし、残念ながら息を引き取る。

　そのとき、義歯が壊れていたため口には入っていなかった。そこで歯科医師は急いで修理をし、スプーンにガーゼを巻き、口に義歯を入れるというストーリーである。

＊

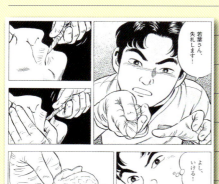
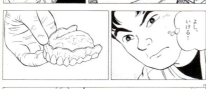
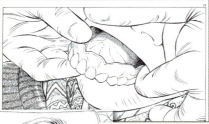

　もう一度繰り返す。**義歯は食べるためだけのものではない。故人が笑顔で旅立つためにも大切なもの、さらにあの世でもおいしいものを食べられるように……という祈りに通じるもの**でもある。

　歯科医療は、人生を"はっぴーえんど"で終えるためにも重要だ。

　歯科の世界は、こんなにすばらしい！

　この仕事につけたことにいつも感謝している。

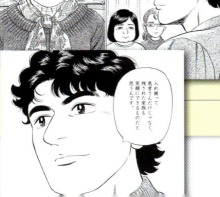

令和元年 初日　岡崎好秀

『世界最強の歯科保健指導〈下巻〉』につづく……

著者プロフィール

岡崎 好秀（おかざき よしひで）

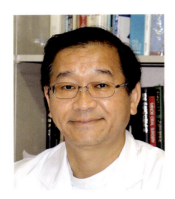

1978年	愛知学院大学歯学部卒業、大阪大学歯学部小児歯科 医員
1984年～2014年	岡山大学病院小児歯科 講師（歯学博士、岡山大学）
2013年～	国立モンゴル医学科学大学 歯学部 小児歯科 客員教授
2018年～	岡山大学病院 スペシャルニーズ歯科センター（診療講師）

[**専　　門**] 小児歯科、障がい児歯科、健康教育
[**所属学会等**] 日本小児歯科学会（指導医）、日本障害者歯科学会（認定医、評議員）、日本口腔衛生学会（認定医）、禁煙科学会（学術委員）、国際歯科学士会（ICD）会員

- 専門は小児歯科であるが、障がいを持つ子どもを中心として診療している。治療終了時には、子どもを笑顔で帰すこと。すなわち"子どもの心に貯金をする"という理念を基に診療を行っている。
- "口"は食物が入る最初の場所であるから、食物が変わると最初に変わるのは"口"だという視点から口腔疾患を捉えている。さらには、頭の毛の先から足の裏、恐竜から宇宙にまで守備範囲を広げて、口との関わり合いについて調べることが趣味である。本人は"博学"のつもりであるが、周りからは"雑学"の域を出ていないと言われている。中でも動物の歯にかんしては詳しく、日本各地の動物園や水族館から問い合わせが来るのでアドバイスに出かけている。おかげで最近は年に数回は「どこの教育学部出身ですか？」と尋ねられる。
- コミック誌『ひよっこ料理人』（魚戸おさむ作・小学館）に登場する歯科医師のモデルでもある。ネタ探しの参考図書は自宅にあり、屋根裏に巨大書庫を作ったが、床が抜けないかひそかに心配している。
- "楽しいこと"が創造性の原点と思い、いかにして楽しく仕事をし、"自分の仕事と趣味を一致させる"を追求している。
- 最近の低金利時代、銀行に貯金（投資）をするより、自分の将来に対して投資をした方が、利息が大きいのでは……とひそかに思っている。

ご意見ご感想はE-mail：okazaki@cc.okayama-u.ac.jp　まで
ホームページ「口の中探検」http://www.leo.or.jp/Dr.okazaki/

[主な著書等]

● 世界最強の歯科保健指導・上巻─診療室から食育まで─（クインテッセンス出版）
● 口の中はふしぎがいっぱい　エピソードⅠ～Ⅳ（松風）
● 小児歯科診療最前線！子どもを泣かせない17の裏ワザ（クインテッセンス出版）
● カミカミ健康学　ひとくち30回で107歳（少年写真新聞社）
● クイズで語る おもしろ防煙教育 最前線（東山書房）
● 動物おもしろカミカミうんち学（少年写真新聞社）
● 教えて恐竜　ボク達の大切な歯（少年写真新聞社）
● 動物たちのよい歯甲子園（東山書房）
● カムカム大百科～歯科医から見た食育ワンダーランド～（東山書房）
● カミカミおもしろだ液学　だ液は健康を守る"まほうの水（少年写真新聞社）

● 謎解き口腔機能学 すべては口から始まった！（クインテッセンス出版）
● ようこそ！歯のふしぎ博物館へ（大修館書店）
● 泣かずにすませる小児歯科診療（松風）
● 楽しさ100倍！保健指導 心が動けば体も動く（クインテッセンス出版）
● なるほど ザ 保健指導 セルフケア編（クインテッセンス出版）
● のんちゃんたちの口の中探険　上・下巻（大修館書店）他 多数
● DVDシリーズ：もっと歯を大切にしようよ！全5巻（農山漁村文化協会）

[協力]（五十音順）

石上恵一先生／東京歯科大学 特任教授
故・石上健次先生／元東京医科歯科大学 助教授
故・石川　純先生／北海道大学歯学部 名誉教授
石黒幸司先生／上矢作歯科診療所
故・市来英雄先生／鹿児島市
井上治子氏／小児歯科 歯科衛生士
今井一彰先生／みらいクリニック
魚戸おさむ先生／マンガ家
牛山京子氏／歯科衛生士
大塚　淳先生／大塚矯正歯科クリニック
大野粛英先生／大野矯正クリニック
柿崎陽介先生／矯正・小児 ひまわり歯科
金尾　晃先生／かなお矯正・小児歯科クリニック
故・神谷祐司先生／元姫路赤十字病院
菅野　拓先生／神戸市立王子動物園
菊地賢司先生／カンガルー歯科
北村清一郎先生／森ノ宮医療大学、徳島大学 名誉教授
木村　藍先生／大牟田市動物園
黒田耕平先生／生協なでしこ歯科
小石　剛先生／こいし歯科
小菅正夫先生／元旭山動物園 園長
佐藤　弘氏／西日本新聞社
椎原春一先生／大牟田市動物園 園長

柴田真佑氏／佐伯市役所まちづくり推進課
清水拓矢氏／池田動物園（岡山市）飼育係
下野　勉先生／岡山大学 名誉教授
谷口祥介先生／神戸市立王子動物園
塚元依子先生／福岡市立西新小学校 養護教諭
徳永順一郎先生／とくなが小児歯科クリニックレオ
中川哲男先生／元天王寺動物園 園長（大阪市）
花木久実子先生／神戸市立王子動物園
花田真也先生／はなだ歯科クリニック
馬場悠男先生／国立科学博物館 名誉研究員
福田聖一先生／福田歯科医院
福田泰三先生／佐世保市立広田小学校
藤井秀紀先生／しんくら歯科医院
堀部尊人先生／ほりべ歯科クリニック
益子正範先生／ひかり歯科医院
松岡喜美子先生／インフェクション・アドバイザー社
丸山文孝先生／丸山歯科医院
村田浩一先生／日本大学生物資源科学部 特任教授
柳澤牧央先生／国営沖縄記念公園（海洋博公園）：沖縄美ら海水族館
若居（田中）亘氏／宇宙開発ジャーナリスト
渡邉麻理氏／フリーランス歯科衛生士

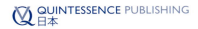

世界最強の歯科保健指導 中巻
―歯科の世界はこんなにおもしろい―

2019年7月10日　第1版第1刷発行

著　者　　岡崎好秀
　　　　　おかざきよしひで

発行人　　北峯康充

発行所　　クインテッセンス出版株式会社
　　　　　東京都文京区本郷3丁目2番6号　〒113-0033
　　　　　クイントハウスビル　電話(03)5842-2270(代表)
　　　　　　　　　　　　　　　 (03)5842-2272(営業部)
　　　　　　　　　　　　　　　 (03)5842-2279(編集部)
　　　　　web page address　https://www.quint-j.co.jp/

印刷・製本　株式会社創英

©2019　クインテッセンス出版株式会社　　　　禁無断転載・複写
Printed in Japan　　　　　　　　　　　　　落丁本・乱丁本はお取り替えします
ISBN978-4-7812-0693-6　C3047　　　　　　定価はカバーに表示してあります